Chronisch entzündliche Darmerkrankungen

Springer
*Berlin
Heidelberg
New York
Barcelona
Hongkong
London
Mailand
Paris
Singapur
Tokio*

A. Dignass · J. Stein (Hrsg.)

Chronisch entzündliche Darmerkrankungen

Mit 32 Abbildungen, davon 5 in Farbe

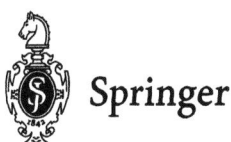
Springer

Priv. Doz. Dr. Axel Dignass
Universitätsklinik der Humboldt-Universität
Campus Virchow-Klinikum
Medizinische Klinik
mit Schwerpunkt Hepatologie und Gastroenterologie
Augustenburger Platz 1
13353 Berlin

Professor Dr. Dr. Jürgen Stein
Universitätsklinikum Frankfurt
Medizinische Klinik II
Theodor-Stern-Kai 7
60590 Frankfurt/Main

ISBN-13: 978-3-540-67722-2   e-ISBN-13: 978-3-642-59556-1
DOI: 10.1007/978-3-642-59556-1

Die Deutsche Bibliothek – CIP-Einheitsaufnahme

Chronisch entzündliche Darmerkrankungen / Axel Dignass ; Jürgen Stein
(Hrsg.). – Berlin ; Heidelberg ; New York ; Barcelona ; Hongkong ;
London ; Mailand ; Paris ; Singapur ; Tokio : Springer, 2000
    (Gastroenterologie update 2000)

Dieses Werk ist urheberrechtlich geschützt. Die dadurch begründeten Rechte, insbesondere die der Übersetzung, des Nachdrucks, des Vortrags, der Entnahme von Abbildungen und Tabellen, der Funksendung, der Mikroverfilmung oder der Vervielfältigung auf anderen Wegen und der Speicherung in Datenverarbeitungsanlagen, bleiben, auch bei nur auszugsweiser Verwertung, vorbehalten. Eine Vervielfältigung dieses Werkes oder von Teilen dieses Werkes ist auch im Einzelfall nur in den Grenzen der gesetzlichen Bestimmungen des Urheberrechtsgesetzes der Bundesrepublik Deutschland vom 9. September 1965 in der jeweils geltenden Fassung zulässig. Sie ist grundsätzlich vergütungspflichtig. Zuwiderhandlungen unterliegen den Strafbestimmungen des Urheberrechtsgesetzes.

Springer-Verlag Berlin Heidelberg New York
ein Unternehmen der BertelsmannSpringer Science+Business Media GmbH

© Springer-Verlag Berlin Heidelberg 2001

Die Wiedergabe von Gebrauchsnamen, Warenbezeichnungen usw. in diesem Werk berechtigt auch ohne besondere Kennzeichnung nicht zu der Annahme, daß solche Namen im Sinne der Warenzeichen- und Markenschutzgesetzgebung als frei zu betrachten wären und daher von jedermann benutzt werden dürften.

Produkthaftung: Für Angaben über Dosierungsanweisungen und Applikationsformen kann vom Verlag keine Gewähr übernommen werden. Derartige Angaben müssen vom jeweiligen Anwender im Einzelfall anhand anderer Literaturstellen auf ihre Richtigkeit überprüft werden.

Umschlaggestaltung: *design & production*, Heidelberg
Satz: Fotosatz-Service Köhler GmbH, Würzburg

Gedruckt auf säurefreiem Papier   SPIN: 10773566   18/3130/ag – 5 4 3 2 1 0

Geleitwort

Morbus Crohn und Colitis ulcerosa als chronisch entzündliche Darmkrankheiten stellen uns insbesondere therapeutisch immer wieder vor Probleme. Der Fortschritt auf dem Gebiet der Immunregulation bei chronischen Entzündungsreaktionen mit der Kenntnis entzündungsfördernder und -hemmender Zytokine hat in den letzten Jahren auch zu neuen therapeutischen Optionen (z.B. Antikörper gegen TNFα) geführt, über deren klinischen therapeutischen Stellenwert allerdings noch kein definitives Urteil zu fällen ist.

Eines der Hauptanliegen des von PROF. STEIN und PRIV. DOZ. DR. DIGNASS initiierten und von der Firma Ferring, Kiel, unterstützten Partenkirchener Symposiums war es, insbesondere auf die extraintestinalen Komplikationen chronisch entzündlicher Darmkrankheiten einzugehen: Somit werden Manifestationen an der Haut, die wichtige Komplikation der Osteopenie, Gelenkmanifestationen, Leberveränderungen eingehend und kritisch diskutiert.

Das aktuelle Management des Kurzdarmsyndroms, der Pouchitis, des Fistelleidens beim M. Crohn, der CED in der Schwangerschaft und die Ernährungstherapie sind von aktuellem Interesse.

Neuerdings wächst auch das therapeutische Interesse an Probiotika und Antibiotika bei der Therapie von CED. Der Einsatz von Antikörpern gegen TNFα, den viele Gastroenterologen bisher wegen der hohen Kosten scheuen, wird kritisch auf dem Boden bisheriger Studien und eigener Erfahrungen diskutiert.

Das Anliegen, dass eine Therapieempfehlung heute nach den Kriterien der Evidence based Medicine erfolgen sollte, haben sich die Organisatoren und die Autoren zu Eigen gemacht. Die Schwierigkeiten in Diagnostik und Therapie liegen heute hauptsächlich in der Einschätzung des Stellenwerts eines neuen diagnostischen oder therapeutischen Verfahrens, wobei unnötige Belastungen des Patienten wie auch unnötige Kosten für eine optimale Behandlung vermieden werden müssen.

Es ist erfreulich, dass die Organisatoren und der Springer-Verlag die Ergebnisse dieses Workshops vom Februar 2000 so schnell publizieren konnten. Somit profitiert der Leser von der Aktualität.

Spezialaspekte von CED werden in diesem Buch aktuell und in klinisch relevanter Bedeutung dargestellt. Wichtige therapeutische Probleme und Lösungsvorschläge, auf die wir häufig auch beim vermeintlich unkomplizierten M. Crohn stoßen, werden uns aufgezeigt.

Wir sind überzeugt, dass dieses Buch insbesondere für den klinisch tätigen Gastroenterologen, Internisten und Chirurgen von Nutzen sein wird.

E. F. STANGE   W. F. CASPARY

Vorwort

Morbus Crohn und Colitis ulcerosa sind chronisch entzündliche Darmerkrankungen, die vorwiegend in der zweiten bis dritten Lebensdekade auftreten und deren Ätiologie trotz enormer neuer wissenschaftlicher Erkenntnisse in den letzten Jahren weiterhin ungeklärt ist. Mit einer Prävalenz von 1:700 bis 1:500 in Mitteleuropa sind beide Erkrankungen nicht selten, dennoch betreuen die meisten Ärzte nur wenige Patienten mit diesen chronischen Erkrankungen, die in der Regel einen schubweisen Verlauf nehmen und häufig durch ein komplexes klinisches Bild mit intestinalen und extraintestinalen Manifestationen gekennzeichnet sind. Aufgrund der Vielfalt der klinischen Symptome und Beschwerden der chronisch entzündlichen Darmerkrankungen und der begrenzten ärztlichen Erfahrung in der Führung dieser Patienten erklärt sich vermutlich auch, warum die Diagnosestellung häufiger verzögert erfolgt und Unsicherheiten in der Therapie bestehen.

Vom 25. bis 27. Februar 2000 traf sich in Garmisch-Partenkirchen eine Expertenrunde, um den aktuellen Standard und neue Erkenntnisse in der Diagnostik und Betreuung von Patienten mit chronisch entzündlichen Darmerkrankungen zu diskutieren. Die Schwerpunkte der Vorträge und Diskussionen lagen in neuen diagnostischen Möglichkeiten zur Diagnosestellung und Verlaufskontrolle, den extraintestinalen Manifestationen und Komplikationen, neuen Therapiemöglichkeiten sowie der Ernährung bei chronisch entzündlichen Darmerkrankungen.

Die Herausgeber möchten den Beitragsautoren danken, dass sie so bereitwillig ihre Vorträge als publikationswürdige Manuskripte zur Verfügung gestellt haben. Die Beiträge dieses Bandes stellen in komprimierter Form die Informationen und Erkenntnisse der Expertenrunde einem weiteren fachlich interessierten Kreis zur Verfügung. Das Buch richtet sich in gleicher Weise an den in der Klinik und Praxis tätigen Internisten und Gastroenterologen wie auch an Allgemeinmediziner, Chirurgen, Hautärzte und Rheumatologen sowie an alle Ärzte, die Patienten mit chronisch entzündlichen Darmerkrankungen betreuen. Weitere Informationen zu den verschiedenen Themen können zusätzlich den umfangreichen Literaturverzeichnissen entnommen werden.

Die Herausgeber danken besonders der Firma Ferring Arzneimittel GmbH für die großzügige Unterstützung der Diskussionsrunde und Erstellung dieses Buches. Danken möchten wir auch Herrn Dr. Hasso Holst für die Unterstützung bei der Organisation der Expertenrunde und dem Springer Verlag, insbesondere Frau Hanna Hensler-Fritton, für die reibungslose und konstruktive Zusammenarbeit bei der Erstellung des vorliegenden Buches.

Berlin und Frankfurt am Main, im Juli 2000   AXEL DIGNASS
                                                                                            JÜRGEN STEIN

Inhaltsverzeichnis

I   Extraintestinale Manifestationen und Komplikationen bei chronisch entzündlichen Darmerkrankungen

1   Manifestationen und Komplikationen chronisch entzündlicher Darmerkrankungen an der Haut
F. R. Ochsendorf 1

2   Osteoporose bei chronisch entzündlichen Darmerkrankungen
C. Schulte 20

3   Bewegungsapparat – Rheumatische Manifestationen
R. Wigand 28

4   Leber
U. Leuschner 37

5   Kurzdarmsyndrom
F. W. Kirstein, J.-D. Schulzke 46

6   Pouchitis und Diversionskolitis
G. Schürmann, M. Brüwer, N. Senninger 59

7   Konservative Therapie der Fistelerkrankung beim Morbus Crohn
A. Stallmach 71

8   Fertilität und Schwangerschaft
A. Dignass 81

9   Pankreasveränderungen
V. Keim 88

II   Neue Therapiestrategien bei chronisch entzündlichen Darmerkrankungen

10   Probiotika und Antibiotika bei chronisch entzündlichen Darmerkrankungen (CED)
F. Hartmann 95

11   Gerinnungssystem und chronisch entzündliche Darmerkrankungen
C. Folwaczny 101

12 Einsatz neuer Immunsuppressiva
Th. Witthöft, K. Fellermann 108

13 Monoklonale Antikörper und Antisense-Olignonukleotide
J. Emmrich, S. Liebe 113

14 Galenik der Mesalazine – Klinische Relevanz?
J. Keller, P. Layer 123

III Neue Aspekte der bildgebenden Diagnostik und therapeutischen endoskopischen Intervention bei chronisch entzündlichen Darmerkrankungen

15 Stellenwert der CT und MRT in der kolorektalen Diagnostik
W. Pegios, Th. J. Vogl 135

16 Konventionelle Sonographie und Dopplersonographie bei CED
D. Ludwig 144

17 Fortschritte in der Diagnostik epithelialer Dysplasien im Kolon
K. Zumbusch 154

18 Endoskopische Therapiemöglichkeiten der PSC
R. E. Hintze, H. Abou-Rebyeh, W. Veltzke-Schlieker, A. Adler,
B. Wiedenmann 161

IV Welchen Stellenwert nimmt die Ernährung bei chronisch entzündlichen Darmerkrankungen ein?

19 Rolle der Ernährung in der Ätiopathogenese von chronisch entzündlichen Darmerkrankungen
S. C. Bischoff 171

20 Malnutrition und Malabsorption
F. Wolter, J. Stein 178

21 Ernährung bei CED – Was sind die Standards, was bringen neue Substrate?
M. Reinshagen 201

Sachverzeichnis 207

Autorenverzeichnis

PD Dr. Stephan C. Bischoff
Medizinische Hochschule Hannover
Zentrum Innere Medizin
Abt. für Gastroenterologie
Carl-Neuberg-Straße 1
30625 Hannover

PD Dr. Axel Dignass
Universitätsklinikum Charité
Campus Virchow-Klinikum
Medizinische Klinik m. S. Hepatologie
und Gastroenterologie
Augustenburger Platz 1
13353 Berlin

Prof. Dr. J. Emmrich
Klinik für Innere Medizin
Med. Fakultät der Universität Rostock
Abteilung Gastroenterologie
Ernst-Heydemann-Str. 6
18055 Rostock

Dr. Christian Folwaczny
Med. Klinik, Klinikum Innenstadt
Ludwig-Maximilians-Universität
Ziemssenstraße 1
80336 München

Prof. Dr. Franz Hartmann
St. Marien Krankenhaus
Medizinische Klinik
Richard-Wagner-Str. 14
60318 Frankfurt am Main

Dr. Rainer E. Hintze
Universitätsklinikum Charité-Campus
Virchow-Klinikum
Medizinische Klinik m. S. Hepatologie
und Gastroenterologie
Augustenburger Platz 1
13353 Berlin

Professor Dr. Volker Keim
Medizinische Klinik Poliklinik II
Zentrum für Innere Medizin
Universität Leipzig
Philipp-Rosenthal-Straße 27
04103 Leipzig

Dr. Jutta Keller
Medizinische Klinik
Israelitisches Krankenhaus
Orchideenstieg 14
22297 Hamburg

Professor Dr. Ullrich Leuschner
Universitätsklinikum Frankfurt
am Main
Medizinische Klinik II
Theodor-Stern-Kai 7
60590 Frankfurt am Main

Dr. Diether Ludwig
Medizinische Klinik I
Bereich Gastroenterologie
Medizinische Universität zu Lübeck
Ratzeburger Allee 160
23538 Lübeck

PD. Dr. Falk Ochsendorf
Zentrum für Dermatologie
und Venerologie
Universitätsklinikum Frankfurt
am Main
Theodor-Stern-Kai 7
60590 Frankfurt

Dr. Wassilios Pegios
Universitätsklinikum Frankfurt
am Main
Radiologisches Zentrum
Theodor-Stern-Kai 7
60590 Frankfurt am Main

Dr. Max Reinshagen
Universität Ulm
Innere Medizin I
Robert-Koch-Str. 8
89081 Ulm

Dr. Claudia Schulte
Abteilung für Endokrinologie
Medizinische Klinik und Poliklinik
Universitätsklinikum Essen
Hufelandstraße 55
45122 Essen

Prof. Dr. Jörg-Dieter Schulzke
Freie Universität Berlin
Universitätsklinikum Benjamin
Franklin
Medizinische Klinik I
Hindenburgdamm 30
12200 Berlin

PD Dr. G. Schürmann
Universität Münster
Klinik und Poliklinik für
Allg. Chirurgie
Waldeyerstr. 1
48129 Münster

Prof. Dr. Andreas Stallmach
Innere Medizin II
Universitätskliniken des Saarlandes
66421 Homburg-Saar

Prof. Dr. Dr. Jürgen Stein
Universitätsklinikum Frankfurt
Medizinische Klinik II
Theodor-Stern-Kai 7
60590 Frankfurt am Main

PD Dr. Rainer Wigand
Universitätsklinikum Frankfurt
am Main
Medizinische Klinik III
Bereich Rheumatologie
Theodor-Stern-Kai 7
60590 Frankfurt am Main

Dr. Thomas Witthöft
Medizinische Klinik I
Bereich Gastroenterologie
Medizinische Universität zu Lübeck
Ratzeburger Allee 160
23538 Lübeck

Dr. K. Zumbusch
Medizinische Klinik m. S.
Gastroenterologie, Hepatologie
und Endokrinologie
Universitätsklinikum Charité-Campus
Mitte
Schumannstraße 20/21
10117 Berlin

Teil I
Extraintestinale Manifestationen und Komplikationen bei chronisch entzündlichen Darmerkrankungen

Manifestationen und Komplikationen chronisch entzündlicher Darmerkrankungen an der Haut

F. R. Ochsendorf

Einleitung

Chronisch entzündliche Darmerkrankungen (CED) können nicht nur den Intestinaltrakt, sondern jedes Organ betreffen (Rankin 1990). Hautveränderungen spielen bei den mehr als 100 inzwischen beschriebenen Komplikationen eine besondere Rolle: Sie sind häufig, lassen sich leicht erkennen, können den intestinalen Manifestationen der Erkrankung vorausgehen oder können sich, bei bekannter Darmerkrankung, im Rahmen einer akuten Exazerbation manifestieren bzw. verschlechtern.

Die Angaben zur Häufigkeit des Auftretens von Hauterkrankungen bei CED insgesamt bzw. von einzelnen, definierten Erkrankungen schwankt dabei erheblich (Tabelle 1.1). Dies lässt sich durch völlig unterschiedliche Studienkonzeptionen erklären (s. folgende Übersicht). Relevante Hautveränderungen sind bei M. Crohn in 9–19%, bei Colitis ulcerosa in 9–23% zu erwarten (Basler 1980; Greenstein et al. 1976; eigene Daten, s. unten). Dabei steigt die kumulative Inzidenz mit den Jahren der Erkrankung. Untersucht man Patienten an einem Stichtag, leiden etwa 1–3% an extraintestinalen Komplikationen (Lindgren et al. 1996). Die Hautveränderungen verlaufen dabei nicht parallel zur Aktivität der Darmerkrankungen. Manche Autoren berichten über Assoziation von Darm-

Tabelle 1.1. Klinische Studien zu Hautmanifestationen bei M. Crohn (*CED* chronisch entzündliche Darmerkrankungen)

Autor	Stichproben-umfang	Studientyp	Hautmanifesta-tionen [%][a]
McCallum/Kinmont (1968)	138	Retrospektiv, unkontrolliert	44
Samitz et al. (1970)	200	Retrospektiv, unkontrolliert	22
Wagner (1971)	25	Unkontrolliert	44
Verbov (1973b)	101	Prospektiv und retrospektiv unkontrolliert	85
Kirsch et al. (1992)	99	Prospektiv, unkontrolliert	70
Kappesser (1999)	78 Pat. mit CED, 78 Kontrollpersonen	Prospektiv, kontrolliert	85, 56

[a] Anteil der Patienten mit Hautveränderungen an der Gesamtstichprobe, inklusive orale und anale Manifestationen.

entzündung und vesikulobullösen Eruptionen, perianalen Läsionen, Trommelschlegelfingern und Veränderungen infolge von Mangel an bestimmten Nährstoffen. Keine Korrelationen wurden zwischen metastatischem M. Crohn, Pyoderma gangraenosum, Epidermolysis bullosa acquisita, Polyarteriitis nodosa, Psoriasis oder Vaskulitis und der Aktivität der CED gefunden (Paller 1986). Dagegen führt eine Behandlung der Grunderkrankung oft auch zur Besserung des Hautbefundes. In einer eigenen prospektiven, kontrollierten Studie wurden 78 Patienten mit einem M. Crohn standardisiert dermatologisch befragt und untersucht, 78 Probanden gleichen Alters und Geschlechts ohne intestinale Erkrankung dienten als Kontrollen (Kappesser 1999). Es bestätigte sich, dass Patienten mit M. Crohn insgesamt häufiger Hautveränderungen aufwiesen als darmgesunde Kontrollpersonen. Bei Befall des Kolons waren Hautveränderungen insgesamt ($p = 0,04$; s. auch Greenstein et al. 1976) sowie Perianalfisteln im Speziellen ($p = 0,034$) häufiger. Das Auftreten eines Erythema nodosum war mit einer höheren Aktivität des M. Crohn (gemessen am CDAI) assoziiert ($p = 0,013$).

Einflussfaktoren, die unterschiedliche Studienergebnisse erklären

- Studiendesign
  - Retrospektiv
  - Prospektiv
- Umfang der Untersuchung
  - Erfassung ausschließlich typischer Hautveränderungen (wie Fisteln)
    a) im Laufe der Zeit
    b) an einem bestimmten Untersuchungszeitpunkt
  - Erfassung aller Hautveränderungen
    a) im Laufe der Zeit
    b) an einem bestimmten Untersuchungszeitpunkt
- Untersuchender
  - Gastroenterologe
  - Dermatologe
  - Stomatologe
- Unvorhersehbarer, wechselhafter individueller Verlauf der Erkrankung

---

Die meisten dieser Hauterkrankungen sind jedoch nicht spezifisch, können also auch im Rahmen anderer entzündlicher Erkrankungen auftreten. Insbesondere ein differentialdiagnostischer Rückschluss auf das Vorliegen einer Colitis ulcerosa oder eines M. Crohn ist in der Regel nicht möglich. Um die Dermatosen korrekt zu klassifizieren und die richtigen diagnostischen und therapeutischen Maßnahmen einleiten zu können, sollte der Gastroenterologe mögliche dermatologische Komplikationen kennen. Der Dermatologe sollte wiederum wissen, welche kutanen Manifestationen auf eine CED hinweisen können und eine Überweisung zum Gastroenterologen veranlassen sollten.

Die Einteilung der kutanen Manifestationen ist in der Literatur uneinheitlich. Die in Tabelle 1.2 aufgeführte Klassifizierung in spezifische und reaktive Hautveränderungen sowie in Komplikationen durch die Erkrankung und ihre Therapie erscheint am praktikabelsten.

Tabelle 1.2. Synopsis von Hautveränderungen bei chronisch entzündlichen Darmerkrankungen

	MC	CU
Spezifische Hautveränderungen		
Fissuren und Fisteln	++	
Orale granulomatöse Manifestationen	++	
Metastatischer M. Crohn	++	
Cheilitis granulomatosa	++	
Reaktive Veränderungen		
Erythema nodosum	+	+
Pyoderma gangraenosum		+
Pyostomatitis vegetans		+
Orale Aphthen		+
Vesikulopustulöse Eruptionen		++
Nekrotisierende Vaskulitis		+
Benigne kutane Polyarteriitis nodosa	++	
Sweet-Syndrom		
Hautveränderungen als Folge von Komplikationen der Grunderkrankung		
Acrodermatitis enteropathica (Zinkmangel)		
Pellagra (Nicotinamidmangel); selten	++	
Purpura (Vitamine C und K-Mangel)		
Stomatitis (Vitamin B-Mangel)		
Glossitis		
Cheilitis angularis		
Xerodermie (essentielle Fettsäuren-Mangel)		
Abnormales Haar- und Nagelwachstum (Proteine, Biotin-Mangel)		
Glossitis (Vitamine, Eisen-Mangel)		
Candidiasis (Immundefekt)		
Hautveränderungen als Therapiefolge		
Allergisches Exanthem		
Steroidakne		
Candidiasis (Kortikosteroide)		
Stoma-Dermatitis		
Sonstige Hautveränderungen		
Epidermolysis bullosa acquisita	+	
Psoriasis		
Vitiligo und andere Autoimmunerkrankungen		
Lineare IgA-Dermatose		
Trommelschlegelfinger		
Dermatitis-Arthritis-Syndrom		
Erythema multiforme		
Urtikaria		
Palmarerythem		
Sekundäre Amyloidose		

MC Morbus Crohn, *CU* Colitis ulcerosa; ++ spezifisch bzw. ausschließlich bei diesen Erkrankungen; + oft berichtet; kein Zeichen: kann vorkommen, keine genaueren Angaben (nach Ochsendorf 1999).

Spezifische Hautveränderungen

Diese Hautbefunde findet man nahezu ausschließlich beim M. Crohn. Es handelt sich um perianale und peristomale Fissuren, Fisteln und Ulzera, orale granulomatöse Veränderungen sowie den „metastatischen" M. Crohn, einschließlich der Cheilitis granulomatosa. Histologisch entsprechen die entzündlichen, granulomatösen Befunden denen des Intestinums.

Perianale Läsionen, Fissuren und Fisteln

In der älteren Literatur sind Berichte über derartige Hautveränderungen häufig (35–40%; Burgdorf 1981; McCallum u. Kinmont 1968). Aufgrund der verbesserten medikamentösen und operativen Therapiemöglichkeiten findet man diese Läsionen heute selten. In der eigenen Untersuchung fanden sich Fisteln zwar relativ selten (7,7%), anamnestisch wurden diese aber von 20%, Analabszesse von knapp 8% der Patienten angegeben. Andere Autoren berichten über Fisteln bei 10–43% ihrer Patienten (Goebell et al. 1987). Fisteln sind häufiger bei Kolonbeteiligung und bei weiteren extraintestinalen Manifestationen (Rankin et al. 1979). Bei einer Colitis ulcerosa finden sich perianale Veränderungen selten. Breitet sich ein M. Crohn per continuitatem vom Darm in die Hautoberfläche aus, können Ulzera, Abszesse oder Fisteln an der Bauchwand (postoperativ in Narben) oder perianal (spontan) entstehen. Diese Hautveränderungen weisen histologisch die für einen M. Crohn typischen Granulome auf.

Weitere häufige, aber meist unspezifische Crohn-Manifestationen sind in der folgenden Übersicht zusammengefasst (Buchmann u. Alexander-Williams 1980). Sie beginnen meist als perianales Erythem und Ödem (Abb. 1.1). Aufgrund der chronischen Entzündung können sich Mariskenkondylom-ähnliche Knoten bilden. Abszesse können sich durch die Haut entleeren und führen dann zu relativ schmerzarmen, leicht blutenden Ulzera mit unterminierten Rändern. Diese sind oft linear angeordnet und heilen mit Vernarbung und Deformierungen ab. Fis-

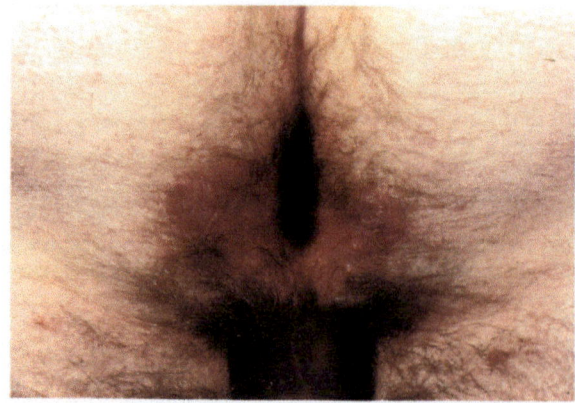

Abb. 1.1.
Perianaler M. Crohn: flächenhafte, schmerzlose, erysipelartige Erytheme, teils Knotenbildung

suren sind gegenüber den üblichen Analfissuren flacher und breiter (Piette et al. 1992) und erscheinen nicht an den typischen Lokalisationen (6 und 12 Uhr; Buchmann u. Alexander-Williams 1980). Folgende Befunde sollten den Verdacht auf das Vorliegen eines M. Crohn lenken: multiple Veränderungen, Rezidivneigung, ödemtöser, Erysipel-ähnlicher Aspekt und Schmerzlosigkeit (Burgdorf 1981; Grosshans et al. 1979). Perianale Hautveränderungen können den intestinalen Symptomen um Monate, selten um Jahre vorausgehen (Keghley u. Allan 1990).

Übersicht über perianale Läsionen. (Nach Buchmann u. Alexander-Williams 1980)
- Hautveränderungen perianal
  - Mazeration
  - Erosion
  - Ulkus und Abszess
  - Mariskenähnliche Strukturen („anal tags")
- Veränderungen des Analkanals
  - Fissur
  - Ulkus
  - Stenose mit Induration
- Fisteln
  - Tief (Analkanal zur Haut)
  - Hoch (Rektum zur Haut)
  - Rektovaginal

Oraler M. Crohn

Die Schleimhaut der Mundhöhle kann im Rahmen eines M. Crohn spezifische Veränderungen oder unspezifische Symptome (s. unten) aufweisen. Bei den spezifischen Veränderungen im engeren Sinne finden sich histologisch die typischen Epitheloidzellgranulome. Andere Autoren verwenden den Begriff nur nach klinischen Gesichtspunkten und bezeichnen „typische" Veränderungen, wie das Pflastersteinrelief (Abb. 1.2), auch ohne entsprechende Histologie als spezifisch

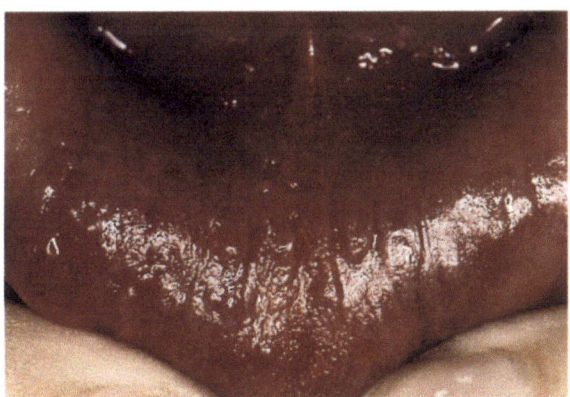

Abb. 1.2.
M. Crohn der Mundschleimhaut: Pflastersteinrelief

Tabelle 1.3. Lokalisation und Klinik spezifischer oraler Manifestationen eines M. Crohn. (Nach Plauth et al. 1991)

Lokalisation	Klinischer Befund
Lippen	Ödem, Ulkus, Stomatitis angularis
Gingiva	Ödem, Erythem
Sulci vestibulares	(lineare) Ulzera, Hyperplasie, Papeln,
Wangen	Ödem, das zu fazialer Asymmetrie führt, polypoide/papulöse bukkale Mukosa

(Bernstein u. McDonald 1978). Bei den veröffentlichten Fällen überwiegen Berichte über Befunde bei Männern (m:w = 2,3:1). Klinisch finden sich Ödeme, Ulzera und Papeln (Tabelle 1.3; Plauth et al. 1991). Schwellungszustände der Lippen gehören zu den am häufigsten angegeben Veränderungen (10,2% in der eigenen Studie, 12,3% bei Plauth et al. 1991). Obwohl es sich meist um unspezifische Schwellungszustände handelt, können bei einer persistierenden Lippenschwellung zuweilen histologisch Granulome und damit das Bild einer „Cheilitis granulomatosa" gefunden werden (Abb. 1.3). Diese ist von einem Melkersson-Rosenthal-Syndrom (Cheilitis granulomatosa, Lingua plicata, Fazialisparese) abzugrenzen. Da die komplette Trias eher selten auftritt, müssen weitere Symptome, wie Migräne u.a., für die Diagnosestellung berücksichtigt werden (Hornstein et al. 1987). Fehlen die genannten Hinweise, muss an eine Cheilits granulomatosa im Rahmen eines M. Crohn gedacht werden (Schulte Bockholt et al. 1994; Thiriar et al. 1998). Bei der erstgenannten Zusammenstellung von sechs Patienten ging die Lippenschwellung der intestinalen Symptomatik bei drei Patienten voraus, bei 5/6 bestand eine Assoziation zur Aktivität der Grunderkrankung. In der Regel folgen die Mundschleimhautveränderungen den intestinalen Symptomen.

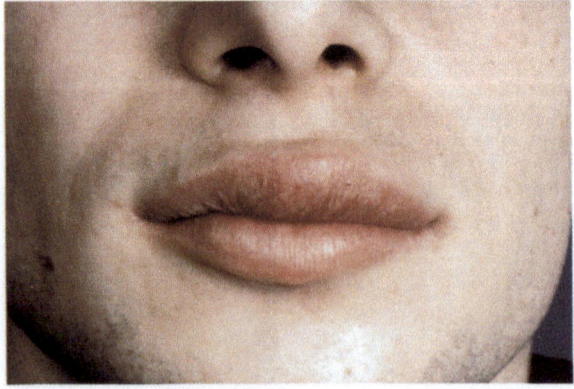

Abb. 1.3.
Cheilitis granulomatosa der Oberlippe: symptomlose persistierende Schwellung der Oberlippe

Abb. 1.4.
M. Crohn genital: erysipelartige Schwellung des Penis, Rötung der Skrotalhaut

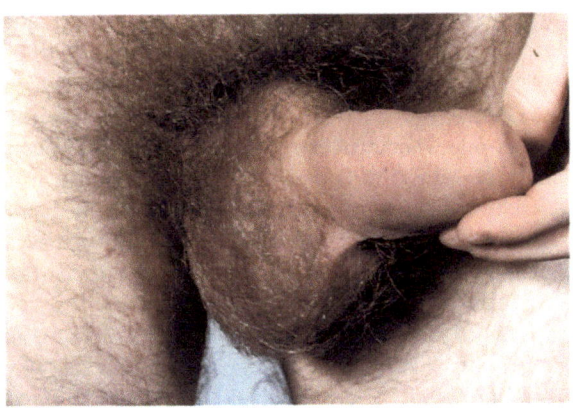

„Metastatischer" M. Crohn

Hierunter versteht man Hautveränderungen mit der charakteristischen Histologie eines M. Crohn, also granulomtöse dermale Entzündungen bzw. eine granulomatöse Vaskulitis in der tiefen Dermis und Subkutis, die ohne direkte Verbindung zu den intestinalen Läsionen auftreten. Bis 1997 wurden etwa 80 Fälle, meist Kasuistiken, veröffentlicht, wobei das weibliche Geschlecht überwiegt (m:w = 1:1,5; Hackzell-Bradley et al. 1996; Ploysangam et al. 1997). Man findet sie häufiger bei einem Kolonbefall des M. Crohn. Klinisch sieht man meist schmerzlose, knotige oder ulzerierende Herde mit einem floriden Granulationsgewebe und dabei ödematös aufgeworfener, dunkel-zyanotisch verfärbter angrenzender Haut (Tweedie u. McCann 1984). Beschrieben wurden derartige Herde (bis 1996: n = 59; Hackzell-Bradley et al. 1996) an den Extremitäten (Arme, Unterschenkel; n = 22), gefolgt vom äußeren Genitale (n = 20), dem Abdomen (n = 12) sowie dem Kopf/Gesicht (n = 5). An der Vulva findet sich dabei eine ödematöse, schmerzhafte Induration der großen Labien (Fenniche et al. 1997; Patton et al. 1990), am Penis eine erysipelartige Schwellung (Abb. 1.4). Meist manifestieren sich derartige Läsionen erst Jahre nach der intestinalen Symptomatik. Es besteht keine Assoziation zur Dynamik des intestinalen M. Crohn oder zu anderen Hautveränderungen (Marotta u. Reynolds 1996). Da die klinischen Veränderungen nicht spezifisch sind, ist zur Diagnosesicherung eine histologische Untersuchung einer Probebiopsie erforderlich.

Reaktive Hautveränderungen

Erythema nodosum

Die Inzidenz in der Literatur reicht von 0,7–15%, im Mittel liegt sie bei 2% beim M. Crohn, bei 4% im Rahmen einer Colitis ulcerosa (Greenstein et al. 1976; Paller 1986). In der eigenen Untersuchung zeigte sich bei 3,8% der Patienten ein Erythema nodosum zum Zeitpunkt der Untersuchung, bei Hinzunahme der

Anamnese hatten 12,8% der Patienten ein Erythema nodosum gehabt (p = 0,014 im Vergleich zur Kontrollgruppe).Das Erythema nodosum manifestiert sich in Form von schmerzhaften, roten, entzündlichen 1-5 cm großen Knoten, meist über den Streckseiten der Unterschenkel, gelegentlich auch an anderen Körperstellen, wie Waden, Oberschenkeln oder Unterarmen. Die letztgenannten atypisch, oft einseitig lokalisierten Knoten müssen an eine entzündliche Darmerkrankung denken lassen. Die Läsionen heilen in der Regel ohne Ulzera- oder Narbenbildung nach einigen Wochen ab. Neben entzündlichen Darmerkrankungen können weitere Erkrankungen, Infektionen oder Medikamente Auslöser sein (s. folgende Übersicht).

Dem Erythema nodosum wird eine Indikatorfunktion für die Aktivität der intestinalen Erkrankung zugesprochen (Goebell et al. 1987; Wagner 1971). Auch bei den eigenen Patienten mit aktiven Läsionen waren die Hautveränderungen im Rahmen eines Erkrankungsschubs aufgetreten.

Ursächliche Erkrankungen bei Erythema nodosum
- Infektionen
  - Streptokokken
  - Tuberkulose
  - Yersinien
  - Toxoplasmose
  - Katzenkratzkrankheit
  - Psittakose
  - Profunde Mykosen (Trichophyten, Blastomykose, Kokkidioidomykose)
  - Scharlach
  - Masern
  - Lepra
  - Gonorrhoea
  - Syphilis
  - M. Adamantiades-Behcet
  - M. Reiter
- Andere Erkrankungen
  - Chronisch entzündliche Darmerkrankungen (M. Crohn, Colitis ulcerosa)
  - Sarkoidose
  - M. Hodgkin
  - Leukämie
- Medikamente
  - Orale Kontrazeptiva
  - Sulfonamide
  - Salizylate
  - Phenacetin
  - Halogene

Pyoderma gangraenosum

Ein Pyoderma gangraenosum soll bei 1-2% aller Crohn-Patienten (eigene Studie: 1,3%) und bei etwa 5% (2-12%) der Patienten mit Colitis ulcerosa auftreten (Greenstein et al. 1976). Bei Vorliegen eines Pyoderma gangraenosum findet man in etwa 16% einen M. Crohn (Powell et al. 1985), nach Meinung anderer Autoren in 50% eine Colitis ulcerosa (Schwaegerle et al. 1988). Früher hielt man die Erkrankung für Colitis ulcerosa spezifisch. Meist an den Streckseiten der Unterschenkel, seltener an anderen Lokalisationen wie peristomal (Cairns et al. 1994), finden sich Pusteln oder fluktuierende Knötchen, die aufbrechen und sich zu rasch vergrößernden Ulzera entwickeln. Der Rand ist dunkel-livid, teils blasig abgehoben und unterminiert (Abb. 1.5). Die Herde können schmerzhaft sein und heilen meist narbig ab (Paller 1986; Schwaegerle et al. 1988). Die Histologie ist nicht beweisend und zeigt eine Infiltration mit Lymphozyten und polymorphkernigen Granulozyten. Ein Pyoderma gangraenosum tritt häufiger im Rahmen eines Kolonbefalls auf. Neben chronisch entzündlichen Darmerkrankungen müssen zahlreiche andere Ursachen als zugrunde liegende Erkrankungen ausgeschlossen werden (u. a. vaskuläre Insuffizienz, Vaskulitis, Neoplasien, ulzerierende Pannikulitis, andere Darmerkrankungen, entzündliche Gelenkerkrankungen, hämatologische Erkrankungen, Dys- und Paraproteinämie (Ochsendorf 1998). Der zeitliche Zusammenhang des Auftretens zu sowie derjenige mit der Aktivität der Grunderkrankung werden kontrovers diskutiert (Levitt et al. 1991; Talansky et al. 1983).

Pyostomatitis vegetans

Bei dieser seltenen Manifestation (32 Fälle bis 1994; Storwick et al. 1994) treten schmerzlose, hirsekorngroße Abszesse mit Erosionen auf hyperplastischen, gerö-

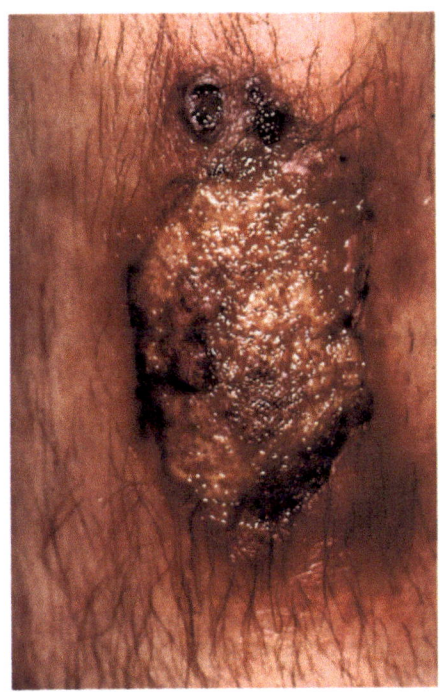

Abb. 1.5.
Pyoderma gangraenosum bei M. Crohn: polyzyklischer, unterminierter Rand, hämorrhagische Krusten am Unterschenkel

teten Mukosafalten der Mundschleimhaut auf. Diese Ulzera fließen schlangenspurähnlich zusammen. Betroffen sind labiale und bukkale Mukosa, Gingiva, Zunge, Gaumen und das Tonsillargebiet. Diese Erkrankung kann als Marker für chronisch entzündliche Darmerkrankungen dienen, v. a. für eine Colitis ulcerosa (Piette et al. 1992; Storwick et al. 1994). Sie wurde stets nach Auftreten der Darmbeschwerden beobachtet, meist in Phasen minimaler oder sogar fehlender intestinaler Symptome.

Vesikulopustulöse Eruptionen

Bei 1-6% der Patienten mit Colitis ulcerosa wurde eine pustulöse Eruption beobachtete, die parallel zur Aktivität der Kolitis verlief (O'Loughlin u. Perry 1978). Klinisch fanden sich 1-3 mm große, sterile Pusteln auf einem erythematösen Grund. Diese Läsionen können sich ohne Behandlung zu einem Pyoderma gangraenosum entwickeln und werden daher von manchen Autoren als eine Vorstufe angesehen (Basler 1980).

Sweet-Syndrom

Die seltene akute neutrophile Dermatose betrifft fast nur Frauen. Klinisch ist dieses „Sweet-Syndrom" durch Allgemeinsymptome (Kopfschmerz, Fieber, Arthralgien, Myalgien), laborchemisch durch eine beschleunigte BSG und Neutrophilie, dermatologisch durch gerötete, gruppierte, umschriebene Plaques mit pseudovesikulösem Charakter und histologisch durch ein dermales Ödem mit neutrophiler Infiltration der oberen Dermis und lympho-histiozytärem Infiltrat in der unteren Dermis gekennzeichnet. Die Herde sind schmerzhaft und in 33-60% mit Arthralgien/Arthritis sowie in 30% mit Augenbeteiligung assoziiert. Es handelt sich offensichtlich um eine klinisch typische Reaktion im Rahmen zahlreicher Grunderkrankungen, wie hämatologische und Autoimmunerkrankungen sowie entzündliche Darmerkrankungen (5% M. Crohn, 3% Colitis ulcerosa; von den Driesch 1994). Dieses Syndrom tritt in der Regel nach Beginn der intestinalen Symptomatik auf (Carpels et al. 1999).

Unspezifische orale Veränderungen

Mundschleimhautveränderungen insgesamt sollen bei 4-16% der Patienten vorkommen. In der eigenen Untersuchung gab jeder zweite Patient eine oder mehrere Schleimhautveränderungen an, am häufigsten rezidivierende Gingivaschwellungen, rezidivierende Aphthen und rezidivierende Cheilitis. Diese Angaben waren häufiger als in der Kontrollgruppe. Klinisch sichtbare Veränderungen waren weitaus seltener und fanden sich bei 18% der Untersuchten. Insgesamt sollen orale Ulzera bzw. Aphthten dabei mit 36% aller oralen Läsionen die größte Gruppe bei diesen oralen Veränderungen bilden (Plauth et al. 1991). In der eigenen Untersuchung gaben 11,5% der Untersuchten anamnestisch Aphthen an, in der Kontrollgruppe waren es 3,8% (n.s.). Mundschleimhautveränderungen treten häufiger bei Männern auf, insbesondere bei Befall des Dickdarms.

Orale Veränderungen wurden wie folgt zusammengefasst (Jenss et al. 1989):

- aphthöse Läsionen,
- diffuse Schwellung von Lippen und Wangen,
- regionale Schleimhauthyperplasie mit oder ohne Fissuren (pflastersteinartiges Aussehen; s. Abb. 1.2),
- indurierte polypoide Läsionen der vestibulären oder retromolaren Mukosa,
- hartnäckige tiefe lineare Ulzera mit hyperplastischem Randsaum.

Andere Autoren ergänzen diese Liste um

- indurierte Fissuren in der Mitte der Unterlippe sowie
- granulomatöse Cheilitis (Frankel et al. 1985).

Zuweilen geht der Mundschleimhautbefall der Entwicklung intestinaler Symptome voraus, folgt ihnen aber in der Regel nach. Daher kann die Inspektion der Mundschleimhaut gelegentlich zu einer früheren Diagnosestellung beitragen (Tayler u. Smith 1975).

Nekrotisierende Vaskulitis

Beim klinischen Leitsymptom einer palpablen Purpura an den unteren Extremitäten, die sich je nach Schwere zu hämorrhagischen Blasen, Nekrose und Ulzera entwickeln können, muss neben zahlreichen anderen Ursachen (Ochsendorf 1998) auch an die Möglichkeit der Auslösung im Rahmen einer Colitis ulcerosa gedacht werden. Histologisch findet sich eine leukozytoklastische Vaskulitis.

Polyarteriitis nodosa cutanea benigna

Von dieser sehr seltenen Erkrankung (14 Fallberichte) werden Männer und Frauen gleichermaßen betroffen (Gil et al. 1991). Es treten an den Unterschenkeln und Füßen schmerzhafte Knoten auf. In der Umgebung kann sich eine livedoartige Zeichnung zeigen, die Knoten können ulzerieren. Gelegentlich klagen die Patienten über Arthralgien und Myalgien. Histologisch zeigt sich eine nekrotisierende Panarteriitis kleiner und mittelgroßer Arterien an der Dermis/Subkutisgrenze (Diaz-Perez u. Winkelmann 1974). Differentialdiagnostisch sind die Herde vom Erythema nodosum, dem metastatischen M. Crohn, einem Pyoderma gangraenosum und von der im Folgenden erwähnten granulomatösen Perivaskulitis abzugrenzen. Die Erkrankung tritt in der Regel nach Beginn der intestinalen Symptomatik auf und hat keine Assoziation zur Krankheitsaktivität. Im Gegensatz zur systemischen Form ist der Verlauf gutartig, wenn auch langwierig und chronisch rezidivierend.

Granulomatöse Perivaskulitis und kutane Nekrobiose

Bei diesen Erkrankungen handelt es sich um klinisch nicht von einem Erythema nodosum bzw. einer benignen Polyarteriitis nodosa unterscheidbare Dermatosen, die durch schmerzhafte, rote Knoten v.a. am Bein gekennzeichnet sind. Bei der granulomatösen Perivaskulitis (4 Berichte) findet sich histologisch eine Vaskulitis mit Epitheloidzellgranulom (Slater et al. 1985), bei der kutanen Nekrobiose (3 Berichte) ulzerierende Knoten mit histologisch nachweisbarem nekrobiotischem Kollagen, umgeben von sarkoidoseähnlichen Granulomen (Perret u. Bahmer 1987). Die letztgenannten nekrobiotischen Veränderungen werden auch beim metastatischen M. Crohn gesehen, so dass kontrovers diskutiert wird, ob es sich wirklich um eine eigene Entität handelt.

Hautveränderungen als Folge von Krankheitskomplikationen

Folgen der Malabsorption

Mangelsyndrome treten beim M. Crohn als Folge von Diätfehlern oder als Folge chronischer Resorptionsstörungen auf. Dies ist insbesondere bei einem langstreckigen Dünndarmbefall oder infolge einer operativen Entfernung großer Dünndarmabschnitte zu erwarten. Eisenmangel als Folge von Blutverlust und chronischer Entzündung soll in 27% der Patienten mit M. Crohn auftreten (Goebell 1992). Bei bakterieller Überwucherung und verminderter Konzentration an Gallensalzen kann die Resorption insbesondere von den Vitaminen A, B, C, D, K, Folsäure, den Mineralien Na, K, Ca, Mg, Zn, Cr und evtl. Cu vermindert sein (Kirsner 1979; Metz et al. 1975). Eine Synopsis möglicher resultierender kutaner Symptome bei definierten Mangelzuständen einzelner Substanzen bzw. gemeinsamem Auftreten findet sich in Tabelle 1.4. Mangelzustände dieser Vitamine kommen meist kombiniert vor. Eigene Untersuchungen der Vitamin-B_{12}-Konzentration im Blut ergab einen im unteren Normbereich liegenden Durchschnittswert ohne klinisch sichtbare mangelbedingte Hautveränderungen.

Acrodermatitis-enteropathica-Syndrom

Ein Zinkmangel wurde in bis zu 40% der untersuchten Crohn-Patienten festgestellt (Schoelmerich et al. 1985). Es finden sich an der Haut periorifiziell (Augen, Mund, Nase, Ohren, perianal, inguinal) schuppende Plaques, teils erodierende Vesikel, die dann exsudative Krusten bilden. Die Herde können perianal mit Candida superinfiziert sein. Weitere klinische Hinweise können Wundheilungsstörungen, Hyperpigmentierungen und Alopezie sein (Myung et al. 1998). Neben einem Zinkmangel in der parenteralen Ernährung werden eine Resorptionsstörung oder ein Verbrauch im Rahmen der entzündlichen Darmveränderungen diskutiert. Während manche Autoren eine Assoziation der Zinkspiegel im Blut zur Krankheitsaktivität (CDAI) beschrieben (Schoelmerich et al. 1985), fanden andere Autoren dies nicht (McClain et al. 1980). In der eigenen Untersuchung lagen die mittleren Zinkkonzentrationen im unteren Normbereich (81 µg/dl), bei zwei Patienten mit Wundheilungsstörungen lagen die Werte darunter (53 bzw. 60 µg/dl). Bei entsprechenden klinischen Symptomen sollte eine Zinksubstitution großzügig erfolgen.

Tabelle 1.4. Übersicht über klinische Zeichen einer Malabsorption

Mangel an		Symptome
Kombiniert		
Vitamine A, B, C, D, K, Folsäure; Mineralien Na, K, Ca, Mg, Zn, Cr, Cu	Mundschleimhaut	Cheilitis, Glossitis, Gingivitis, Aphthen,
	Haut	Pigmentanomalien, follikuläre Hyperkeratosen, Xerodermie, chronische Pyodermien (Furunkulose)
	Haare und Nägel	Alopezie, Trommelschlegelfinger, dystrophe Nagelstörungen,
	Entwicklungsstörungen	Bei Kindern Wachstums- u. Entwicklungsretardierung, Hypogonadismus
Isoliert		
Vitamin A	Auge	Nachtblindheit, Xerosis von Konjunktiven und Kornea
	Haut	Follikuläre Keratosen, v. a. an den unteren Extremitäten
Vitamin B_2 (Riboflavin)	Mund	Einrisse der Mundwinkel (Angulus infectiosus = Perlèche), trockene Lippen, atrophe Zungenoberfläche
	Haut	Schuppende Erytheme vulvär und skrotal, Paronychie
Vitamin B_6 (Pyridoxin)	–	Ähnlich seborrhoischem Ekzem
B_{12} (Cyanocobalamin)	Mundschleimhaut	Glossitis (Moeller-Hunter) Zungenbrennen (plus Mangel weiterer B-Vitamine)
	Haut	Symmetrische Hyperpigmentierungen, v. a. an den distalen Extremitäten
Vitamin C (Ascorbinsäure)	Kindesalter	U. a. hämorrhagische Gingivitis und Purpura an Hals und Schultern, Wundheilungsstörungen und Gingivitis
	Erwachsenenalter	Follikuläre, später hämorrhagische Keratosen (Oberarme, Oberschenkel, Glutäen), Wundheilungsstörungen und Gingivitis
Vitamin K	Allgemeine Blutungsneigung	Petechien, Ekchymosen, Hämatome
Eisen	–	Cheilitis, Glossitis, Gingivitis, Zungen- u. Mundbrennen, Atrophie der Mundschleimhaut, ggf. Ulzera

Pellagra

In Einzelfällen wurde ein Nicotinamid-Mangel, der in Ländern mit ausreichender Ernährung praktisch nie beobachtet wird, im Rahmen eines M. Crohn, vermutlich als Folge verminderter Nahrungsaufnahme, Malabsorption und erhöhtem Vitaminbedarf, beschrieben (Pollack et al. 1982). Nikotinsäureamid (Vitamin PP)-Mangel bedingt eine Pellagra. Hier findet man an lichtexponierten Arealen braun- oder blaurote scharf begrenzte Erytheme mit leichter Schuppung. Nach Lichtexposition tritt, nach einer initialen sonnenbrandähnlichen Rötung, eine Bräunung auf. Daneben finden sich Entzündungen der Schleimhäute (Stomatitis, Glossitis, Vulvitis, atrophe Zunge) sowie Magen/Darm- und zentralnervöse Symptome.

Purpura (Vitamin C)

In mehreren Untersuchungen zeigten Patienten mit chronisch entzündlichen Darmerkrankungen signifikant niedrigere Ascorbatkonzentrationen als eine Kontrollgruppe (Fernandes-Banares 1989; Linacker 1979). Klinische Zeichen eines Skorbut traten dagegen nur in Einzelfällen auf. Ein Zusammenhang mit einem bestimmten Befallsmuster des Darms wurde nicht beobachtet. Es bestand jedoch eine signifikante Korrelation zwischen niedrigen Ascorbatwerten und dem Auftreten von Fisteln (Gerson u. Fabry 1974).

Candidiasis

Mit einer Candidiasis ist in den Intertrigines oder auf der Zunge zu rechnen. Neben dem typischen weißen abstreifbaren Zungenbelag sind flächige juckende Erytheme mit Satellitenpusteln charakteristisch.

Hautveränderungen als Behandlungsfolgen

Kutane Nebenwirkungen häufig verwendeter Substanzen

Die therapeutisch eingesetzten Substanzen, wie Salazosulfapyridin, Mesalazin und Osalazin, können zu allergischen oder pseudoallergischen Reaktionen führen (Tabelle 1.5; Singleton et al. 1979). In einer Studie wurden bei 35% auf Medikamente zurückführbare Hautveränderungen beobachtet (Kirsch et al. 1992), in der eigenen Untersuchung lag diese Rate bei 13%.

Steroidnebenwirkungen

Kortikosteroide werden bei der Behandlung chronisch entzündlicher Darmerkrankungen oft eingesetzt. Mögliche Nebenwirkungen umfassen in Abhängigkeit von Dosis und Therapiedauer Follikulitiden, Teleangiektasien, periorale Dermatitis, Steroidakne bzw. -Rosazea, Hyperpigmentierungen, cushingoide Veränderungen und Striae abdominales. Die Steroidakne zeichnet sich durch eine

Tabelle 1.5. Kutane Nebenwirkungen verwendeter Therapeutika (außer Kortikosteroiden, nach „Roter Liste 1999")

	Mesalazin	Sulfasalazin	Olsalazin	Azathioprin	Cyclosporin A
Ekzeme	+				
Erytheme/Exantheme	+	+	+	+	
Lupus-erythematodes-ähnliches Syndrom	+		+		
Purpura		+			
Photodermatosen		+			
Stevens-Johnson-Syndrom/ exfoliative Dermatitis		+			
Superinfektion		+			
„Überempfindlichkeitsreaktionen"	+			+	
Hypertrichose					+
Zahnfleischschwellung					+
Gesichtsödeme/Hautrötung					+

monomorphe Eruption von Pusteln aus, Komedonen fehlen. Eine Akne wurde bei etwa 12% der Crohn-Patienten beobachtet (Verbov 1973).

Sonstige Hautveränderungen

Epidermolysis bullosa acquisita

Es handelt sich um eine seltene Autoimmunerkrankung (12 Fallbeschreibungen), die v.a. Männer betrifft (m:w = 2,5:1). Eine Epidermolysis bullosa acquisita (EBA) wird klinisch vermutet

- bei Vorliegen typischer klinischer Veränderungen (Blasen über Hand-, Fuß-, Ellenbogen- u. Kniegelenken nach geringen Traumen; Abheilung mit atrophischen Narben, Milien, Nageldystrophien),
- wenn die Erkrankung im Erwachsenenalter auftritt,
- wenn keine Hinweise auf eine familiäre Belastung vorliegen und
- andere blasenbildende Dermatosen ausgeschlossen wurden (Roenigk et al. 1971).

Die Diagnose lässt sich immunhistologisch sichern. Im Gegensatz zum bullösen Pemphigoid zeigen sich in der direkten Immunfluoreszenz die Immunglobulinablagerungen nach Inkubation in einmolarer Kochsalzlösung am Blasenboden. Bei 30% der EBA-Patienten bestanden chronisch entzündliche Darmerkrankungen. Bei den übrigen fanden sich systemische Erkrankungen wie Lupus erythematodes, Diabetes mellitus, hämatologische Erkrankungen, primäre Amyloidose oder Bronchialkarzinom (Raab et al. 1983). Meist tritt die Erkrankung erst nach

Diagnose eines M. Crohn auf. Die Beziehung zur Aktivität der Darmerkrankung wird dabei unterschiedlich beurteilt.

Psoriasis

Mehrere Untersuchungen berichteten über eine 5-7fach höhere Prävalenz von Psoriasis bei Crohn-Patienten im Vergleich zur übrigen Bevölkerung (Lee et al. 1990; Moll et al. 1974; Sategna-Guidetti et al. 1988).

Trommelschlegelfinger

Sowohl bei M. Crohn als auch bei Colitis ulcerosa sollen trommelschlegelähnliche Deformierungen der Finger und Uhrglasnägel bei 8-58% der Patienten vorkommen. Die Ätiologie ist unklar, diskutiert wird ein Einfluss des N. vagus bzw. anderer Anteile des autonomen Nervensystems. Nach Meinung mancher Autoren soll sogar ein Zusammenhang zwischen der Aktivität der Grunderkrankung und der Ausprägung der Fingerveränderungen bestehen (Fielding u. Cook 1971; Kitis et al. 1979). Da der Übergang zu Normvarianten fließend ist, ist eine objektive Beurteilung dieser Befunde schwierig. In der eigenen Untersuchung konnte kein signifikanter Unterschied im Auftreten von Trommelschlegelfingern (3,8%) im Vergleich zu einem Kontrollkollektiv (1,3%) gefunden werden.

Vitiligo

Auch wenn einzelne Autoren eine Assoziation von Vitiligo mit M. Crohn berichtet haben, fand sich in einer Studie bei 378 Crohn-Patienten nur bei 0,5% (n = 2) eine Vitiligo, in der Kontrollgruppe (n = 300) bei 0,3%. Bei Colitis-ulcerosa-Patienten zeigte sich in dieser Untersuchung bei 1,1% eine Vitiligo (Snook et al. 1989). Diese Daten sprechen eher für eine zufälliges gemeinsames Auftreten.

Sonstige

Es sind Einzelfälle seltener Dermatosen bei Patienten mit M. Crohn beschrieben worden. Dazu gehören das *Erythema elevatum et diutinum* (n = 4), die *subkorneale pustuläre Dermatose* (n = 1) und die *Hidradenitis suppurativa (Acne inversa)*. Letztgenannte, durch abszedierende Fistelgänge charakterisierte chronische Entzündungen in den Axillen, Leisten und perianal, die mit Brückennarben abheilen, sollen häufiger mit M. Crohn assoziiert sein, v. a. wenn vornehmlich die Leisten und die Perianalregion betroffen sind. Retrospektive Studien fanden bei 3/101 bzw. 24/61 Patienten mit Hidradenitis suppurativa einen M. Crohn (Attanoos et al. 1993; Church et al. 1993). Der Zusammenhang bedarf damit weiterer Klärung. Die berichtete Assoziation zwischen *Rosazea* und M. Crohn erscheint sehr fraglich. In der eigenen Untersuchung fand sich lediglich ein Patient mit einem steroidinduzierten Gesichtserythem. Ebenso zweifelhaft ist der in Einzelfällen berichtete Zusammenhang mit einem *Erythema multiforme*, einer *akuten Vaskulitis* bei Crohn-assoziierter Polychondritis, einer *Acne fulminans*, einem

M.-Niemann-Pick-Typ III und einer *Elastosis perforans serpiginosa*. Hier dürfte es sich um ein zufälliges Zusammentreffen gehandelt haben (Literatur bei Kappesser 1999).

Schlussfolgerung

Patienten mit CED können prinzipiell an jeder Dermatose erkranken. Die aufgeführten Hauterkrankungen sind in diesem Kollektiv jedoch häufiger zu finden. Aufgrund der teilweise uncharakteristischen Klinik sollten nicht eindeutig einzuordnende Hautveränderungen biopsiert und histologisch untersucht werden. Beim histologischen Nachweis von Granulomen ist an die Manifestation eines M. Crohn an der Haut zu denken. Lässt sich ein intestinaler M. Crohn nicht nachweisen, sollte der weitere Verlauf beobachtet werden, um eine spätere Manifestation nicht zu übersehen. Bei nicht eindeutig zu stellender Diagnose kann eine dermatologische Untersuchung diagnostische Hinweise auf eine CED geben. Zur optimalen Betreuung von CED-Patienten ist eine internistisch-dermatologische Zusammenarbeit erforderlich.

Literatur

Attanoos R, Appleton M, Hughes L, Ansell I, Douglas-Jones, A Wiliams G (1993) Granulomatous hidradenitis suppurativa and cutaneous Crohn's disease. Histopathology 23:111–115

Basler R (1980) Ulcerative colitis and the skin. Gut 64:941–954

Bernstein M, McDonald J (1978) Oral lesions in Crohn's disease: Report of two cases and update of the literature. Oral Surg 46:234–245

Buchmann P, Alexander-Williams J (1980) Classification of perianal Crohn's disease. Clin Gastroenterol 9:323–330

Burgdorf W (1981) Cutaneous manifestations of Crohn's disease. J Am Acad Dermatol 5:689–695

Cairns B, Herbst C, Sartor B, Briggaman R, Koruda M (1994) Peristomal pyoderma gangraenosum and inflammatory bowel disease. Arch Surg 129:769–772

Carpels W, Mattelaer C, Geboes K, Coremans G, Tack J (1999) Sweet's syndrome in a patient with Crohn's disease. Acta Gastroenterol Belg 62:372–374

Church J, Fazio V, Lavery I, Oakley J, Milsorn J (1993) The differential diagnosis and comorbidity of hidradenitis suppurativa and perianal Crohn's disease. Int J Colorect Dis 8:117–119

Diaz-Perez J, Winkelmann RK (1974) Cutaneous periarteritis nodosa. Arch Dermatol 110:407–414

Driesch P von den (1994) Sweet's Syndrome (acute febrile neutrophilic dermatosis). J Am Acad Dermatol 31:535–556

Fenniche S, Mokni M, Haouet S, Ben Osman A (1997) Vulvar Crohn disease: 3 cases. Ann Dermatol Venerol 124:629–632

Fernandes-Banares F, Abad-Lacruz A, Xiol X, Gine J, Dolz C, Cabre M, Esteve V, Gonzales-Huix, F, Gassull M (1989) Vitamin status in patients with inflammatory bowel disease. Am J Gastroenterol 84:744–748

Fielding J, Cooke W (1971) Finger clubbing and regional enteritis. Gut 12:442–444

Frankel D, Mostofi R, Lorincz A (1985) Oral Crohn's disease: Report of two cases in brothers with metallic dysgeusia and a review of the literature. J Am Acad Dermatol 12:260–268

Gerson CD, Fabry E (1974) Ascorbic acid deficiency and fistula formation in regional enteritis. Gastroenterology 67:428–433

Gil J, PA A, MTY P, JS B, Iglesias J, Fernandez F (1991) Cutaneous polyarteritis nodosa and Crohn's disease. Clin Rheumatol 10:196–200

Goebell H (1992) Gastroenterologie. Schattauer, München Wien Baltimore

Goebell H, Förster S, Dirks E, Hotz J, Schaarschmidt K, Eigler F (1987) Morbus Crohn: Klinische Erkrankungsmuster in Beziehung zur Lokalisation. Eine prospektive Analyse an 300 Patienten. Med Klin 82:1-8

Greenstein A, Janowitz H, Sachar D (1976) The extraintestinal complications of Crohn's disease and ulcerative colitis: a study of 70 patients. Medicine 55:401-412

Grosshans E, Jenn P, Baumann R, Weill J, Basset A (1979) Manifestation anales des maladies du tue digestif. Ann Dermatol Venereol 106:25-30

Hackzell-Bradley M, Hedblad M, Stephansson E (1996) Metastatic Crohn's disease: report of 3 cases with special reference to histopathologic findings. Arch Dermatol 132:928-932

Hornstein O, Stosiek N, Schönberger A, Meisel-Stosiek M (1987) Klassifikation und klinische Variationsbreite des Melkersson-Rosenthal-Syndroms (MRS). Z Hautkr 62:1453-1457

Jenss H, Plauth M, Hoffmann R, Weber P (1989) Cheilitis granulomatosa als erste Manifestation eines Morbus Crohn. Dtsch Med Wschr 114:1524-1527

Kappesser P (1999) Hautveränderungen bei Morbus Crohn: Eine prospektive kontrollierte Studie zur Einordnung von Hautveränderungen in das Spektrum extraintestinaler Manifestationen des M. Crohn. Inauguraldissertation. Frankfurt/M, J.W. Goethe-Universität

Keghley M, Allan R (1990) Current status and influence of operation on perianal Crohn's disease. Br J Dermatol 123:409-412

Kirsch B, Gerhardt H, Gladisch R, Heine M, Rohr G, Weiss J (1992) Dermatosen bei chronisch entzündlichen Darmerkrankungen. Akt Dermatol 18:17-22

Kirsner J (1979) The local and systemic complications of inflammatory bowel disease. JAMA 242:1177-1183

Kitis G, Thompson H, Allan R (1979) Finger clubbing in inflammatory bowel disease: its prevalence and pathogenesis. Br Med J:825-828

Lee F, Bellary S, Francis C (1990) Increased occurrence of psoriasis in patients with Crohn's disease and their relatives. Am J Gastroenterol 85:962-963

Levitt M, Ritchie J, Lennard-Jones J, Philips RKS (1991) Pyoderma gangrenosum in inflammatory bowel disease. Br J Surg 78:676-678

Linacker B (1979) Scurvy and vitamin C deficiency in Crohn's disease. Postgr Med J 55:26-29

Lindgren A, Wallerstedt S, Olsson R (1996) Prevalence of Crohn's disease and simultaneous occurrence of extraintestinal complications and cancer. An epidemiological study in adults. Scand J Gastroenterol 31:74-78

Marotta P, Reynolds, RPE (1996) Metastatic Crohn's disease. Am J Gastroenterol 91:373-375

McCallum D, Kinmont P (1968) Dermatological manifestations of Crohn's disease. Br J Dermatol 80:1-8

McClain C, Soutor C, Zieve L (1980) Zinc deficiency. A complication of Crohn's disease. Gastroenterology 78:272-279

Metz G, Meth J, Frank H (1975) Epidermolysis bullosa acquisita bei M. Crohn. Hautarzt 26:321-326

Moll J, Haslock I, Macrae I, Wright V (1974) Associations between ancylosing spondylitis, psoriatic arthritis, Reiter's disease, the intestinal arthropathies, and Behcet's syndrome. Medicine 54:343-361

Myung S, Yang S, Jung H, Jung S, Kang G, Ha H, Hong W, Min Y (1998) Zinc deficiency manifested by dermatitis and visual dysfunction in a patient with Crohn's disease. J Gastroenterol 33:876-879

Ochsendorf F (1998) Cutaneous manifestations of inflammatory bowel diseases. In: Lembcke B, Kruis W, Sartor R (eds) Systemic manifestations of IBD: The pending challenge for subtle diagnosis and treatment. Kluwer Academic, Dordrecht Boston London, pp 67-93

Ochsendorf F (1999) Intestinaltrakt und Haut. In: Caspary W, Stein JH (Hrgs) Darmkrankheiten: Klinik, Diagnostik und Therapie. Springer-Verlag, Berlin Heidelberg New York, pp 641-652

O'Loughlin S, Perry H (1978) A diffuse pustular eruption associated with ulcerative colitis. Arch Dermatol 114:1061-1064

Paller A (1986) Cutaneous changes associated with inflammatory bowel disease. Pediatr Dermatol 3:439-445

Patton L, Elgart M, Williams C (1990) Vulvar erythema and induration: extraintestinal Crohn's disease of the vulva. Arch Dermatol 126:1351

Perret C, Bahmer F (1987) Extensive necrobiosis in metastatic Crohn's disease. Dermatologica 175:208–212
Piette F, Colombel J, Delaporte E (1992) Manifestations dermatologiques des maladies inflammatoires du tube digestif. Ann Dermatol Venerol 119:297–306
Plauth M, Jenss H, Meyle J (1991) Oral manifestations of Crohn's disease. An analysis of 79 cases. J Clin Gastroenterol 13:29–37
Ploysangam T, Heubi J, Eisen D, Balistreri W, Lucky A (1997) Cutaneous Crohn's disease in children. J Am Acad Dermatol 36:697–704
Pollack S, Enat R, Haim S, Zinder O, Barzilai D (1982) Pellagra as the presenting manifestation of Crohn's disease. Gastroenterology 82:948–952
Powell F, Schroeter A, Perry O (1985) Pyoderma gangrenosum: a review of 86 patients. Q J Med 217:173–186
Raab B, Fretzin D, Bronson M, Scott M, Roenigck H, Medenica M (1983) Epidermolysis bullosa acquisita and inflammatory bowel disease. JAMA 250:1746–1748
Rankin G (1990) Extraintestinal and systemic manifestations of inflammatory bowel disease. Med Clin N Am 74:39–50
Rankin G, Watts H, Melnyk C, Kelly JJ (1979) National cooperative Crohn's disease study: extraintestinal manifestations and perianal complications. Gastroenterology 77:914–920
Roenigk H, Ryan J, Bergfeld W (1971) Epidermolysis bullosa acquisita. Arch Derm 103:1–10
Sategna-Guidetti C, Bracco E, Marucco E, Bianco L (1988) Psoriasis and Crohn's disease in Italy. Dig Dis Sci 33:1496
Schoelmerich J, Becher M, Hoppe-Seyler P, Matern S, Haeussinger D, Loehle E, Koettgen E, Gerok W (1985) Zinc and vitamin A deficiency in patients with Crohn's disease is correlated with activity but not with localisation or extent of the disease. Hepato-gastroenterology 32:34–38
Schulte-Bockholt A, Ochsendorf F, Stein J, Dietrich C, Klee E, Wolter M Lembcke B (1994) „Big lip" cheilitis granulomatosa, an overlooked indicator for Crohn's disease. Gastroenterology 110:A1012
Schwaegerle S, Bergfeld W, Senitzer D, Tidrick R (1988) Pyoderma gangraenosum a review. J Am Acad Dermatol 18:559–568
Singleton J, Law D, Keley M, Mekhjian H, Sturdevant R (1979) National cooperative Crohn's disease study: adverse reactions to study drugs. Gastroenterology 77:870–882
Slater D, Waller P, Reilly G (1985) Cutaneous granulomatous vasculitis: presenting feature of Crohn's disease in Clydesdale 1961–1970. Gut 16:62–67
Snook J, de Silva H, Jewell D (1989) The associatio of autoimmune disorders within flammatory bowel disease. Q J Med 72:835–840
Storwick G, Prihoda M, Fulton R, Wood W (1994) Pyodermitis-pyostomatitis vegetans: a specific marker for inflammatory bowel disease. J Am Acad Dermatol 31:336–341
Talansky A, Meyers S, Greenstein A, Janowitz H (1983) Does intestinal resection heal the pyoderma gangraenosum of inflammatory bowel disease? J Clin Gstroenterol 5:207–210
Tayler V, Smith C (1975) Oral manifestations of Crohn's disease without demonstrable gastrointestinal lesions. Oral Surg 39:58–65
Thiriar S, Deroux E, Dourov N, Evrard L, Peny MO, Simon P, Parent D (1998) Granulomatous vulvitis, granulomatous cheilitis: a single diagnosis? Dermatology 196:455–458
Tweedie J, McCann, BG (1984) Metastatic Crohn's disease of thigh and forearm. Gut 25:213–214
Verbov J (1973) The skin in patients with Crohn's disease and ulcerative colitis. Trans St John's Hosp Dermatol Soc 59:30–36
Wagner A (1971) Hauterkrankungen bei Enteritis regionalis (Morbus Crohn). Dtsch Med Wschr 25:1078–1086

Osteoporose bei chronisch entzündlichen Darmerkrankungen

C. SCHULTE

Einleitung

Gesteigerter Knochenmasseverlust und Osteoporose werden seit vielen Jahren als Komplikation chronisch entzündlicher Darmerkrankungen beschrieben (Clements et al. 1994). In den letzten Jahren sind sowohl auf dem Gebiet der Diagnostik als auch der Therapie der Osteoporose entscheidende Fortschritte erzielt worden. Die Verfahren zur Bestimmung der Knochendichte haben heute eine ausreichende Präzision und Sicherheit. Zum anderen stehen Medikamente zur Verfügung, die mehr vermögen als allein den Knochenmasseverlust aufzuhalten, nämlich eine Zunahme der Knochendichte bewirken können. Diese Übersicht fasst die aktuellen Kenntnisse zur Pathophysiologie, Pathogenese und Behandlung der mit der chronisch entzündlichen Darmerkrankung assoziierten Osteoporose zusammen.

Osteoporose – Definition und Diagnostik

Definition

Eine Osteoporose ist charakterisiert durch einen Verlust von Knochenmasse und Mikroarchitektur des Knochens, der zu einer gesteigerten Frakturrate an prädisponierten Arealen wie Wirbelkörper, Oberschenkelhals und distalem Radius führt. Nachdem eine Osteoporose früher durch das Vorliegen osteoporotisch bedingter Frakturen definiert wurde, hat die WHO 1994 eine über das Ergebnis der Knochendichtemessung festgelegte Definition der Osteoporose veröffentlicht (Kanis 1994). Hier wird die Knochendichte des Individuums mit einem geschlechtsgematchten Normalkollektiv (T-Score) verglichen und das Ergebnis in Standardabweichungen (SD) ausgedrückt.

- Normalbefund: Knochendichte +1 bis –1 SD des Normalkollektivs
- Osteopenie: Knochendichte –1 bis –2,5 SD des Normalkollektivs
- Osteoporose: Knochendichte < –2,5 SD des Normalkollektivs

Alternativ kann die Knochendichte des Individuums mit einem alters- und geschlechtsgematchten Normalkollektiv (Z-Score) verglichen werden:

- Normalbefund: Knochendichte +1 bis –1 SD des Normalkollektivs
- Osteopenie: Knochendichte –1 bis –2,0 SD des Normalkollektivs
- Osteoporose: Knochendichte < –2,0 SD des Normalkollektivs

Insbesondere bei der Beschreibung von Populationen mit breitem Altersrange sollte beachtet werden, dass bei Verwendung des T-Scores die Altersverteilung der Population stark ins Gewicht fällt.

Diagnostik der Osteoporose

■ **Radiologische Verfahren.** Trotz anhaltender Debatten über das geeignete Verfahren zur Knochendichtebestimmung hat sich in der überwiegenden Zahl der Studien das DEXA- („Dual energy X-ray absorptiometry") Verfahren durchgesetzt, das eine Knochendichtebestimmung an Lendenwirbelsäule, Oberschenkelhals, Radius und eine Ganzkörperknochendichtebestimmung ermöglicht. Während der Knochendichtemessung vor allem Wert in der Früherkennung einer erniedrigten Knochendichte, d.h. eines erhöhten Frakturrisikos, zukommt, stehen bei Patienten mit Wirbelkörperfrakturen zur Verlaufskontrolle von Frakturen das konventionelle Röntgen und die verschiedenen Osteo-CT-Verfahren zur Verfügung. Die Frage, welche Risikopopulationen zu welchen Zeitpunkten einer Knochendichtemessung zugeführt werden sollen (Jönsson 1998; Torgerson u. Kanis 1995) und bei welchen Messwerten präventive (Cummings 1998) oder therapeutische Maßnahmen (Cummings et al. 1998; Ensrud et al. 1997) eingeleitet werden sollten, ist zurzeit auch unter Kosten/Nutzen-Gesichtspunkten Gegenstand intensiver Diskussionen.

■ **Biochemische Knochenstoffwechselparameter.** Parameter des Knochenaufbaus (Knochen-alkalische Phosphatase, Osteocalcin) und des Knochenabbaus (Kollagenabbauparameter wie C- und N-terminales Telopeptid des Typ-I-Kollagens, [Desoxy-] Pyridinoline) stehen zur Verfügung. Wie bei anderen Osteoporoseformen ist die Wertigkeit der genannten Parameter zur Entscheidung über eine Therapieeinleitung, zur Therapiekontrolle und zum Einsatz als prädiktiver Parameter auch bei CED-Patienten umstritten (Bischoff et al. 1997; Schulte et al. 1998).

Osteoporose bei Patienten mit chronisch entzündlichen Darmerkrankungen

Prävalenz

Die publizierten Prävalenzdaten schwanken zwischen 1,5 (Edwards u. Truelove 1964) und 50%. Diese erhebliche Streuung hat ihre Ursache im Einsatz verschiedener, teils insensitiver Messverfahren zur Bestimmung der Knochendichte, in Unterschieden bezüglich der Messorte, der Referenzpopulationen und der Definition der Osteoporose und schließlich vor allem auch in der großen Inhomogenität der untersuchten Patientenpopulationen. Neuere Untersuchungen an ausreichend großen Patientenkollektiven, die die Kriterien Einsatz der DEXA-Methode und Klassifikation der Osteoporose mittels Z- oder T-Score erfüllen, zeigen eine Osteoporose-Prävalenz zwischen 15 (Schulte et al. 1998) und 40% (von Tirpitz et al. 1999).

Auch die Datenlage zu Bedeutung und Ausmaß eines gesteigerten Knochenmasseverlustes, der als hauptverantwortlich für die erniedrigte Knochendichte diskutiert wird, liefert mehr Fragen als Anworten (Clements et al. 1992). Ein pathologisch gesteigerter Knochenmasseverlust ist unter laufender Steroidtherapie zu beobachten (Motley et al. 1993), während der sonst im Kurzzeitverlauf über 1–4 Jahre durchschnittlich beobachtete Verlust/Jahr eher klein und vergleichbar mit der Normalbevölkerung ist (Dinca et al. 1999; Schulte et al. 1999).

Die Datenlage zur Prävalenz von Frakturen lässt nur Schätzungen für die Inzidenz von Frakturen zu, je nach Population zwischen 2 und 20% der Patienten. Es liegen hier vor allem viele Fallberichte über teils jugendliche Patienten mit osteoporotischen Frakturen vor (Compston et al. 1987; Neef et al. 1991; Pollak et al. 1998; Semao et al. 1997; von Tirpitz et al. 1999), systematische radiologische Untersuchungen von größeren CED-Kollektiven fehlen.

Pathophysiologie und Pathogenese

Die wenigen Studien, die sich mit der Pathophysiologie der Osteoporose bei CED befassen, zeigen überwiegend eine negative Knochenumbaubilanz durch Inhibition der Knochenformation (Croucher et al. 1993) und Steigerung der Knochenresorption. Analysen der Knochenstoffwechselparameter bestätigen die histomorphologisch nachgewiesene Inhibition der Knochenformation (Bischoff et al. 1997) – insbesondere unter Steroidtherapie (Schulte et al. 1998) – und Steigerung der Resorption (Bischoff et al. 1997; Schulte et al. 1998; Silvennoinen et al. 1996).

In der Pathogenese der Osteoporose bei CED-Patienten gelten neben den allgemeinen Risikofaktoren für eine Osteoporose einige CED-assoziierte Risikofaktoren (s. folgende Übersicht).

Risikofaktoren für das Auftreten einer Osteoporose. (Modifiziert nach Valentine u. Sninsky 1999)

- Allgemeine Risikofaktoren
  - Hohes Lebensalter
  - Weibliches Geschlecht
  - Frühzeitiger Verlust der gonadalen Funktion
  - Familienanamnese einer Osteoporose
  - Schlanker Habitus, niedriger Body Mass Index
  - Mangelnde körperliche Aktivität
  - Zigaretten und/oder Nikotinkonsum
- CED-assoziierte Risikofaktoren
  - Grunderkrankung M. Crohn oder Colitis ulcerosa
  - Entzündungsassoziierte Zytokine (IL-6, IL-1, TNF)
  - Medikamente (Kortikosteroide, Cyclosporin A)
  - Vitamin-D-Mangel/Malabsorption

Die Bedeutung der genannten Risikofaktoren ist bis heute nicht ausreichend dargestellt.

Trotz einzelner Hinweise, dass der Morbus Crohn mit einer höheren Osteoporose-Inzidenz vergesellschaftet ist als die Colitis ulcerosa (Bernstein et al. 1995;

Ghosh et al. 1994; Jahnsen et al. 1997), konnte dieser Zusammenhang in großen Patientenkollektiven nicht bestätigt werden (Schulte et al., pers. Mitteilung; von Tirpitz et al. 1999).

Der in Tiermodellen beobachtete partiell reversible Knochenmasseverlust nach Auslösung einer TNBS-Kolitis (Fries et al. 1994; Lin et al. 1996) legt die Hypothese einer entzündungsassoziierten Osteoporose („inflammation-mediated osteoporosis" = IMO) (Fries u. Martin 1997) nahe. Patienten mit hoher Entzündungsaktivität der CED leiden mit höherer Wahrscheinlichkeit an Osteoporosen; inwieweit die beobachtete Osteoporose jedoch Folge der Entzündung oder aber der Behandlung der Entzündung mit Steroiden ist, ist der klinischen Untersuchung nur schwer zugänglich.

Die Knochentoxizität von Kortikosteroiden ist bekannt und intensiv studiert. Auch in der Pathogenese der CED-assoziierten Osteoporose wird den Steroiden in der Mehrzahl der Studien eine entscheidende Rolle zugewiesen. Eine eindeutige Dosis-Wirkungs-Beziehung konnte aber nicht immer gezeigt werden, die Rolle der kumulativ applizierten Steroidmenge in der Prädiktion einer Osteoporose bei CED-Patienten ist weiterhin umstritten (Andreassen et al. 1997, 1999; Schulte et al. 1998).

Ein alters-, gewichts- und geschlechtsgematchter Vergleich von Crohn-Patienten mit Kontrollpersonen zeigte, dass die drei genannten Variablen für beinahe 50% der Variablilität der Knochendichte verantwortlich waren und sich die Knochendichte der Patienten bis auf den Messort Hüfte bei Frauen nicht von Kontrollpersonen unterschied (Andreassen et al. 1999). Diese Untersuchung ernüchtert hinsichtlich der Bedeutung der einzelnen oben diskutierten Risikofaktoren. Offensichtlich ist die Anwesenheit mehrerer, nicht notwendigerweise CED-assoziierter Risikofaktoren für das Auftreten einer Osteoporose erforderlich. Viele CED-Patienten zeigen wohl gar kein kein erhöhtes Osteoporose-Risiko im Vergleich zur Normalbevölkerung (Schulte et al. pers. Mitteilung). Weitere Analysen von Risikofaktoren zur Identifikation von Risikopatienten sind dringend erforderlich.

Therapie

Allgemeine Überlegungen zur Therapie

Allgemein anerkanntes Therapieziel in der Behandlung der Osteoporose ist die Frakturratensenkung. In Anbetracht der niedrigen Prävalenz von osteoporotisch bedingten Frakturen bei CED-Patienten ist die Möglichkeit, in kontrollierten Therapiestudien eine signifikante Senkung von Frakturraten zu belegen, ein zwar immer proklamiertes, aber fast aussichtsloses Ziel. Für Vitamin D und Kalzium, Fluoride und Bisphosphonate liegen an großen Kollektiven Daten zum Knochenmassezugewinn unter Therapie und zur Frakturratensenkung vor, für CED-Patienten fehlen kontrollierte Studien. Die Therapieempfehlungen zur Behandlung von CED-Patienten mit nachgewiesener Osteoporose müssen sich darum im Wesentlichen auf die an den großen Kollektiven postmenopausaler Frauen erstellten Daten stützen. Aus pathophysiologischer Sicht scheint sowohl der Einsatz von formationsstimulierenden Substanzen als auch von Antiresorptiva sinnvoll,

da sowohl eine Inhibition der Knochenformation (vornehmlich unter Steroiden) als auch eine Steigerung der Knochenresorption nachgewiesen wurde.
Folgende allgemeine Schritte können zur Risikoreduktion erfolgen:

- Lebensstilmodifikation mit Einschränkung von Nikotin- und Alkoholkonsum,
- Minimierung der Steroidmedikation, d.h. möglichst rascher Einsatz alternativer Immunsuppressiva bei Steroidabhängigkeit oder Steroidrefraktärität und gezielter Einsatz topischer Steroide,
- Hormonersatztherapie bei Nachweis eines weiblichen, aber auch männlichen Hypogonadismus (Clements et al. 1993). Die peri-/postmenopausale Hormonersatztherapie sollte so früh und so lang wie möglich erfolgen.

Vitamin D und Kalzium

Eine allgemeine Empfehlung an alle CED-Patienten, regelmäßig eine Osteoporose-Prophylaxe mit Vitamin plus Kalzium durchzuführen, kann aufgrund der Datenlage nicht unterstützt werden. Darüber hinaus ist die zu erwartende Compliance für solch breit gestreute Präventionsempfehlungen, die in Übersichtsarbeiten (Compston 1987; Valentine u. Sninsky 1999) fast durchgängig zu finden sind, nicht sehr hoch.

Eine kürzlich publizierte Studie der Mayo-Klinik zeigte bei postmenopausalen Frauen nach 4-jähriger Supplementation mit 1600 mg Kalzium/die Knochendichtewerte von nur knapp 1% oberhalb der Kontrollpersonen (Riggs et al. 1998). Wahrscheinlich ist eine gezielte Kalzium-Supplementation auch bei CED-Patienten nur in der Untergruppe mit nachgewiesener Laktoseintoleranz sinnvoll.

Die Datenlage für das Vitamin D ist insgesamt deutlich günstiger (Baeksgaard et al. 1998). Insbesondere Patienten jenseits des 60. Lebensjahres, bei denen eine hohe Inzidenz eines Vitamin-D-Mangels vorliegt (Chapuy et al. 1992) und Patienten unter laufender Steroidtherapie profitieren von einer täglichen Substitution von 500 bis 1000 I.E./die. Studien, die den Vorteil einer lebenslangen Vitamin-D-Supplementation aller CED-Patienten belegen, liegen nicht vor.

Bisphosphonate

In großen Untersuchungen konnte sowohl eine signifikante Zunahme der Knochendichte als auch eine Senkung der Fakturraten für die Bisphosphonate als hochpotente Antiresorptiva gezeigt werden (Black et al. 1993, 1996). In der Entwicklung der Bisphosphonate (Fleisch 1998) konnte über die Jahre die antiresorptive Potenz der Pharmaka zugunsten der Inhibition der Knochenformation gesteigert werden. Heute stehen sowohl oral (Etidronat, Alendronat, Risedronat) als auch intravenös (Clodronat, Ibandronat) (Filipponi et al. 1996; Pechersdorfer et al. 1996; Thiébaud et al. 1997) applizierbare Bisphosphonate zur Verfügung. Die Amino-Bisphosphonate wie Alendronat besitzen eine potentiell gastrotoxische Komponente (Graham et al. 1997), ihr Einsatz muss daher bei Patienten mit gastrointestinalen Erkrankungen (Graham et al. 1999) immer kritisch geprüft werden.

Fluoride

Crohn-Patienten zeigten nach 1-jähriger Behandlung mit Slow-release-Fluoriden im Vergleich zu Patienten unter 1000 I.E. Vitamin D und 500 mg Kalzium einen signifikanten Knochenmasseanstieg im Bereich der LWS (von Tirpitz et al. 2000). Die Frage, inwieweit der unter Fluoriden beobachtete Knochenmassezugewinn auch tatsächlich mit einer Senkung der Frakturraten einhergeht, ist weiter Gegenstand intensiver Diskussion (Meunier et al. 1998; Pak et al. 1994; Ringe u. Meunier 1995).

Zusammenfassung

Die Datenlage zu Prävalenz, Pathophysiologie und Pathogenese der Osteoporose bei chronisch entzündlichen Darmerkrankungen ist zurzeit noch recht unsicher, da langfristig durchgeführte prospektive Untersuchungen an großen, gut charakterisierten Patientenkollektiven fehlen. Krankheitsassoziierte Risikofaktoren für eine Osteoporose sind im Wesentlichen langfristiger und hochdosierter Steroidgebrauch und lange Krankheitsdauer mit hoher entzündlicher Aktivität. Insbesondere Patienten, die in diese Untergruppe von CED-Patienten fallen und wenn möglich weitere Risikofaktoren für eine Osteoporose wie weibliches Geschlecht und hohes Lebensalter tragen, sollten definitiv diagnostischen und ggf. auch präventiven therapeutischen Maßnahmen zugeführt werden. Patienten mit nachgewiesener Osteoporose sollten in Analogie zu den meist an postmenopausalen Frauen etablierten Therapiemöglichkeiten mit Vitamin D, Bisphosphonaten und postmenopausaler Hormonersatztherapie zugeführt werden. Bei Einsatz der Bisphosphonate ist die beschriebene Gastrotoxizität einzelner Bisphosphonate zu beachten. Daten zur Sinnhaftigkeit des präventiven Einsatzes von Vitamin D und ggf. Kalzium liegen nicht vor, insbesondere bei Patienten unter laufender Steroidmedikation und Patienten jenseits des 60. Lebensjahres sollte die Indikation zur Vitamin-D-Supplementation aber großzügig gestellt werden.

Literatur

Andreassen H, Hylander E, Rix M (1999) Gender, age and body weight are the major predictive factors for bone mineral density in Crohn's disease: a case-control cross-sectional study of 113 patients. American Journal of Gastroenterology 94:824–828

Andreassen H, Rungby J, Dahlerup JF (1997) Inflammatory bowel disease and osteoporosis. Scandinavian Journal of Gastroenterology 32:1247–1255

Baeksgaard L, Andersen KP, Hyldstrup L (1998) Calcium and vitamin D supplementation increases spinal BMD in healthy, postmenopausal women. Osteoporosis International 8:255–260

Bernstein CN, Seeger LL, Sayre JW, Anton PA, Artinian L, Shanahan F (1995) Decreased bone density in inflammatory bowel disease is related to corticosteroid use and not disease diagnosis. Journal of Bone and Mineral Research 10:250–256

Bischoff SC, Herrmann A, Göke M, Manns MP, von zur Mühlen A, Brabant G (1997) Altered Bone Metabolism in Inflammatory Bowel Disease. The American Journal of Gastroenterology 92:1157–1163

Black DM, Cummings SR, Karpf DB, Cauley JA, Thompson DE, Nevitt MC, Bauer DC et al. (1996) Randomised trial of effect of alendronate on risk of fracture in women with existing vertebral fractures. The Lancet 348:1535-1541

Black DM, Reiss TF, Nevitt MC, Cauley J, Karpf D, Cummings SR (1993) Design of the Fracture Intervention Trial. Osteoporosis International 3:29-39

Chapuy MC, Arlot ME, Duboeuf F (1992) Vitamin D3 and calcium to prevent hip fractures in elderly women. The New England Journal of Medicine 327:1637-1642

Clements D, Compston J (1994) Osteoporosis: A serious complication of inflammatory bowel disease. European Journal of Gastroenterology and Hepatology 1994:757-760

Clements D, Compston JE, Evans WD, Rhodes J (1993) Hormone replacement therapy prevents bone loss in patients with inflammatory bowel disease. Gut 34:1543-1546

Clements D, Motley RD, Evans WD, Harries AD, Rhodes J, Coles RJ, Compston JE (1992) Longitudinal Study of Cortical Bone Loss in Patients with Inflammatory Bowel Disease. Scandinavian Journal of Gastroenterology 27:1055-1060

Compston JE, Judd D, Crawley EO, Evans WD, Evans C, Church HA, Reid EM, Rhodes J (1987) Osteoporosis in Patients with Inflammatory Bowel Disease. Gut 28:410-415

Croucher PI, Vedi S, Motley RJ, Garrahan NJ, Stanton MR, Compston JE (1993) Reduced bone formation in patients with osteoporosis associated with inflammatory bowel disease. Osteoporosis International 3:236-241

Cummings SR (1998) Prevention of hip fractures in older women: a population-based perspective. Osteoporosis International 1998:S8-S12

Cummings SR, Black DM, Thomson DE, Applegate WB, Barrett-Connor E, Musliner TA, Palermo L (1998) Effect of alendronate on risk of fracture in women with low bone mineral density but without vertebral fractures. JAMA 280:2077-2082

Dinca M, Friew W, Luisetto G, Peccolo F, Bottega F, Leone L, Naccarato R, Martin A (1999) Evolution of osteopenia in inflammatory bowel disease. The American Journal of Gastroenterology 94:1292-1997

Edwards F, Truelove SC (1964) The course and prognosis of ulcerative colitis. Gut 5:1-22

Ensrud KE, Black DM, Palermo L, Bauer DC, Barrett-Connor E, Quandt SA, Thompson DE, Karpf DB (1997) Treatment with alendronate prevents fractures in women at highest risk. Archives of Internal Medicine 157:2617-2624

Filipponi P, Cristallini S, Rizzello E, Policani G, Fedeli L, Gregorio F, Boldrini S, Troiani S, Massoni C (1996) Cyclical intravenous clodronate in postmenopausal osteoporosis: results of a long-term clinical trial. Bone 18:179-184

Fleisch H (1998) Bisphosphonates: Mechanisms of Action. Endocrine Reviews 19:80-100

Fries W, Giacomin D, Plebani M, Martin A (1994) Effect of Experimental Colitis on Bone Metabolism in the Rat. Digestion 55:229-233

Fries W, Martin A (1997) IBD-associated bone loss: is inflammation the explanation? Gastroenterology 112:2161

Ghosh S, Cowen S, Hannan WJ, Ferguson A (1994) Low bone mineral density in Crohn's disease, but not in ulcerative colitis, at diagnosis. Gastroenterology 107:1031-1039

Graham DY, Malaty HM (1999) Alendronate gastric ulcers. Alimentary and Pharmacologic therapy 13:515-519

Graham DY, Malaty HM, Goodgame R (1997) Primary Amino-Bisphosphonates: A new class of gastrotoxic drugs - comparison of alendronate and aspirin. The American Journal of Gastroenterology 92:1322-1325

Jahnsen J, Falch JA, Aadland E, Mowinckel P (1997) Bone mineral density is reduced in patients with Crohn's disease but not in patients with ulcerative colitis: a population based study. Gut 40:313-319

Jönsson B (1998) Targeting high-risk populations. Osteoporosis International 8:S13-S16

Kanis JA (1994) Assessment of fracture risk and its application to screening for postmenopausal osteoporosis: Synopsis of a WHO report. Osteoporosis International 4:368-381

Lin C-L, Moniz C, Chambers TJ, Chow JWM (1996) Colitis Causes Bone Loss in Rats Through Suppression of Bone Formation. Gastroenterology 111:1263-1271

Meunier PJ, Sebert J-L, Reginster J-Y, Briancon D, Appelboom T, Netter P, Loeb G et al. (1998) Fluoride salts are no better at preventing new vertebral fractures than calcium-vitamin D in postmenopausal osteoporosis: the FAVOStudy. Osteoporosis International 8:4-12

Motley RJ, Clements D, Evans WD, Crawley EO, Evans C, Rhodes J, Compston JE (1993) A four-year longitudinal study of bone loss in patients with inflammatory bowel disease. Bone Miner 23:95-104

Neef B, Maier K-E, von Gaisberg U (1991) Schwere Osteoporose bei einer jungen Patientin mit Morbus Crohn. Dtsch Med Wschr 116:1055-1060

Pak CY, Sakhaee K, Piziak V, Peterson RD, Breslau NA, Boyd P, Poindexter BS et al. (1994) Slow-release sodium fluoride in the management of postmenopausal osteoporosis. A randomized controlled trial. Annals of Internal Medicine 120:625-632

Pechersdorfer M, Ludwig H, Schlosser K, Buck S, Huss H-J, Body J-J (1996) Administration of the Bisphosphonate ibandronate (BM 21.0955) by Intravenous Bolus Injection. Journal of Bone and Mineral Research 11:587-593

Pollak RD, Karmeli F, Eliakim R, Ackerman Z, Tabb K, Rachmilewitz D (1998) Femoral neck osteopenia in patients with inflammatory bowel disease. The American Journal of Gastroenterology 93:1483-1490

Riggs BL, O'Fallon WM, Muhs J, O'Connor MK, Kumar R, Melton LJI (1998) Long-term effects of calcium supplementation on serum parathyroid homrone level, bone turnover, and bone loss in elderly women. Journal of Bone and Mineral Research 13:168-174

Ringe JD, Meunier PJ (1995) What is the future for fluoride in the treatment of osteoporosis? Osteoporosis International 5:71-74

Schulte C, Dignass AU, Mann K, Goebell H (1998) Reduced bone mineral density and unbalanced bone metabolism in patients with inflammatory bowel disease. Inflammatory Bowel Diseases 4 (4):268-275

Schulte C, Dignass AU, Mann K, Goebell H (1999) Bone loss in patients with inflammatory bowel disease is less than expected: A follow-up study. Scandinavian Journal of Gastroenterology 34:696-702

Schulte C, Hüsing J, Goebell H (2000) Individualizing the approach to a problem - IBD and osteoporosis. Persönliche Mitteilung

Semao EJ, Stallings VA, Peck SN, Piccoli DA (1997) Vertebral compression fractures in pediatric patients with Crohn's disease. Gastroenterology 112:1710-1713

Silvennoinen J, Risteli L, Karttunen T, Risteli J (1996) Increased degradation of type I collagen in patients with inflammatory bowel disease. Gut 38:223-228

Thiébaud D, Burckhardt P, Kriegbaum H, Huss H, Mulder H, Juttmann JR, Schoter KH (1997) Three monthly intravenous injections of ibandronate in the treatment of postmenopausal osteoporosis. American Journal of Medicine 103:298-307

Torgerson DJ, Kanis JA (1995) Cost-effectiveness of preventing hip fractures in the elderly population using vitamin D and calcium. The Quarterly Journal of Medicine 88:135-139

Valentine JF, Sninsky CA (1999) Prevention and treatment of osteoporosis in patients with inflammatory bowel disease. The American Journal of Gastroenterology 94:878-883

von Tirpitz C, Klaus J, Bruckel J, Rieber A, Scholer A, Adler G, Bohm B, Reinshagen M (2000) Increase of bone mineral density with sodium fluoride in patients with Crohn's disease. European Journal of Gastroenterology and Hepatology 12:19-24

von Tirpitz C, Pischulti G, Klaus J, Rieber A, Bruckel J, Bohm BO, Adler G, Reinshagen M (1999) Osteoporosis in patients with inflammatory bowel diseases - prevalence and risk factors. Zeitschrift für Gastroenterologie 37:5-12

KAPITEL 3

Bewegungsapparat – Rheumatische Manifestationen

R. WIGAND

Einleitung

Die Erkrankungen des rheumatologischen Formenkreises setzen sich aus einer Vielzahl unterschiedlicher klinischer Entitäten, die sich entweder primär am Bewegungsapparat abspielen oder, bei Vorliegen einer Grunderkrankung, diesen gewissermaßen als Projektionsfeld betreffen, zusammen. Die Leitsymptome dieser rheumatischen Erkrankungen – in aller Regel Schmerz und Funktionsstörung des Bewegungsapparates – können ihre Ursachen in der Beteiligung so unterschiedlicher Strukturen wie Gelenke, Knorpel, Knochen, Bändern, Sehnen, Muskeln, Nerven und Gefäßen haben. Andererseits können die Beschwerden jedoch auch ein Hinweis auf eine anderweitige Systemerkrankung oder Stoffwechselstörung geben.

Eine zweckmäßige klinische Einteilung der Krankheitsbilder erfolgt zunächst grob in die entzündlich rheumatischen Erkrankungen, wie chronische Arthritiden, Spondarthritiden, Kollagenosen und mikrobiell bedingte Arthritiden, die sehr viel häufigeren degenerativen Gelenkerkrankungen, die extraartikulären rheumatischen Erkrankungen mit Affektionen des Binde- und Fettgewebes, der Muskulatur, der Nerven, Sehnen und des periartikulären Gewebes und die so genannten pararheumatischen Erkrankungen, die einen Sammeltopf für heterogene Erkrankungen bilden, in deren Gefolge häufig entzündliche oder degenerative Gelenkerkrankungen, Muskelerkrankungen oder auch Vaskulitiden auftreten können. Eine prozentuale Abschätzung der Verteilung oben genannter rheumatischer Erkrankungen zeigt in aller Regel einen Anteil von etwa 10% entzündlichen, 10% pararheumatischen, 40% degenerativen und 40% extraartikulären Rheumatismen.

Während die degenerativen und extraartikulären Erkrankungen des rheumatischen Formenkreises keine oder nur sehr selten Assoziationen zu intestinalen Beschwerdebildern zeigen, sind bei den chronisch entzündlichen Systemprozessen doch einige geradezu klassisch mit dem Intestinum assoziierte Erkrankungen beschrieben. Andererseits kommt es auch bei originär intestinalen Erkrankungen zu typischen rheumatischen Krankheitsbildern in jedoch variierender Ausprägung und klinischer Leitsymptomatik. So muss bei klinisch relevanten Störungen des Gastrointestinaltraktes und koinzidentem Bestehen einer rheumatischen Symptomatik prinzipiell stets zwischen den gastrointestinalen Manifestationen chronisch-inflammatorischer Systemerkrankungen einerseits und den rheumatischen Manifestationen primär intestinaler Erkrankungen andererseits unterschieden werden. Der vorliegende Beitrag soll einen Überblick über diese letztgenannte Krankheitsgruppe, die so genannten „enteropathischen Arthropathien", geben.

Historie

Im Jahre 1929 erkannte Bargen, dass eine bestimmte Form der Arthritis eine Komplikation der Colitis ulcerosa darstellt. Bereits 1920 hatte der amerikanische Chirurg Smith (Smith 1922) eine Beziehung zwischen Erkrankungen des Gastrointestinaltrakts und dem Auftreten arthritischer Krankheitsbilder postuliert und segmentale Kolektomien zur Behandlung von Patienten mit rheumatoider Arthritis durchgeführt. 1935 beschrieb Hench eine periphere Arthritis bei einer Gruppe von Patienten mit entzündlicher Darmerkrankung und beobachtete, dass die Arthritiden stets im Rahmen einer Exazerbation der Kolitis ebenfalls in schubartigen Verläufen exazerbierten. Erst in den späten 70er Jahren dieses Jahrhunderts, namentlich durch die wegweisenden Arbeiten von Wright, etablierte sich ein Konzept der Enteritis-assoziierten Spondylarthropathien im Rahmen von chronisch entzündlichen Darmerkrankungen, in dem postuliert wurde, dass die arthritischen Manifestationen bei diesen Patienten mit jenen bei Patienten mit primären Spondylarthropathien übereinstimmten (Wright 1978). Die Gelenkaffektionen bei chronisch entzündlichen Darmerkrankungen können in zwei prinzipiell unterschiedlichen Formen auftreten: zum einen eine Arthritis der peripheren Gelenke, deren Ausprägung, wie bereits erwähnt, mit der Aktivität der entzündlichen Darmerkrankungen korreliert und die häufig auch als „enterophatische Synovitis" bezeichnet wird, und zum anderen eine Stammskelettarthritis, auch als Sakroileitis mit oder ohne ankylosierende Spondylitis bezeichnet, deren Beziehung zu den chronisch entzündlichen Darmerkrankungen zwar bereits sehr früh auffiel, jedoch bis heute nicht eindeutig definiert ist. Die auffällige Assoziation der Stammskelettarthritiden mit den chronisch entzündlichen Darmerkrankungen prägten jedoch den Begriff der „kolitischen Spondylitis" (Veys u. Mielants 1994; Wegener 1988).

Epidemiologie

Arthritiden gelten als die häufigsten extraintestinalen Manifestationen chronisch entzündlicher Darmerkrankungen und treten bei ca. 2–20% aller Patienten mit entweder Colitis ulcerosa oder Ileitis terminalis auf (Haslock u. Wright 1973). Sakroiliitiden und ankylosierende Spondylitiden treten bei primär vorliegender Colitis ulcerosa zwischen 1% und 25% aller Patienten auf, Patienten mit M. Crohn erleiden in 2–7% eine klinisch auffällige Stammskelettarthritis. Jedoch können bei bis zu 16% aller Patienten mit M. Crohn radiologisch Zeichen einer bestehenden oder abgelaufenen Sakroiliitis nachgewiesen werden, sodass davon auszugehen ist, dass eine subklinische Achsenskelettbeteiligung bei M. Crohn häufiger als gewöhnlich berichtet anzunehmen ist. Bei primär bestehender ankylosierender Spondylitis liegt die Inzidenz einer chronisch entzündlichen Darmerkrankung unter 4%; wird jedoch nach einer – möglicherweise subklinisch verlaufenden - chronisch entzündlichen Darmerkrankung gesucht, können bei bis zu 60% dieser Patienten entzündliche Korrelate einer chronischen Darmerkrankung verifiziert werden (Veys u. Mielants 1994).

Nosologische Einteilung

Zu den enteropathischen Arthropathien zählen neben den Skelettbeteiligungen bei M. Crohn und Colitis ulcerosa streng formal und bedingt durch die gemeinsame Manifestation mit Beteiligung der peripheren Gelenke und des Achsenskeletts bei intestinalen Grunderkrankungen auch noch die Arthritis bei M. Whipple, die Arthritis bei Zöliakie und die reaktive, infektassoziierte Arthritis durch enteritische Erreger (s. folgende Übersicht). Die Arthritiden bei M. Whipple und bei Zöliakie nehmen hierbei aufgrund der bekannten Pathogenese der Grunderkrankung mit jeweils gutem therapeutischen Ansprechen bei adäquater Therapie der spezifischen intestinalen Erkrankung sicherlich eine Sonderstellung unter den enteropathischen Arthropathien ein. Die reaktiven Arthritiden sind indes im Einzelfall nicht sicher von den rheumatologischen Entitäten bei chronisch entzündlichen Darmerkrankungen (CED) abzugrenzen.

Rheumatische Manifestationen primär intestinaler Erkrankungen

- Chronisch entzündliche Darmerkrankungen
  - M. Crohn
  - Colitis ulcerosa
- M. Whipple
- Arthritis bei Zöliakie
- Reaktive Arthritis enteritischer Infektionen

Ätiologie und Pathogenese

Die Ätiologie und Pathogenese der CED-assoziierten Arthropathien ist bislang ungeklärt. Weder für die CED noch für deren Zusammenhang mit den verschiedenen rheumatologischen Manifestationsformen gibt es bislang ein schlüssiges oder gar bewiesenes Konzept. Viel spricht dafür, dass mikrobielle Erreger eine zentrale Rolle spielen. Für die infektreaktive Arthritis und auch den M. Whipple ist eine solche Rolle gesichert. Darüber hinaus spielt völlig unzweifelhaft die genetische Prädisposition eine pathogenetisch wichtige Rolle. Hierfür sprechen die Untersuchungen mit HLA-B27-transgenen Ratten: Im normalen mikrobiellen Milieu entwickeln diese ein den seronegativen Spondarthritiden und den entzündlichen Darmerkrankungen ähnliches Krankheitsbild, wohingegen bei Aufzucht im keimfreien Milieu die Entwicklung solcher Krankheitsausprägungen nicht beobachtet werden kann (Hammer et al. 1990; Taurog et al. 1994). Eine eindeutige genetische Prädisposition gilt für die Kombination der CED mit den Spondarthritiden, insbesondere der Spondylitis ankylosans. So findet sich ein gehäuftes Auftreten seronegativer Spondarthritiden bei Verwandten HLA-B27-

positiver Patienten mit CED. Auch die Häufigkeit einer Achsenskelettbeteiligung bei HLA-B27-positiven Patienten mit CED, die mit 50–90% angegeben wird, darf als klares Indiz gewertet werden (Purrmann et al. 1988).

Krankheitsbilder

Periphere Arthritis

Die periphere Arthritis betrifft etwa beide Geschlechter gleich häufig mit einem Altersgipfel zwischen dem 25. und 45. Lebensjahr. Die charakteristischen klinischen Merkmale der peripheren Arthritis bei chronisch entzündlichen Darmerkrankungen lassen sich in vier wesentliche Punkte zusammenfassen (Wegener 1988):

1. Die Gelenkmanifestation folgt dem Beginn der chronisch entzündlichen Darmerkrankung. Darüber hinaus korreliert die Aktivität der peripheren Arthritis mit der Aktivität der zugrunde liegenden Darmerkrankung. Die Arthritiden exazerbieren häufig bei einem Schub der chronisch entzündlichen Darmerkrankung, wie auch die Remissionen der Grunderkrankung in der Regel von einer klinischen Besserung der arthritischen Direktzeichen gefolgt wird.
2. Die Arthritis betrifft überwiegend die großen Gelenke wie Kniegelenke, Ellenbogengelenke und Sprunggelenke. Sie tritt in aller Regel asymmetrisch im Bereich der unteren Extremitäten auf, betrifft selten mehr als 5 Gelenke und zeigt einen ausgeprägt springenden Charakter.
3. Die arthritischen Schübe dauern in der Regel einige Wochen, verlaufen ausgesprochen selten in Form eines chronischen Verlaufs mit monatelangem arthritischen Bild, zeigen praktisch stets eine unter der suffizienten Therapie der Grunderkrankung mehr oder weniger spontane Remission der Synovialitis und gehen praktisch nie mit bleibenden Gelenkschäden wie Ankylosen oder Gelenkdeformitäten einher.
4. Es handelt sich um seronegative Oligoarthritiden, d.h. ein Rheumafaktor ist in aller Regel nicht nachweisbar. Ebenso finden sich praktisch nie andere extraartikuläre Manifestationen der chronisch-rheumatischen Systemerkrankungen wie z. B. Rheumaknoten (Tabelle 3.1).

In aktiven Phasen zeigt sich eine ausgeprägte Beschleunigung der Blutsenkungsgeschwindigkeit und fakultativ eine Leukozytose, die jedoch in aller Regel der entzündlichen Aktivität der Darmerkrankung angelastet werden muss. Gelenkpunktate fördern meist eine leicht getrübte Gelenkflüssigkeit mit einer ausgeprägten Leukozytose von etwa 40000–60000/µl, es finden sich ferner erhöhte Eiweißkonzentrationen und definitionsgemäß sterile Kulturen. Die Komplementaktivität der Synovialflüssigkeit ist abhängig von der jeweiligen Entzündungsaktivität des betroffenen Gelenkes zum Zeitpunkt der Punktion und entspricht jener der seronegativen Spondarthritiden, im Gegensatz zu den erniedrigten Komplementaktivitäten bei der rheumatoiden Arthritis oder dem systemischen Lupus erythematodes (Wegener 1988).

Tabelle 3.1. Periphere Arthritis bei chronisch entzündlichen Darmerkrankungen

Gelenkbefallsmuster	Mono- oder Oligoarthritis vorwiegend der unteren Extremität Kniegelenke Ellbogengelenke Sprunggelenke Proximale Interphalangealgelenke der Zehen
Häufigkeit	15-20%
Pathogenese	Antigeninduktion (exogen/endogen) Immunkomplexinteraktion?
Diagnostik	Synoviaanalyse: • Erhöhte Zellzahl bis 50 000/μl • Überwiegend polymorphkernige Leukozyten • Steriles Punktat
Radiologie	Meist unauffällig
Prognose	Meist komplette Remission
Spezifische Therapie	Keine - Therapie der Grunderkrankung!

Die radiologische Diagnostik der befallenen Gelenke ist in aller Regel unergiebig, auch bei längerem Verlauf lässt sich nur in seltenen Fällen eine diskrete gelenknahe Kalksalzminderung feststellen. Gelenkspaltverschmälerungen oder Usuren bzw. Erosionen der gelenknahen Skelettabschnitte als Folge der peripheren Arthritis gelten als Rarität (Droste u. Frenssen 1998; Wegener 1988).

Die Therapie der peripheren Arthritis per se bestünde in der Applikation nichtsteriodaler Antirheumatika. Da diese vor dem Hintergrund einer chronisch-entzündlichen Darmerkrankung eine relative Kontraindikation darstellen, kommt es in aller Regel zur Verabreichung von niedrigdosierten oralen Kortikosteroiden, die regelmäßig eine dramatische Remission der Arthritis einleiten. Sollte in seltenen Fällen die systemische Steroidapplikation kontraindizierend erscheinen, können Steroide auch mit gutem Erfolg intraartikulär verabreicht werden.

Das Hauptaugenmerk im therapeutischen Prozedere sollte jedoch auf der suffizienten Therapie der Grunderkrankung beruhen. Die optimale Therapie der Grundkrankheit stellt gleichzeitig eine höchst effiziente Therapie der peripheren Arthritis dar, regelhaft folgt der Besserung der Symptome der Grunderkrankung eine Remission der Gelenksymptome (Good 1981). Die Kolektomie führt bei Patienten mit Colitis ulcerosa üblicherweise zu einer raschen und endgültigen Remission der peripheren Arthritis. Darmresektionen bei M. Crohn führen jedoch in der Regel nicht zu einer definitiven Besserung der Gelenksymptome, was möglicherweise aufgrund des segmentalen oder generalisierten Befalls des Gastrointestinaltraktes bei dieser Grunderkrankung beruht (Wegener 1988).

Stammskelettarthritiden (Sakroiliitis und ankylosierende Spondylitis)

Die Beteiligung des Achsenskeletts bei chronisch entzündlichen Darmerkrankungen tritt in zwei prinzipiell unterschiedlichen Formen auf. Die Sakroiliitis findet sich bei etwa 15-30% der Patienten mit chronisch entzündlicher Darmerkrankung, verläuft in aller Regel klinisch mild oder stumm und imponiert lediglich radiologisch. Die ankylosierende Spondylitis mit dem bekannten klinischen Bild des M. Bechterew tritt bei ca. 2-7% der Patienten mit chronisch entzündlichen Darmerkrankungen auf. Andererseits entwickeln ca. 4-5% der Patienten mit einer primären Spondylitis ankylosans eine Colitis ulcerosa, wobei – wie bereits erwähnt – klinisch milde oder sogar stumme Verläufe einer chronisch entzündlichen Darmerkrankung bei diesen Patienten nicht ungewöhnlich sind und bei geeigneter Diagnostik wesentlich höhere Raten von entzündlichen Darmerkrankungen bei diesen Patienten erhoben werden können. Diese seit langem bekannten Daten werden durch neuere Untersuchungen bestätigt. In einer Verlaufsbeobachtung (De Vos et al. 1996) fanden sich bei 49/123 Patienten mit primärer Spondylarthropathie im Rahmen einer Ileokoloskopie akute entzündliche Veränderungen. In dieser Beobachtungsreihe besserten sich die Gelenkbeschwerden meist dann, wenn die entzündlichen Veränderungen im Gastrointestinaltrakt endoskopisch und histomorphologisch abgeklungen waren, was u. U. auch mit einer Spontanremission des primären pathologischen Geschehens zu erklären sein könnte. Hielten die entzündlichen Darmveränderungen an, blieben meist auch die Gelenkbeschwerden bestehen. Etwa 7% der Patienten entwickelten im weiteren Verlauf eine definierte chronisch entzündliche Darmerkrankung (Colitis ulcerosa oder M. Crohn). Im Rahmen dieser Beobachtung verhinderte auch ein frühzeitiger Einsatz von Sulfasalazin die Entwicklung einer chronisch entzündlichen Darmerkrankung nicht, auch wenn unter dieser Therapie die Gelenkbeschwerden zurückgingen.

Die Geschlechtsverteilung Frauen/Männer beträgt für die Enteritis-assoziierte Achsenskelettarthropathie ca. 1:3 und unterscheidet sich somit deutlich von der Geschlechtsrelation der Spondylitis ankylosans im Rahmen eines primären M. Bechterew, wo sie zwischen 1:8 und 1:10 angegeben wird (Hettenkofer 1998).

Im Gegensatz zur peripheren Arthritis geht die ankylosierende Spondylitis bei chronisch entzündlichen Darmerkrankungen hinsichtlich ihrer klinischen Ausprägung der Erstmanifestation der Darmsymptomatik häufig voraus und zeigt einen autarken, langsam progredienten und von der Aktivität und Therapie der Darmerkrankung unabhängigen Verlauf. Die klinische Progredienz kann jederzeit zwischen der klinischen Stufe einer asymptomatischen Sakroiliitis und einer kompletten Ankylosierung der gesamten Wirbelsäule zum Stillstand kommen. Wie bereits erwähnt, führt eine Remission der chronisch entzündlichen Darmerkrankung durch medikamentöse oder chirurgische Maßnahmen nicht zu einer Remission oder zur Rückbildung der Stammskelettarthritis. Das klinische Erscheinungsbild unterscheidet sich somit im Wesentlichen nicht von dem des genuinen M. Bechterew.

Leitsymptom des Initialstadiums der Achsenskelettbeteiligung bei chronisch entzündlichen Darmerkrankungen ist der nächtlich auftretende, tiefsitzende Kreuzschmerz in Ruhe. Hiervon werden die Patienten in der Nacht oder den frühen Morgenstunden aus dem Schlaf geweckt. Da diese Schmerzen teilweise auch Ischialgieform mit Ausstrahlung bis zur Wade auftreten, sind Fehldiagnosen nicht selten. Häufig fällt auch ein Steifigkeitsgefühl in der Lendenwirbelsäule nach dem Aufstehen sowie in den Vormittagsstunden auf. Eine Einschränkung der inspiratorischen Thoraxexkursion als Ausdruck einer Beteiligung der Kostovertebralgelenke ist als ein weiteres initiales Symptom zu werten. Eine Motilitätseinschränkung der Wirbelsäule imponiert meist zuerst in einer Einschränkung der Anteflexion und Rotation der Halswirbelsäule und mündet schließlich in die typische Kyphosierung der abgeschlossenen Ankylose der kleinen Wirbelsäulengelenke. Dieses Vollbild wird jedoch nur von wenigen Patienten der Stammskelettbeteiligung bei chronisch entzündlichen Darmerkrankungen erreicht (Veys u. Mielants 1994; Wegener 1988).

Verwirrenderweise kann eine ankylosierende Spondylitis bei chronisch entzündlichen Darmerkrankungen durchaus im Sinne eines Overlap-Syndroms mit einer peripheren Arthritis auf dem Boden der Grunderkrankung assoziiert sein. Die klinische Symptomatik entspricht dann jedoch eher der des M. Bechterew mit peripherem Befallsmuster, das besonders häufig bei jüngeren Patienten gefunden wird und hier oft auch das Initialstadium dieser Erkrankung darstellt (Tabelle 3.2).

Laborchemisch findet sich häufig eine Erhöhung der Blutsenkungsgeschwindigkeit und gelegentlich auch der Leukozyten, was wiederum eher auf dem Boden der intestinalen Grunderkrankung gewertet werden muss und somit „Arthritisdiagnostisch" nicht verwertbar ist. Rheumafaktoren sind regelhaft nicht nachweisbar. Das Histokompatibilitätsantigen HLA-B27 findet sich bei Patienten mit ankylosierender Spondylitis im Rahmen einer chronisch entzündlichen Darmerkrankung in etwa 50–80%, dagegen jedoch nur bei 8% der Normalbevölkerung, indes bei über 90% der Patienten mit konventioneller Spondylitis ankylosans (Münch et al. 1986).

Die Diagnose der Sakroiliitis und ankylosierenden Spondylitis beruht zunächst auf den klassischen klinischen Kriterien wie anamnestisch eruierbaren tiefsitzenden lumbalen Schmerzen sowie der Motilitätseinschränkung der Wir-

Tabelle 3.2. Achsenskelettarthropathie bei chronisch entzündlichen Darmerkrankungen

Gelenkbefallsmuster	Sakroiliitis (häufig subklinischer Verlauf) Ankylosierende Spondylitis
Häufigkeit	Sakroiliitis (radiologisch) 15–20% Ankylosierende Spondylitis 2–6%
Pathogenese	Hereditäre Disposition
Diagnostik	Sakroiliitis: Radiologisch Ankylosierende Spondylitis: klinisch und radiologisch
Radiologie	Sakroiliitis: typisches „buntes Bild" der Ileosakralfugen Ankylosierende Spondylitis: Randleistenerosionen und Ausbildung von Syndesmophyten der Wirbelkörper
Prognose	Sakroiliitis: • Häufig klinisch irrelevant • Ausheilung in jedem Stadium möglich Ankylosierende Spondylitis: • Chronisch progredient und deformierend
Spezifische Therapie	Sakroiliitis und ankylosierende Spondylitis: in der Regel keine therapeutische Beeinflussung möglich

belsäule. Ferner sind die typischen radiologischen Veränderungen differentialdiagnostisch von großer Bedeutung. Diese sind initial von der primären Sakroiliitis oder auch Spondylitis des M. Bechterew nicht differenzierbar. Einseitige entzündliche Ileosakralgelenksveränderungen müssen differentialdiagnostisch gegen mikrobielle, z.B. tuberkulöse oder bruzellöse, Arthritiden abgegrenzt werden. Ein weiteres röntgenmorphologisches Kriterium ist die Ausbildung von so genannten „Kastenwirbeln"; hierbei nehmen die Wirbelkörper vor allem bei lateraler Ansicht der Wirbelsäule, bedingt durch oberflächliche Erosionen der oberen und unteren Randleiste, eine quadratische Form an. Des weiteren sind radiologisch häufig so genannte Syndesmophyten anzutreffen, die primär fast immer im thorakolumbalen Übergangsbereich auftreten. Hierbei handelt es sich um vom ossifizierenden Anulus fibrosus der Disci intervertebralis ausgehende, in vertikaler Richtung von Wirbelkante zu Wirbelkante strebende Ossifikationen. Die Summation dieser Ossifikationen führt zum klassischen Bambusstabbild der Wirbelsäule und mündet klinisch in eine komplette Ankylose des Stammskeletts. Der Befall der kleinen Wirbelkörpergelenke geht ebenfalls rasch mit einem fortschreitenden Bewegungsverlust der Wirbelsäule einher, ohne dass hier ein frühes radiologisches Korrelat zu fassen wäre. Erst sehr spät sind die Veränderungen in den kleinen Gelenken, insbesondere in lateraler Projektion der Halswirbelsäule, nachweisbar.

Im Unterschied zur peripheren Arthritis ist eine therapeutische Beeinflussung dieser chronisch-progredienten Skelettmanifestation chronisch entzündlicher Darmerkrankungen kaum möglich. Die rein symptomatische Behandlung mit nichtsteroidalen Antirheumatika erscheint – wie bereits zuvor beschrieben – vor dem Hintergrund einer chronisch entzündlichen Darmerkrankung relativ kontraindiziert. Der Einsatz von Kortikoiden zeigt vor allem im Bereich der peripheren Gelenke und bei hochaktiven Krankheitsverläufen eine gute Wirksamkeit; aufgrund des nicht erwiesenen Benefits für die Langzeitprognose ist deren dauerhafter Einsatz jedoch in der Regel ebenfalls nicht indiziert. Auch die Gabe von Sulfasalazin, das gelegentlich bei hochaktiven Verlaufsformen eingesetzt wird, ist umstritten, da der therapeutische Effekt dieser Substanz auf den Wirbelsäulenbefall bislang nicht gesichert ist (Hettenkofer 1998).

Dominierendes und für die Prognose der skelettalen Erkrankung entscheidendes Behandlungsprinzip ist die Krankengymnastik in Kombination mit physikalisch-therapeutischen Maßnahmen. Rückengymnastik, die Verwendung harter Matratzen oder Bettunterlagen, Atemübungen und die Vermeidung länger dauernder, gebeugter Körperhaltungen erscheinen allein geeignet, der Kyphosierung bei zunehmender Ankylosierung entgegenzuwirken. Immunsuppressive, strahlentherapeutische oder operative Maßnahmen können die Progredienz der Wirbelsäulenarthritis nicht aufhalten und erscheinen somit nicht geeignet, die Prognose in jeglicher Hinsicht zu verbessern (Droste u. Frenssen 1998; Hettenkofer 1998).

Literatur

Bargen JA (1929) Complications and sequelae of chronic ulcerative colitis. Ann Intern Med 3:335

De Vos M, Mielant H, Cuvelier C, Elewaut A, Veys E (1996) Long-term evolution of gut inflammation in patients with spondylarthropathy. Gastroenterology 110 (6):1696-1703

Droste U, Frenssen E (1998) Pararheumatische Erkrankungen. In: Hettenkofer HJ (Hrsg) Rheumatologie, 3. Aufl. Thieme, Stuttgart New York, S 221-224

Good AE (1981) Enteropathic arthritis. In: Kelley WN, Harris ED, Ruddy S, Sledge B (eds) Textbook of rheumatology. W.B. Saunders, Philadelphia, pp 106-75

Hammer RE, Maika SD, Richardson JA, Tang JP, Taurog JD (1990) Spontaneous inflammatory disease in transgenic rats expressing HLA-B27 and human β_2 microglobulins: An animal model of HLA-B27-associated human disorders. Cell 63:1099-1112

Haslock I, Wright V (1973) The musculoskeletal complications of Crohn's disease. Medicine 52:217-25

Hench PS (1935) Acute and chronic arthritis. In: Whipple GH (ed) Nelsons looseleaf of surgery, vol. I. Thomas Nelson Sons, New York, p 104

Hettenkofer HJ (1998) Entzündliche rheumatische Erkrankungen. In: Hettenkofer HJ (Hrsg) Rheumatologie, 3. Aufl. Thieme, Stuttgart New York, S 51-146

Münch H, Purrmann J, Reis HE et al. (1986) Clinical features of inflammatory joint and spine manifestations in Crohn's disease. Hepato-Gastroenterol 33:123-127

Purrmann J, Zeidler H, Bertrams J et al. (1988) HLA antigens in ankylosing spondylitis associated with Crohn's disease. Increased frequency of the HLA phenotype B27, B44. J Rheumatol 15:1658-1661

Smith R (1922) Treatment of rheumatoid arthritis by colectomy. Ann Surg 76:515-78

Taurog J, Richardson JA, Croft JAT, Simmons WA, Zhou M, Fernandez-Sueiro JL, Balish E, Hammer RE (1994) The germfree state prevents development of gut and joint inflammatory disease in HLA-B27 transgenic rats. J Exp Med 180:2359-2364

Veys EM, Mielants H (1994) Spondyloarthropathies: Enteropathic Arthropathies. In: Klippel JH, Dieppe PA (eds) Rheumatology. Mosby, St. Louis, pp 3:35.1-8

Wegener M (1988) Rheumatische Manifestationen primär intestinaler Erkrankungen. In: Mathies H, Wagenhäuser FJ (Hrsg) Compendia Rheumatologica 11: Rheumatische Erkrankungen und Gastrointestinaltrakt. Eular Publishers, Basel, S 41-48

Wright V (1978) Seronegative Polyarthritis. A unified concept. Arthritis Rheum 21:618-33

Kapitel 4

Leber

U. Leuschner

Es gibt zahlreiche Beziehungen zwischen Leber und Magendarmtrakt. Krankheiten des Intestinaltrakts können die Leber beeinflussen und Leberkrankheiten den Magentrakt. Kompliziert wird das Bild noch durch Operationen, z. B. die einfache Cholezystektomie oder die Anlage einer blinden Schlinge sowie durch die immer häufiger beschriebenen etiologischen Zusammenhänge zwischen autoimmunen Leber- und autoimmunen Darmkrankheiten, was beide Entitäten in einem anderen Licht erscheinen lässt. Schließlich kann man auch Krankheiten der Leber abgrenzen, deren Ursache eindeutig im Magen-Darm-Trakt liegt. So ist die Hämochromatose Folge einer intestinalen Eisenresorptionsstörung und die nichtalkoholische Steatohepatitis (NASH) unter anderem Folge von Resorptionsstörungen und Störungen der Bakterienflora nach Bypass-Operation (Tabelle 4.1).

Tabelle 4.1. Leberkrankheiten bei Krankheiten des Magendarmtrakts

Leber	Magendarmtrakt
Hämochromatose	Eisenresorptionsstörung in der Darmmukosa
Nichtalkoholische Steatohepatitis (NASH)	Ileojejunaler Bypass
Primär sklerosierende Cholangitis (PSC)	M. Crohn, Colitis ulcerosa, Sprue, Kolonkarzinom
Pericholangitis	Colitis ulcerosa
Primär biliäre Zirrhose (PBC)	Colitis ulcerosa, M. Crohn, rel. selten
Autoimmunhepatitis	Colitis ulcerosa, M. Crohn, rel. selten
Nodulär regenerative Hyperplasie	M. Crohn
Zirrhose unbekannter Ätiologie	Colitis ulcerosa
Lebergranulome	Darminfekte, M. Crohn
Leberabszess	Amöbiasis, Parasiten, M. Crohn, Colitis ulcerosa
Cholezystolithiasis	M. Crohn, ausgedehnte Ileumresektion
Amyloidose	M. Crohn
Fettleber	Parenterale Ernährung, Bypassoperationen

Leberveränderungen bei Krankheiten im Intestinaltrakt

Fast alle Patienten mit Darmkrankheiten haben Leberveränderungen, von denen $^2/_3$ aber nur geringfügig sind, $^1/_3$ jedoch beachtet und sogar therapiert werden müssen. Genauere Angaben zur Inzidenz und Prävalenz begleitender Leberveränderungen sind unbekannt.

Autoimmunkrankheiten von Leber und Darm

Von besonderem Interesse sind die Beziehungen zwischen Colitis ulcerosa und M. Crohn einerseits und den Autoimmunkrankheiten der Leber andererseits. So hat sich gezeigt (Abb. 4.1), dass die chronisch entzündlichen Darmkrankheiten sowohl bei der chronischen Autoimmunhepatitis, der primär sklerosierenden Cholangitis, gelegentlich auch der primär biliären Zirrhose, bei der sog. Pericholangitis, der Leberzirrhose unbekannter Ätiologie und der nodulär regenerativen Hyperplasie auftreten. Die ersten drei Leberkrankheiten gehen unbehandelt in eine Zirrhose über. Die Pericholangitis korreliert mit dem Schweregrad des M. Crohn, geht nicht in die Zirrhose über und entwickelt auch kein cholangiozelluläres Karzinom, was sie von der primär sklerosierenden Cholangitis unterscheidet. Die Leberzirrhose unklarer Ätiologie findet sich hauptsächlich in Begleitung der Colitis ulcerosa. Die entzündliche Aktivität in der Leber nimmt ab oder kommt sogar völlig zum Stillstand, wenn der Patient kolektomiert wird. Sie unterscheidet sich damit von der primär sklerosierenden Cholangitis, die für sie wie die Pericholangitis als Ursache diskutiert wurde, bei der die Kolektomie aber keinen Einfluss auf die Leberkrankheit hat. Auch die nodulär regenerative Hyperplasie findet sich bei Patienten mit Colitis ulcerosa. In etwa 60% der Fälle entwickelt sich bei ihr eine portale Hypertension mit Ösophagusvarizen und in 30% ein Aszites.

Kompliziert wird die Situation dadurch, dass die chronische Autoimmunhepatitis offenbar in eine primär sklerosierende Cholangitis übergehen und die primär biliäre Zirrhose zu einer chronischen Autoimmunhepatitis werden kann, dass sich die Diagnosen also im Krankheitsverlauf ändern. Unsicher sind auch

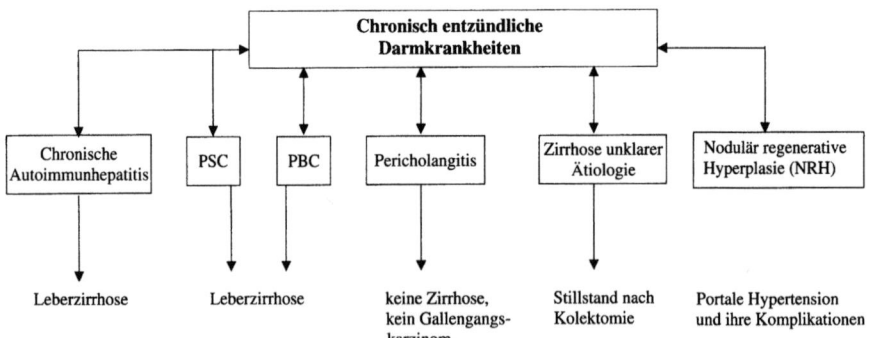

Abb. 4.1. Beziehungen zwischen Autoimmunkrankheiten der Leber und chronisch entzündlichen Darmkrankheiten

die Beziehungen zwischen primär sklerosierender Cholangitis und Pericholangitis sowie die Beziehungen zwischen Periocholangitis und der Leberzirrhose unbekannter Ätiologie.

Am besten untersucht sind die Beziehungen zwischen primär sklerosierender Cholangitis (PSC) und Darmkrankheiten. Bei der primär sklerosierenden Cholangitis handelt es sich um eine progrediente, fibrosierende Entzündung der extra- und intrahepatischen Gallenwege, die allmählich zu einer Leberzirrhose führt. Inzidenz und Prävalenz sind unbekannt, aber offenbar steigend. Männer sind viermal häufiger befallen als Frauen. Charakteristische Laborveränderungen sind die Erhöhung der alkalischen Phosphatase, der Gammaglutamyltranspeptidase und im fortgeschrittenen Stadium des Serumbilirubins. Im Gegensatz zur PBC sind antimitochondriale Antikörper nicht nachweisbar und IgM liegt im Normbereich. Komplikationen sind Stenosen der extra- und intrahepatischen Gallengänge, Strikturen, Ektasien, Gallensteine und schließlich das cholangiozelluläre Karzinom.

Die Prognose der unbehandelten primär sklerosierenden Cholangitis ist ungünstig. Innerhalb von 6 Jahren werden 70% primär asymptomatischer Patienten symptomatisch und 25% versterben im Leberversagen. Bei symptomatischen Patienten versterben im gleichen Zeitraum sogar 50%. Die Prognose der PSC ist positiv mit der Ausdehnung der Darmkrankheit korreliert. Die primär sklerosierende Cholangitis ist in 70–100% mit einer der beiden großen chronisch entzündlichen Darmkrankheiten vergesellschaftet; in 85% mit der Colitis ulcerosa und in 15% mit dem M. Crohn. Umgekehrt haben 4–6% aller Patienten mit Colitis ulcerosa auch gleichzeitig eine primär sklerosierende Cholangitis, und wenn die cholestaseanzeigenden Enzyme (alkalische Phosphatase, Gammaglutamyltranspeptidase) erhöht sind, sogar 80%. Entscheidend ist, dass der Arzt bei bekannter chronisch entzündlicher Darmkrankheit und erhöhten Cholestaseparametern an eine PSC denkt und bei bekannter PSC und Stuhlunregelmäßigkeiten an eine chronisch entzündliche Darmkrankheit. Dies ist in der Regel nicht der Fall, weswegen es auch keine genauen Angaben über Inzidenz und Prävalenz der Koinzidenz beider Krankheiten gibt.

Die Diagnose der PSC kann laborchemisch nicht gestellt, sondern nur vermutet werden. Die differentialdiagnostische Abgrenzung gegenüber der begleitenden Darmkrankheit ist nicht möglich, da typische differenzierende immunologische Charakteristika fehlen (Tabelle 4.2). Antinukleäre Antikörper (ANA) und Antikörper gegen glatte Muskulatur (SMA) finden sich z.B. bei der PSC in 50 bzw. in 25%, bei Patienten mit chronisch entzündlichen Darmkrankheiten aber bei 45–55%. p-ANCA (Antikörper gegen Zytoplasma neutrophiler Zellen) finden sich bei der PSC gleich häufig wie bei chronisch entzündlichen Darmkrankheiten und sind damit ebenfalls für die Differentialdiagnose unbrauchbar. Auch die Verteilung der Gammaglobuline und der Immunglobuline im Serum von PSC-Patienten entspricht der bei chronisch entzündlichen Darmkrankheiten und trägt daher nicht zur Diagnostik bei. Die Methoden der Wahl bestehen in der endoskopisch retrograden Cholangiographie (ERC), bei gleichzeitig bestehenden Stuhlauffälligkeiten in der Röntgenuntersuchung nach Sellink bzw. in der Koloskopie.

Ein weiteres Problem der primär sklerosierenden Cholangitis in Begleitung chronisch entzündlicher Darmkrankheiten stellt das cholangiozelluläre Karzi-

Tabelle 4.2. Bedeutung von serologischen Immunmarkern für die Differentialdiagnose von PSC und CED[a]

Marker	Vorkommen
AMA	Kommen bei PSC nicht vor, charakteristisch für PBC
ANA	Bei PSC 50%
SMA	Bei PSC 25%
ANA, SMA	Bei CED 45–55%
ANCA	Bei Wegener-Granulomatose
	Bei Vaskulitis
	Bei PSC: 84% p-ANCA, 82% c-ANCA
	Bei CED: 86% p-ANCA, 79% c-ANCA
	Bei PSC und CED: 79% c-ANCA

[a] *CED* chronisch entzündliche Darmkrankheit.

nom bzw. das Kolonkarzinom dar. Inzidenz und Prävalenz der intestinalen bzw. cholangiolären Karzinome bei PSC und chronisch entzündlichen Darmkrankheiten sind nicht bekannt, allgemein kann man für Europa wohl sagen, dass das cholangiozelluläre Karzinom bei 8–10% der Patienten mit PSC auftritt. In den USA werden höhere Angaben gemacht (bis 30%), was aber an der Patientenauswahl liegt. Trotz Einsatz aller laborchemischer und endoskopischer Methoden ist die Diagnose des cholangiozellulären Karzinoms schwer und eine Frühdiagnose nur ein Zufall. In einer kleineren Studie an 11 wegen einer PSC explantierter Lebern ließ sich bei der histologischen Aufarbeitung der Explantate 6-mal ein cholangiozelluläres Karzinom nachweisen, das vor der Transplantation nicht bekannt war. Diese kleine Studie charakterisiert das Dilemma.

Andererseits haben sich bei Patienten mit primär sklerosierender Cholangitis und Colitis ulcerosa auch häufiger Dysplasien der Kolonschleimhaut gefunden, und zwar häufiger als bei Patienten mit alleiniger Colitis ulcerosa und ohne PSC. Ähnliche Beobachtungen gibt es für das Kolonkarzinom. Selbst nach Lebertransplantation wegen PSC entwickelte sich bei 36 Patienten noch 2-mal ein Dickdarmkrebs.

Einfluss von Leberkrankheiten auf den Intestinaltrakt

Flatulenz, Obstipation, Diarrhö und Steatorrhö sind häufige Erscheinungen bei Leberkrankheiten. Bakterielle Fehlbesiedlung, Hypochlorhydrie, Gallensäurenverlustsyndrom oder verminderte Gallensäurensekretion, verminderte Aktivierung der Pankreaslipase durch Gallensäurenmangel sowie Resorptionsstörungen sind die Ursache.

Die ausgeprägtesten Veränderungen am Magendarmtrakt finden sich bei der Leberzirrhose (Tabelle 4.3). Hierzu gehören Ösophagusvarizen, die sich bei 85% der Zirrhotiker entwickeln. 20–40% der Patienten bluten.

Die bei fortgeschrittener portaler Hypertension beobachtete nicht ulzerierende Stauungsgastropathie stellt sich in einer fleckigen Rötung und ödematösen Schwellung der Magenschleimhautfalten dar. Treten die Veränderungen im

Tabelle 4.3. Veränderungen am Magen-Darm-Trakt bei Leberzirrhose

Ösophagusvarizen	Bei 85%
Ösophagusvarizen	90% im Ösophagus 10% im Fundus ventriculi Blutungsrisiko: 40%
Hypertensive Enterophathie • Gastropathie im Antrum ventriculi • hypertensive Gastropathie	GAVE-Syndrom („gastric antral vascular ectasia") Corpus und Fundus ventriculi
Ulcus ventriculi et duodeni	Wohl als Folge der hypertensiven Enteropathie 15% der GI-Blutungen bei Zirrhotikern Mortalität hoch
Stauungsenteropathie	Mit Umgehungskreisläufen in intraabdominellen Verwachsungen etc.
Anorektale Varizen	Venöser Zugang und venöser Abfluss

Antrumbereich auf, so bezeichnet man das Krankheitsbild als Syndrom der antralen Gefäßektasie („gastric antral vascular ectasia" – GAVE), während man es im Corpus und Fundus ventriculi als hypertensive Gastropathie im engeren Sinne bezeichnet. In 40–60% der Patienten mit GAVE-Syndrom kommt es zu Blutungen, die häufig als Sickerblutungen verlaufen und bei etwa der Hälfte der Patienten innerhalb eines Jahres rezidivieren.

Ob das Ulcus ventriculi bei Leberzirrhotikern häufiger auftritt als in der Normalbevölkerung ist nicht gesichert. Gleiches gilt für das Ulcus duodeni. An erster Stelle steht ursächlich wohl eine Störung der Mikrozirkulation im Rahmen der portalen Hypertension und nicht die Hyperchlorhydrie, die beim Zirrhotiker nicht vorliegt. Dass die Ulzera bei Zirrhotikern eher auf die portale Hypertension als auf irgend eine andere Ursache (Alkoholkonsum, nichtsteroidale Antirheumatika, Analgetika, Gallereflux, Helicobacter pylori) zurückzuführen sind, wird auch dadurch gestützt, dass die Ulzera bei Zirrhotikern häufiger bluten und perforieren als bei Nichtzirrhotikern, was mit der hohen Mortalität von 35–50% einhergeht. 15% aller gastrointestinalen Blutungen bei Zirrhotikern entstammen dem Ulcus ventriculi.

Zu ähnlichen Veränderungen wie im Magen führt die portale Hypertension des Zirrhotikers auch im Dünndarm (Stauungsenteropathie) und als portalhypertensive Enteropathie des Kolons in den unteren Darmabschnitten. Ein häufig mit Hämorrhoiden verwechseltes Bild stellen die anorektalen Varizen dar, die einen venösen Zu- und einen venösen Abfluss haben, während die Hämorrhoiden (die nichts mit der Leberzirrhose zu tun haben) einen arteriellen Zu- und einen venösen Abfluss besitzen.

Bakterielle und parasitäre Darmkrankheiten und ihre Folgen an der Leber (wie z. B. die unspezifisch-reaktive Hepatitis, Lebergranulome, Leberabszesse und Leberzysten) werden hier nicht besprochen.

Ätiologie und Pathogenese von Leberveränderungen bei Patienten mit Darmkrankheiten

Ätiologie und Pathogenese hepatischer Abnormalitäten bei Darmkrankheiten sowie der bilateralen Beziehungen zwischen Darm- und Leberkrankheiten sind noch nicht geklärt (s. folgende Übersicht). Metabolische Störungen, Veränderungen der Durchblutung, bakterieller Overgrowth und Motilitätsstörungen im Magen-Darm-Trakt scheinen eine Rolle zu spielen. Am häufigsten werden autoimmunologische Reaktionen und die enterogene Endotoxämie als Ursache der Leberschäden diskutiert. Da der Darm als größte Eintrittspforte für alle Arten von Toxinen, Viren, Bakterien und Parasiten sowie als größtes Immunorgan des Menschen der Leber vorgeschaltet ist, liegt der Gedanke des Weges Darm-Leber viel näher als der umgekehrte, Leber-Darm.

Ätiologie und Pathogenese von Leberveränderungen bei Patienten mit Krankheiten des Magen-Darm-Trakts

- Motilitätsstörungen
- Metabolische Störungen
- Anämie, Anoxie
- Autoimmunreaktionen
- Toxämie
  - Parasiten, Bakterien, Viren
  - Entero (= Endo)toxine
  - Exotoxine

Endotoxine (Lipopolysaccharide, LPS), die aus dem Darm in die Pfortaderstrombahn und in die Leber gelangen, sind in der Lage, den Einstrom immunkompetenter Zellen in die Leber zu beeinflussen, sie verändern die Funktion der Kupffer-Sternzellen, die zur Cholestase führenden Mechanismen und modulieren offenbar auch den Einfluss von Nahrungsbestandteilen und verschiedener Toxine, wie z. B. von Alkohol, auf die Leberzelle (s. Übersicht).

Effekte von Endotoxinen auf die Leber

- Modulieren den Einfluss von Alkohol auf die Leber
- Wirken auf Cholestasemechanismen
- Beeinflussen den Verlauf chronischer Leberkrankheiten
- Beeinflussen die Funktion der Kupffer-Sternzellen
- Steigern den Einstrom polymorphonukleärer Zellen in die Leber
  - Steigert die Expression proinflammatorischer Zytokine: TNF-α, IL-1β, IL-8, GM-CSF
  - Steigert die Expression antiinflammatorischer Zytokine: IL-10, TGF-β, Akutphase-Zytokin IL-6
- Als Folge der veränderten Zytokinexpression
  - Einfluss auf die Synthese von Prostaglandinen, Thromboxan, Leukotrienen

Ein Hinweis darauf, dass die Endotoxine tatsächlich aus dem Darm stammen, haben Untersuchungen an gesunden Ratten ergeben. Durch orale Verabreichung von Ethanol wurde die LPS-Produktion im Darm gesteigert, was in der systemischen Zirkulation als Anstieg der Serum-Endotoxinkonzentrationen messbar wurde. Die Endotoxinkonzentrationen sind um so höher gewesen, je weiter die Leberkrankheit fortgeschritten war. Dies haben Untersuchungen ergeben, in denen Endotoxinkonzentrationen in Relation zum Child-Pugh-Stadium bei Leberzirrhose gemessen wurden. Dass diese im peripheren Blut vorgenommenen Messungen nicht die Folge portosystemischer Shunts waren, die das Endotoxin an der Leber vorbei transportiert haben, lässt sich daran zeigen, dass auch die Inaktivierungsrate von Endotoxinen mit zunehmendem Child-Pugh-Stadium abnimmt. Die Inaktivierung erfolgt durch Plasmaalbumine, die in der Leber gebildet werden und die beim Zirrhotiker erniedrigt sind. Die hohe Endotoxinkonzentration in der Peripherie ist somit nicht alleine Folge der portosystemischen Shunts, sondern Folge der verminderten Leberfunktion.

Da Lipopolysaccharide die Einwanderung von mononukleären Zellen in die Leber begünstigen, haben sie offenbar auch einen Einfluss auf Immunreaktionen, wie sie bei der chronischen Autoimmunhepatitis, der primär biliären Zirrhose, der primär sklerosierenden Cholangitis und der Pericholangitis im Vordergrund stehen. Immunkompetente Zellen exprimieren Zytokine (TNFα, Interleukine), Leukotriene, sie beeinflussen die Prostaglandinsynthese (PGE_2, PGS_{2a}), führen zur Bildung von freien Radikalen und aktivieren Proteasen. Damit besteht grundsätzlich die Möglichkeit, dass immunologische Reaktionen in der Leber und auch im Darm selbst eingeleitet oder bereits bestehende aktiviert werden.

Ätiologie und Pathogenese chronisch entzündlicher Darm- und gleichzeitig bestehender Leberkrankheiten könnte man sich hypothetisch wie folgt vorstellen (Abb. 4.2): Eine unbekannte Noxe (z.B. Alkohol) verändert gleichzeitig oder in zeitlicher, weil räumlicher Abfolge die Darmmotilität sowie die bakterielle Darmbesiedlung und führt zu einer gesteigerten Schleimhautpermeabilität. Die durch die Noxe vermehrt gebildeten Endotoxine werden wegen der gesteigerten Mukosapermeabilität leicht in die Pfortader aufgenommen und gelangen in die Leber. Sie stimulieren den Einstrom immunkompetenter Zellen in die Leber, die ihrerseits proinflammatorische (allerdings auch antiinflammatorische) Mediatoren präsentieren. Es kommt zur Reaktion zwischen immunkompetenten Zellen, den Kupfferzellen, Endothelien und Hepatozyten. Die Folge sind Leberschäden und bei Overflow in die systemische Zirkulation Schäden an anderen Organen, z.B. der Schilddrüse oder dem Pankreas. Diese Hypothese würde die Endotoxin- und die Autoimmunhypothese vereinen und die Beziehung zwischen Leber- und Darmkrankheiten verständlich machen.

Abb. 4.2.
Schematische Darstellung möglicher Beziehungen zwischen Darm- und Leberkrankeiten

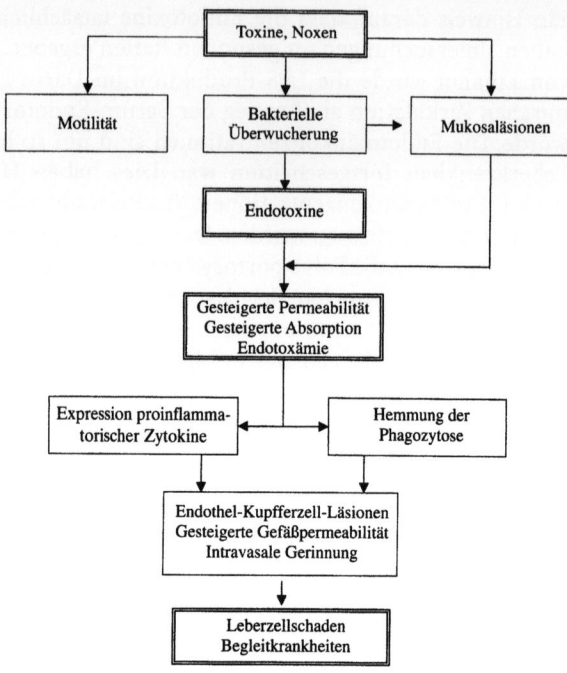

Zusammenfassung

Krankheiten des Intestinaltrakts können zu Leberveränderungen und Leberkrankheiten zu Veränderungen am gesamten Magen-Darm-Trakt führen. Die Zusammenhänge zwischen Krankheiten des Intestinaltrakts und der Leber sind für die Gruppe der Autoimmunkrankheiten ungeklärt, wohingegen die Auswirkungen der Leberzirrhose auf den Magen-Darm-Trakt überwiegend durch die portale Hypertension erklärbar sind. Daneben kommt es zu Wechselwirkungen bei nutritiven, vaskulären, metabolischen und immunologischen Veränderungen oder als Operationsfolge, sodass fast alle Veränderungen im Bereich des Magen-Darm-Trakts von Leberveränderungen begleitet werden.

Literatur

Bode JC, Bode C, Heidelbach et al. (1984) Jejunal microflora in patients with chronic alcohol abuse. Hepatogatroenterol 31:30-34

Chesta J (1991) Small intestine bacterial overgrowth in patients with hepatic cirrhosis. Rev Med Chile 119:626-632

Colombato LA, Alvarez F, Coté J et al. (1994) Autoimmune cholangiopathy: The result of consecutive primay biliary cirrhosis and autoimmune hepatitis? Gastroenterology 107:1839-1843

Leist M, Gantner F, Bohlinger I et al. (1995) Tumor necrosis factor induced hepatocyte apoptosis precedes liver failure in experimental murine shock models. Am J Pathol 146:1220-1234

Spitzer JA (1998) Acute and chronic endotoxaemia: effects on hepatic neutrophil influx and respiratory burst. In: HE Blum et al. (eds) Gut and the liver. Kluwer Acad Publ, Dordrecht Boston London, pp 195–202

Thurman RG, Bradford BU, Knecht KT et al. (1998) Endotoxin, Kupffer cells and alcoholic liver injury. In: HE Blum et al. (eds) Gut and the liver. Kluwer Acad Publ, Dordrecht Boston London, pp 222–240

van Deventer SJH, Buller HR, ten Cate JW et al. (1990) Experimental endotoxemia in humans: analysis of cytokine release and coagulation, fibrinolytic, and complement pathway. Blood 76:2520–2526

Vigneri S, Termini R, Piraino A (1991) The stomach and liver: Appearance of the gastric mucosa in patients with portal hypertension. Gastroenterology 101:472–478

Wee A, Ludwig J (1985) Pericholangitis in chronic ulcerative colitis: Primary sclerosing cholangitis of the small bile ducts. Ann intern Med 102:581–587

Wilschanski M, Chait P, Wade JA et al. (1995) Primary sclerosing cholangitis in 32 children: Clinical laboratory and radiographic features, with survival analysis. Hepatology 22: 1414–1420

Kurzdarmsyndrom

F.W. KIRSTEIN · J.-D. SCHULZKE

Definition

Unter Kurzdarmsyndrom („short bowel syndrome") versteht man die klinischen Erscheinungen, die auf Grund der gestörten intestinalen Funktion nach Dünndarmresektion auftreten. Es manifestiert sich als globales Malabsorptionssyndrom. Ein Kurzdarmsyndrom tritt auf, wenn so große Teile des Dünndarmes entfernt werden, dass deren Resektion vom verbliebenen Restdünndarm nicht kompensiert werden kann. In der Regel müssen dafür mehr als 50% des Dünndarmes fehlen (Booth 1961). Umfasst die Resektion mehr als 70% des Dünndarmes, so ist mit ernsten, schwer oder gar nicht ausgleichbaren Störungen zu rechnen. Zum anderen kann ein Kurzdarmsyndrom aber auch auftreten, wenn Darmabschnitte mit spezialisierter Funktion fehlen. Dies trifft für das Ileum zu, das physiologischerweise als einziger Darmabschnitt zur Resorption von Vitamin B_{12} und Gallensäuren fähig ist.

Ursachen

Die Ursachen, die zur Dünndarmresektion führen, umfassen zunächst Störungen der Durchblutung des Dünndarmes, etwa die Embolisierung oder Thrombosierung der Mesenterialarterie oder Mesenterialvenenthrombosen (bis 40%) sowie im Erwachsenenalter Komplikationen bei entzündlichen Darmerkrankungen (Krähenbühl 1997). Hier steht der Morbus Crohn im Vordergrund (s. Übersicht). Eine Unterbrechung der Blutversorgung durch Strangulation des Darmes als Ursache von Resektionen tritt vor allem im Kindesalter durch Volvulus sowie durch Inkarzerationen des Darmes in Hernien auf.

Ursachen des Kurzdarmsyndroms

- Zirkulationsbedingt
  - Thrombose/Embolie der A. mesenterica superior
  - Thrombose der V. mesenterica
  - Volvulus
  - Inkarzeration des Darmes (Hernie)
- Endzündlich bedingt
  - M. Crohn
- Andere Ursachen
  - Trauma des Darmes
  - Strahlenenteritis
  - Jejuno-ilealer Bypass

Pathophysiologie

Der zentrale Pathomechanismus beim Kurzdarmsyndrom ist die Reduktion der funktionellen Oberfläche des Dünndarmes mit konsekutiver Minderung der Kontaktzeit der Ingesta.

Resektion des distalen Ileums

Für die *Fettresorption* gilt einerseits, dass der Verlust resorbierender Oberfläche per se eine Lipidmalabsorption und Steatorrhoe bewirkt. Andererseits kann bei Verlust von Ileumanteilen dafür ein durch Störung der Gallensäureresorption bedingter Gallensäurenmangel verantwortlich sein (s. unten). Mit der Lipidresorptionsstörung ist immer auch eine Resorptionsstörung für die fettlöslichen Vitamine A, D, E und K verbunden. Die *Gallensäurenresorption* ist auf Grund der nur segmentalen Expression des aktiven Transportsystems auf das terminale Ileum beschränkt (Abb. 5.1).

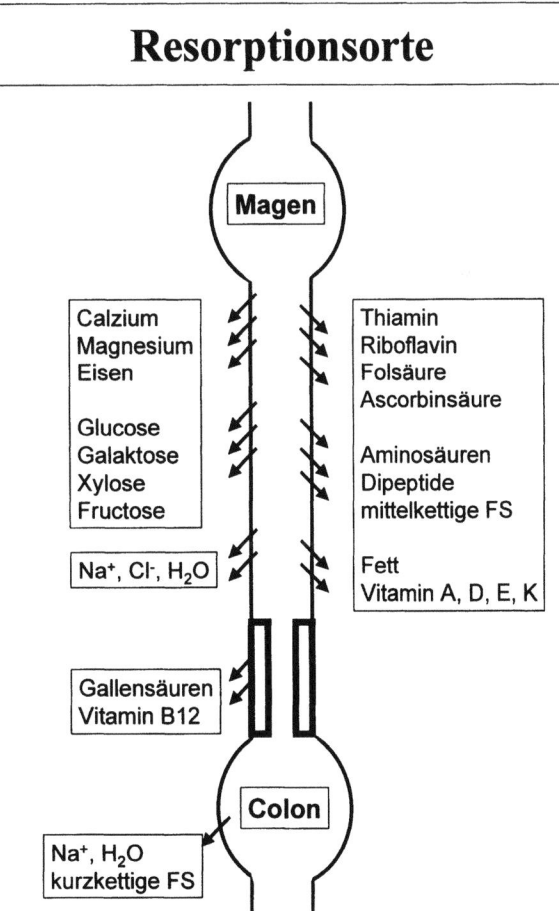

Abb. 5.1.
Kolon und Aufnahmeorte

Eine auch außerhalb des Ileums zu findende Gallensäurenaufnahme per diffusionem spielt quantitativ keine Rolle. Ein Verlust des Ileums führt somit zur Gallensäurenverarmung mit Dekompensation des enterohepatischen Kreislaufs und Lipidmaldigestion/-absorption. In der Folge resultiert daraus eine lithogene Galle mit Prädisposition zu einer Cholelithiasis. Die in den Dickdarm gelangten Gallensäuren ändern nach mikrobieller Dekonjugation durch die Kolonflora die vorherrschende Ionentransportrichtung der Dickdarmschleimhaut von Resorption nach Sekretion mit der Folge einer chologenen Diarrhoe. Weiterhin reagiert Kalzium beim Kurzdarmsyndrom mit den im Rahmen der Steatorrhoe vermehrt ins Kolon gelangten Fettsäuren im Sinne einer Kalkseifenbildung. Das sonst mit Kalzium wasserunlösliche Komplexe bildende Oxalat befindet sich hierdurch frei in Lösung und wird vermehrt resorbiert. Dies führt beim Kurzdarmsyndrom zu einer gehäuften Oxalatsteinbildung in den ableitenden Harnwegen. Dieses Phänomen tritt nach Kolektomie nicht auf (Weser 1985).

Resektion der Ileozäkalklappe

Ein weiterer therapeutisch relevanter Aspekt bei Dünndarmresektionen ist der Erhalt der Ileozäkalklappe. Nach Resektion der Ileozäkalklappe findet sich eine Verkürzung der Transitzeit. Die dadurch verminderte Kontaktzeit von Darminhalt und Darmwand beeinträchtigt die ohnehin verminderte Resorptionskapazität des Darmes weiter (Singleton 1964). Darüber hinaus kann der Verlust der Ileozäkalklappe zu einer Keimaszension und damit einer bakteriellen Überwucherung des Dünndarmes führen, die ihrerseits aufgrund einer im Dünndarm lokalisierten bakteriellen Dekonjugation von Gallensäuren zur Steatorrhoe und Diarrhoe beitragen kann. Dies ist klinisch jedoch eher selten von Relevanz. Bei nicht sehr ausgedehnter distaler Dünndarmresektion mit Verlust der Bauhin-Klappe ähnelt die Dünndarmflora der bei ileokolischer Fistel mit „backwash" von Kolonbakterien in das Ileum; dabei bleibt der proximale Dünndarm in seiner Keimbesiedlung in der Regel unverändert.

Kolektomie/Jejunostomie

Die Folge einer totalen Kolektomie sind große Flüssigkeits- und Elektrolytverluste unmittelbar nach der Operation. Es können *„Absorber"* und *„Sekreter"* unterschieden werden. „Absorber" weisen eine positive Flüssigkeitsbilanz auf. Das Stomaeffluat ist geringer als die orale Aufnahme, das Effluat liegt unter 2 Liter/Tag; sie weisen eher >100 cm Restjejunum auf. „Sekreter" weisen hingegen eine negative Flüssigkeitsbilanz auf. Das Effluat beträgt hier bis 6 Liter/Tag, ihr Restjejunum ist meist <100 cm und sie bedürfen zunächst einer parenteralen Therapie.

Erhaltenes Kolon

Das Kolon hat eine ausreichend große Kapazität zur Flüssigkeits- und Elektrolytresorption, sodass Patienten mit erhaltenem Kolon selten unter Flüssigkeits- oder Elektrolytverlusten leiden. Diese Patienten sind schneller einer vollständigen oralen Therapie zuzuführen.

Kohlenhydrat- und Proteinresorption

Die Kohlenhydrat- und Proteinenresorption kann von allen Abschnitten des Dünndarmes, nicht jedoch vom Dickdarm wahrgenommen werden. Insofern ist für diesen Energieträger unabhängig vom resezierten Dünndarmabschnitt allein das Ausmaß der Resektion bedeutsam; die „ruhende" funktionelle Reserve ist im distalen Dünndarm deutlich größer als im proximalen Dünndarm.

Elektrolyttransport

Epitheliale Transportsysteme zur NaCl- und Wasserresorption existieren nicht nur im Dünndarm, sondern auch im Dickdarm. Aus diesem Grunde sind auch ausgedehnte Dünndarmresektionen nicht zwangsläufig von einer Diarrhoe gefolgt, solange das terminale Ileum erhalten bleibt. Fehlt das terminale Ileum, werden parallel zur Stimulation durch dekonjugierte Gallensäuren die Veränderungen des Elektrolyttransportes auch durch Hydroxyfettsäuren induziert, die die NaCl-Resorption im Kolon hemmen und die Chloridsekretion im Sinne einer Diarrhoe stimulieren. Die im Rahmen der Lipidmalabsorption ins Kolon gelangenden freien Fettsäuren werden dort nämlich durch die Bakterien des Dickdarmes hydroxyliert (Schulzke 1989).

Vitaminresorption

Die Resorption der fettlöslichen Vitamine ist an die Lipidaufnahme gekoppelt. Für die Resorption von Vitamin B_{12} über das aktive Transportsystem vermittels des Intrinsicfaktors ist bedeutsam, dass es ausschließlich im Ileum lokalisiert ist. Bei Fehlen des distalen Dünndarms tritt mit zunehmender Ausdehnung ein Funktionsverlust ein, der von anderen Darmabschnitten nicht kompensiert werden kann. Die Folsäureresorption erfolgt vorwiegend im proximalen Dünndarm, kann aber grundsätzlich im gesamten Dünndarm stattfinden, sodass Mangelzustände vor allem bei diffusen Prozessen und proximaler Resektion beobachtet werden. Die B-Komplex-Vitamine (B_1, B_2 und B_6) werden im gesamten Dünndarm aufgenommen und sind deshalb nur bei ausgeprägter Dünndarmresektion substitutionspflichtig.

Eisen-, Kalzium- und Magnesiumresorption

Eisen-, Kalzium- und Magnesiumresorption findet überwiegend im Duodenum statt. Mangelzustände treten deshalb vor allem bei *proximaler Dünndarmresektion* auf. Für Kalzium und Magnesium kann ein Mangelzustand auch durch die Kalkseifenbildung infolge Fettmalabsorption auftreten. Für die gestörte Kalziumaufnahme spielt dabei auch die mit der Steatorrhoe einhergehende Vitamin-D-Resorptionsstörung eine Rolle. Spurenelemente werden entlang des gesamten Dünndarmes resorbiert, sodass ihr Mangel unabhängig vom Ort der Resektion Ausdruck der Ausdehnung einer Resektion ist.

Gastrale Hyperazidität

In der Folge von Dünndarmresektionen wird eine – allerdings meist nur passagere – gastrale Hyperazidität beobachtet. Die Ursache dafür ist bisher nicht genau bekannt. Als mögliche Ursache wird die verminderte Bildung die Magensäuresekretion hemmender Faktoren nach Dünndarmresektion (z. B. vasoaktives intestinales Polypeptid) vermutet. Das Ausmaß der gastralen Hyperazidität nimmt im Laufe von einigen Monaten nach der Resektion kontinuierlich ab, sodass sie therapeutisch vor allem initial wichtig ist (Riecken u. Herfarth 1982).

Pankreasenzyme

Die Bauchspeicheldrüse unterliegt einer ausgeprägten Adaptation beim Kurzdarmsyndrom. Klinisch bedeutsamer ist jedoch die potentielle Inaktivierung von Pankreasenzymen durch die gastrale Hypersekretion, die zur Anwendung von H_2-Blockern nach Dünndarmresektion geführt hat.

Adaptationsmechanismen

Die Resektion von Teilen des Dünndarmes führt in den verbleibenden Abschnitten zu kompensatorischen Veränderungen von Struktur und Funktion. Zunächst wird ein Anstieg der mitotischen Aktivität in den Krypten der Mukosa des Kurzdarmes beobachtet. In der Folge kommt es zu einer Größenzunahme von Krypten und Zotten im verbliebenen Dünndarm. Im Tiermodell zeigte sich, dass dies durch eine Zunahme der Zellzahl (Hyperplasie) bedingt ist (Schulzke 1998). Die Zunahme der Oberfläche beträgt bis zu 56 %. Während viele zelluläre Funktionen bezogen auf die Epithelzelle konstant bleiben, können Partialfunktionen gesteigert sein, so konnte im Tiermodell eine Steigerung des Na-Glukose-Kotransporters um 150 % nachgewiesen werden (Schulzke 1992; Tabelle 5.1). Darüber hinaus findet sich auch ein Wachstum des Darmes in Länge und Durchmesser (Riecken 1988) sowie eine Änderung der intestinalen Motilität (Wittmann 1988), die zu einer verlängerten Kontaktzeit von Ingesta mit der Darmschleimhaut und somit zur Steigerung der Effektivität der Resorption im Kurzdarm führt.

Kapitel 5 Kurzdarmsyndrom

Tabelle 5.1. Das experimentelle Kurzdarmsyndrom: Mukusale Hypertrophie: 70%ige Dünndarmresektion bei der Ratte: ein experimentelles Tiermodell für das Kurzdarmsyndrom des Menschen

	Zottenhöhe	Mikrovillusfläche
Fläche der apikalen Membran		
Kontrolle	121 mm	0,37 mm
Kurzdarm	156 mm	0,45 mm
Oberfläche	+ 30%	+ 20%
Gesamter Zuwachs der apikalen Zelloberfläche = 56%		
Adaptive Antwort	Kontrolle	Kurzdarm
Na-Glukose-Kotransport	2,0	→ 5,0 mmol × h^{-1}cm^{-2}: (+ *150%*)
Elektroneutrale NaCl-Absorption	3,3	→ 5,0 mmol × h^{-1}cm^{-2}: (+ *50%*)

Klinik

Für die Beurteilung des zu erwartenden Funktionsausfalles ist die präzise Angabe des Resektionsortes, die Länge des Resektates und der großen Variationsbreite der Darmlänge wegen auch die Länge des verbliebenen Dünndarmes von großer Bedeutung. Das Kurzdarmsyndrom äußert sich klinisch (s. Übersicht) als *globales Malabsorptionssyndrom*, wobei die Symptomatologie in Abhängigkeit von Ort und Ausmaß der Resektion äußerst variabel ist. Ab einer etwa 70%igen Dünndarmresektion ist mit einer schwer wiegenden *Gewichtsabnahme* zu rechnen, wobei Hypoproteinämie sowie Ödeme auftreten können.

Klinik der Dünndarmresektion
- Gewichtsabnahme und Adynamie
- Wässrige Diarrhoe und Meteorismus
- Ödeme
- Steatorrhoe
- Gallenstein- und Oxalsäure-Nierenstein-Diathese
- Anämie
- Tetanie und Osteopathie
- Hämorrhagische Diathese
- Acrodermatitis enteropathica
- „Brown bowel syndrome"
- Nachtblindheit
- Fettleber und Katheterinfektion bei TPE

Schon bei einer Resektion von weniger als 1 m bzw. von mehr als 50 cm des *distalen Ileums* kann eine wässrige Diarrhoe als Ausdruck einer *chologenen Diarrhoe* resultieren. Ab einer Resektion von mehr als 1 m distalen Ileums tritt zur wässrigen Diarrhoe zunehmend eine *Steatorrhoe* (dekompensiertes Gallensäurenverlustsyndrom). Als Folge der Steatorrhoe kann es in Folge Kalkseifenbildung und globaler Fehlresorption zur *Hypokalziämie* kommen, die sich klinisch in

Parästhesien und in ausgeprägten Fällen mit Tetanie und tonisch-klonischen Krämpfen manifestiert. Der Gallensäurenverlust führt zur *Gallensteindiathese* (ca. 30%) und *Harnsteindiathese* (ca. 10%) der Patienten. Im Rahmen der Fettresorptionsstörung kommt es zum *Mangel an fettlöslichen Vitaminen*. Unbehandelt können Nachtblindheit (Vitamin-A-Resorptionsstörung) und Blutgerinnungsstörungen (Vitamin-K-Resorptionsstörung) auftreten. Die Blutgerinnungsstörungen imponieren als flächenhafte Hautblutungen, Zahnfleisch-, Konjunktivalblutungen, Hämaturie und verstärkte gynäkologische Blutungen oder posttraumatisch als Blutungen in Muskulatur und Gelenken. Weiterhin kommt es bei unkontrolliertem Verlauf zu Nachblutungen nach operativen Maßnahmen etwa infolge einer Zahnextraktion. Als Folge der Vitamin-D-Resorptionsstörung kann es zur *Osteopathie* mit ausgeprägten Knochenschmerzen und der Gefahr von Knochenbrüchen kommen.

Aus der Resektion des Ileums resultiert unbehandelt ein *Vitamin-B_{12}-Mangel* und in der Folge das Krankheitsbild einer perniziösen Anämie mit dem Hauptsymptom einer megaloblastären Anämie. Darüber hinaus kann die Anämie vor allem bei ausgedehnter proximaler Dünndarmresektion auch durch eine *Folsäure- oder Eisenresorptionsstörung* bedingt sein. Bisweilen wird bei sehr ausgeprägten Dünndarmresektionen eine Polyneuropathie auf der Basis einer Resorptionsstörung für die B-Komplex-Vitamine (B_1, B_2 und B_6) beobachtet.

In Abhängigkeit vom Grad der Resektion wird bei relativem *Mangel an Laktase-Aktivität* im Darm eine „Empfindlichkeit" gegen Milchzucker beobachtet (Riecken u. Herfahrt 1982). Auf der Basis der Kohlenhydratresorptionsstörung kommt es zur bakteriellen Fermentation von Kohlenhydraten im Kolon und damit zur Bildung von Laktat als Ursache der beim Kurzdarmsyndrom jedoch insgesamt selten zu findenden *D-Laktatazidose*.

Bei ausgedehnten *distalen Resektionen* inkl. der *Ileozäkalklappe* kann auch eine Keimaszension mit *bakterieller Überwucherung des Dünndarmes* auftreten. Insgesamt scheint eine bakterielle Überwucherung jedoch eher selten zur Klinik des Kurzdarmsyndroms beizutragen. Im Falle einer klinischen Relevanz der bakteriellen Überwucherung führt der Einsatz von Antibiotika (z.B. Tetrazyklin) zur Minderung oder zum Verschwinden der Diarrhoen.

Bei Patienten mit Kurzdarmsyndrom, die *langzeitparenteral* ernährt werden, wird bisweilen ein mit einer Cholestase einhergehender Leberschaden beobachtet, der, wenn er über einen längeren Zeitraum besteht, auch nach Absetzen der parenteralen Ernährung nicht mehr reversibel ist. Dies scheint mit zunehmender Ausdehnung der Resektion häufiger aufzutreten.

Diagnostik

Die Diagnose eines manifesten Kurzdarmsyndroms wird klinisch gestellt, wenn nach einer Dünndarmresektion Symptome auftreten.

Zunächst muss eine Bestimmung der *Stuhlmenge* und *Stuhlfrequenz* pro 24 Stunden sowie der Steatorrhoe durch Bestimmung des Stuhlfettgehaltes erfolgen. Es gilt, aus der Dünndarmresektion resultierende Mangelzustände im Einzelnen zu erfassen. Zur Erfassung von Frühstörungen werden die Serumkonzentrationen von Folsäure, Eisen (Ferritin), Kalzium, Magnesium, Phosphat, Zink und Kupfer im Serum gemessen. Bei Vorliegen einer Steatorrhoe kann wegen der Resorptionsstörung für fettlösliche Vitamine der Vitamin-D-Spiegel im Serum gemessen werden, während der Blutgerinnungsstatus indirekt Hinweise auf eine Vitamin-K-Resorptionsstörung gibt.

Zu den *Spätstörungen*, die nicht unmittelbar postoperativ, sondern oft erst nach Jahren diagnostiziert werden, zählt der durch Messung der Serumkonzentration und typische Blutbildveränderungen zu erfassende Vitamin-B_{12}-Mangel nach Resektion des terminalen Ileums. Der körpereigene Vorrat reicht meist für mindestens 1–2 Jahre, und erst spät tritt unbehandelt eine zunehmende megaloblastäre Anämie auf. Weitere Spätstörungen sind die durch Messung der Knochendichte verifizierbare Osteopathie und die sonographisch nachweisbare Steinbildung in den ableitenden Harn- und Gallenwegen.

Differentialdiagnostisch müssen besonders bei Verlust der Ileozäkalklappe erregerbedingte Störungen mikrobiologisch verifiziert werden (Salmonellen, Shigellen, Yersinien, Campylobacter, Tbc, Wurmeier und Giardia lamblia). War eine vorbestehende Erkrankung die Ursache für die Dünndarmresektion, wie dies oft bei M. Crohn der Fall ist, ist eine entzündliche Aktivität der Grunderkrankung als Ursache aktueller Störungen auszuschließen. Bei Verlust der Ileozäkalklappe und ausgedehnter Resektion sollte immer auch eine bakterielle Überwucherung des Restdünndarmes (Blindsacksyndrom) mittels H_2-Exhalationstest mit Glukose und quantitativer Keimaspiration ausgeschlossen werden.

Therapie

Die Therapie des Kurzdarmsyndroms läuft in zwei Phasen ab (Riecken u. Herfahrt 1982). Während der initialen Phase adaptiert sich der verbliebene Darm (vgl. oben). Diese Phase nimmt einen Zeitraum zwischen Monaten bis zu 2 Jahren in Anspruch. In der zweiten Phase (Erhaltungsphase) hat die Therapie das Ziel, andauernde Funktionsstörungen durch geeignete Maßnahmen wenn möglich zu beseitigen oder in schwerwiegenden Fällen Mangelentwicklungen zu verhindern.

Nach der resezierenden Operation ist in der *Adaptationsphase (initiale Phase)* die rasche orale Nahrungsaufnahme von zentraler Bedeutung: Eine ausschließlich parenterale Ernährung verhindert nicht nur die kompensatorischen Adaptationsvorgänge am Darm, sondern führt zur Atrophie der Darmschleimhaut. In der Anfangsphase der enteralen Ernährung ist eine Flüssigkeitsbilanzierung unverzichtbar. Die Kostumstellung erfolgt allmählich beginnend bei 5% des täglichen Energiebedarfs und einer Steigerung um 5% alle 3–7 Tage. Beginnend mit Tee und klaren Suppen erfolgt der Nahrungsaufbau über Anreicherung der Suppen mit Kohlenhydraten. Es werden 6–8 kleine, ballaststoffarme Mahlzeiten über den Tag verteilt. Vorsicht ist mit laktosehaltigen Nahrungsmitteln geboten, wobei Milch aber eine wichtige Quelle für Kalzium darstellt und aufgrund des Fett- und Proteingehalts auch kalorisch bedeutend ist. Der weitere Kostaufbau geht über breiige zu fester Kost, wobei die Fettzufuhr abhängig von Resektionsausmaß und -ort in Form von 50% mittelkettigen und 50% langkettigen Fettsäuren erfolgen kann. Der Vorteil mittelkettiger Fettsäuren besteht darin, dass sie von der Darmschleimhaut mizellenunabhängig aufgenommen werden, im Enterozyten keiner Resynthetisierung unterliegen und chylomikronenunabhängig ins Portalvenensystem gelangen (Riecken u. Herfahrt 1982). Der tägliche Kalorienbedarf kann bis zu 40% über Fettsäuren abgedeckt werden, hochkohlehydratreiche Kost sollte wegen eventueller osmotischer Flüssigkeitsverluste mit der Gefahr der Exsikkose vermieden werden. Eine Bestimmung des Kohlehydratverlustes erübrigt sich, da relevante Flüssigkeitsverluste in dieser Phase praktisch immer Folge der Kohlehydratmalabsorption sind.

Bei weniger als 100 cm Restjejunum absorbiert der Patient nur ca. 50–60% der oral zugeführten Kalorien, sodass nach Resektion mit ca. 3000 kcal annähernd die doppelte Nahrungsmenge eingenommen werden muss. Falls in dieser Aufbauphase die orale Nährstoffzufuhr nicht ausreichend ist, muß zusätzlich parenteral ernährt werden. Um die Resorption zu garantieren und um eine komplikationsträchtige parenterale Ernährung zu vermeiden, empfiehlt sich für die Aufbauphase die zusätzliche kontinuierliche Applikation von Elementardiäten über Duodenalsonden mittels portabler Perfusionspumpen.

Bei *Jejunostomie* muss die hypotone Flüssigkeitsaufnahme reduziert werden, da es hierdurch sogar zu einem Efflux von Natrium ins Darmlumen kommt. Initial sollten nur isoosmolare Lösungen verwendet werden. Die orale Aufnahme einer Glukose/Natrium-Lösung mit mindestens 90 mmol/l entsprechend der WHO-Substitution bei Cholera erhöht die Natriumaufnahme zusätzlich über den Natrium-Glukose-Kotransporter. Ist diese Therapie nicht ausreichend, ist eine motilitätshemmende und antisekretorische Medikation z.B. mit Loperamid indiziert. Der Stellenwert von Somatostatin-Analoge wie Octreotide wird hier kontrovers diskutiert, ein Versuch kann unternommen werden.

Bei *extensiver Dünndarmresektion*, besonders in Kombination mit Verlust des Kolon, ist nur mit einer verzögerten Adaptionphase bis zu 2 Jahren zu rechnen. Schneller Gewichtsverlust und vermehrter Flüssigkeits- und Elektrolytverlust durch das Stoma sind Indikationen für die langzeitparenterale Ernährung.

Auf Grund der durch die *gastrale Hyperazidität* drohenden Inaktivierung von Pankreasenzymen (s. oben) wird prophylaktisch ein H_2-Antagonist oder heutzutage ein Protonenpumpenhemmer gegeben. Wegen einer möglichen inadäquaten Vermischung von Nahrung und Pankreassekret kann die Gabe von Pankreasenzymen zu den Mahlzeiten probiert werden.

Nach Abschluss der strukturellen und funktionellen Adaptation des Restdarmes geht es in der *Erhaltungsphase* um eine quantitative Abschätzung der bleibenden funktionellen Ausfälle und geeignete Maßnahmen, diese zu beseitigen. Das Hauptziel bleibt die orale Deckung des Kalorienbedarfs ohne relevante Diarrhoe und Steatorrhoe. In jedem Fall ist es sinnvoll, auch in der Erhaltungsphase kleine Mahlzeiten über den Tag verteilt einzunehmen. Um die Resorptionskapazität des Dündarms maximal auszunutzen, werden, wie für die initiale Therapiephase dargelegt, die langkettigen Fettsäuren in der Nahrung bis zu 50% durch mittelkettige Fettsäuren ersetzt, zudem wird versucht, die intestinale Transitzeit medikamentös zu verlängern.

Für die weitere spezifische Therapie ist die Lokalisation des resezierten Dünndarmabschnittes zu berücksichtigen. Bei *proximaler Resektion* erfolgen die Substitution sowie Kontrolle der Serumkonzentrationen für Folsäure, Kalzium,

Magnesium, Phosphat, Eisen und Zink sowie die Blutbildüberprüfung. Bei *distaler Resektion* sollte Vitamin B_{12} parenteral substituiert werden (s. Übersicht).

Orale Substitution beim Kurzdarmsyndrom

- Fettlösliche Vitamine
  - Vitamin D   10 000 IE Cholecalziferol/d
  - Vitamin A   50 000–150 000 IE/d
  - Vitamin K   10 mg/d
- Wasserlösliche Vitamine
  - Vitamin C   500 mg/d
  - Vitamin B_{12} 1 mg/8 Wochen
  - Folsäure   5–15 mg/d
- Mineralien und Spurenelemente
  - Kalzium   1–2 g/d
  - Magnesium   50–400 mg/d
  - Eisen   100–150 mg/d
  - Zink   300 mg/d
  - Phosphat   30–45 mmol/d

Grundsätzlich muss *nach distaler Dünndarmresektion* zwischen *kompensierter* (bei distaler Resektion von weniger als 1 m Ileum) und *nichtkompensierter Gallensäurenmalabsorption* (in der Regel erst ab einer Resektion von mehr als 1 m Ileum) unterschieden werden. Dies geschieht am besten durch Bestimmung des Stuhlfettgehaltes. Bei der kompensierten Gallensäurenmalabsorption findet sich eine cholgene Diarrhoe ohne wesentliche Steatorrhoe. Die Symptomatik ist durch Cholestyramin behandelbar. Beim Einsatz von Cholestyramin ist zu bedenken, dass dadurch die Diarrhoe zwar verringert, die Steatorrhoe jedoch aggraviert wird. Bei der dekompensierten Gallensäurenmalabsorption kommt es auf dem Boden des Gallensäurenmangels zur Steatorrhoe und Cholestyramin hat einen paradoxen Effekt, ist aber in diesen Fällen bis zu einem gewissen Grad unvermeidbar, um die Stuhlfrequenz auf ein erträgliches Maß zu reduzieren. In letzterem Fall ist die Substitution der fettlöslichen Vitamine A, D und K besonders wichtig und zwar unter Kontrolle der Serumkonzentrationen sowie Blutbild- und Quickwertbestimmung.

Bei distaler Dünndarmresektion ist die Aufnahme von *Oxalsäure* mit der Nahrung durch Beachtung von Diätvorschriften zu minimieren, um einer Urolithiasis vorzubeugen. Darüber hinaus kann der Oxalatsteinbildung durch eine kalziumreiche Diät in Form der Bildung unlöslicher Kalzium-Oxalat-Komplexe und durch Gabe von Cholestyramin protektiv entgegengewirkt werden.

Neue Aspekte in der Therapie des Kurzdarmsyndroms

Gallensäurensubstitution

Bei dekompensierter Gallensäuremalabsorbtion konnten Gruy-Kapral et al. (1999) durch eine orale Gallensäurensubstitution eine Zunahme des Körpergewichts der Patienten erzielen. Durch orale Substitution sowohl eines Ochsengallensäurenpräparates als auch einer synthetisierten, nicht der bakteriellen Dekonjugation und Dehydroxilierung unterworfenen Gallensäure konnte die Fettresorbtion von 38% auf 77% verbessert werden; das Stomaeffluat veränderte sich unter der Therapie nicht. Es wurde eine Dosierung von maximal 2 – 4 g/Mahlzeit gewählt. Durch diesen Zusatz erzielten die Patienten unter Beibehaltung ihrer Ernährungsgewohnheiten innerhalb von 4 Monaten eine Gewichtszunahme von 20% (11 Gry) (Gruy-Kapral et al. 1999). Ein entsprechendes Präparat befindet sich in Form des Cholecysmon® auf dem Markt.

Zusammensetzung der Diät

Die Zusammensetzung der Diät sollte in Abhängigkeit vom Resektionstyp gewählt werden. So wiesen Nordgaad et al. (1994) bei erhaltenem Kolon im Vergleich einer kohlehydratreichen Diät (60% der Tageskalorien) mit einer fettreichen Diät (60% der Tageskalorien) eine um 20% bessere Nahrungsausnutzung nach. Hierfür scheint die Fähigkeit des Kolons, kurzkettige Fettsäuren zu resorbieren, die zu ca. 5 – 10% der täglichen Energieaufnahme beitragen können, verantwortlich zu sein. Diese entstehen durch bakterielle Fermentation der im Dünndarm unzureichend resorbierten Kohlehydrate im Kolon.

Liegt eine Kolektomie vor, verändert sich weder das Stuhlvolumen noch der relative Kalorien- und Elektrolytverlust in Abhängigkeit von der Diätform; trotzdem scheinen fettreiche Diäten aufgrund der höheren Energiedichte der Nahrung von Vorteil zu sein (Noorgad et al. 1994).

L-Glutamin, Wachstumshormon

Offen ist die Diskussion in Bezug auf den Einfluss einer kombinierten Therapie aus L-Glutamin (0,6 g/kg KG/Tag p.o.), rekombinantem Wachstumshormon (initiale Therapie über 2 – 3 Wochen: 0,14 mg/kg KG/Tag s.c.) und einer hochkalorischen Diät (60% Kohlehydrate, 20% Fett, 20% Protein). Hierzu liegen Untersuchungen bei Patienten mit einem Restjejunum unter 100 cm vor, die nach vergeblichem oralen Kostaufbau mehrere Jahre parenteral ernährt wurden. Die Ergebnisse sind widersprüchlich, Byrne et al. (1995) konnten mit dieser Therapie in einer Kohortenuntersuchung nach 4-wöchigem stationären Aufenthalt bei 40% der Patienten eine komplette Umstellung auf orale Therapie erzielen, die sich auch in der 2-jährigen Nachkontrollzeit aufrecht erhalten ließ. Kritisch ist hier anzumerken, dass die durchschnittliche Kolonlänge dieses Kollektivs 100 cm betrug, während Scolapio et al. (1999) in einem randomisierten plazebokontrollierten Crossover-Design unter dieser Therapie nur einen passageren Effekt fanden. Die in dieser Studie ausgewiesene Zunahme des Körpergewichts und des „lean body mass" wird als Folge der STH-Gabe auf eine periphere Ödembildung zurückgeführt. Der Effekt ist innerhalb von 14 Tagen reversibel. In diesem kleinen Kollektiv von 8 Patienten wiesen nur 2 Patienten eine Kontinuität des Kolons auf. Zusammenfassend besteht für diese Therapie z.Z. noch keine Indikation außerhalb einer kontrollierten Studie.

Chirurgische Therapie

Ist die Dünndarmresektion *zu ausgeprägt*, um nach Adaptation des Darmes und Einsatz aller verfügbaren Maßnahmen zur Optimierung der Resorption den Nährstoffbedarf des Körpers zu decken, so muss eine parenterale Langzeiternährung in Erwägung gezogen werden.

Die Dünndarmtransplantation ist z.Z. nach wie vor selbst in spezialisierten Zentren noch in einem eher experimentellen Stadium und deshalb allenfalls bei Patienten zu erwägen, die nicht auf eine enterale Ernährung umzustellen sind und bei denen die parenterale Ernährung mit schwersten (hepatischen) Komplikationen häufige stationäre Aufenthalte erfordert oder mit rezidivierender Sepsis durch den Katheter einhergeht. Die Indikation zur kombinierten Leber-Dünndarm-Transplatation besteht bei irreversibler, durch die parenterale Ernährung induzierter Hepatitis mit einer Lebenserwartung von deutlich weniger als 2 Jahren. Nach zwei Jahren liegt die Freiheit von parenteraler Ernährung bei ca. 50%, die Überlebensrate der Patienten bei 60%. Komplikationen bestehen neben technischen Problemen in Rejektion, CMV-Infektionen und lymphoproliferativen Erkrankungen (Grant 1996).

Das Einsetzen eines antiperistaltischen Segmentes (Rygick 1969) in den distalen Dünndarm zur Verlangsamung der intestinalen Passage zeigte nur ein unzureichendes funktionelles Langzeitergebnis, da die Antiperistaltik im Laufe von Monaten verloren geht. Als Komplikation können Stenose und Ileus den Restdarm gefährden. Dieses Verfahren ist deshalb wieder verlassen worden und bei Patienten mit chronisch entzündlicher Darmerkrankung ohnehin kontraindiziert.

Literatur

Booth CC (1961) The metabolic effects of intestinal resection in man. Postgrad Med J 37:725–39
Byrne TA, Persinger RS, Young LS, Ziegler TR, Wilmore DW (1995) A new treatment for patients with short-bowel syndrome. Annals of surgery 222(3):243–255
Grant D (1996) Current results of intestinal transplantation. Lancet 347:1801–1802
Gruy-Kapral C, Little KH, Fordtran JS, Meziere TL, Hagey LR, Hoffmann AF (1999) Conjugated bile acid replacement therapy for short-bowel syndrom. Gastroenterology 116:15–22
Krähenbühl L, Büchler MW (1997) Pathophysiologie, Klinik und Therapie des Kurzdarmsyndroms. Chirurg 68:559–567
Noorgad I, Stenbeck HB, Brobech MP (1994) Kolon as a digestive organ in patients with short bowel. Lancet 343:737–376
Riecken EO (1988) Derangements of mucosal growth and differentiation in small-intestinal disease. Scand J Gastroenterol 23 (Suppl 151):86–93
Riecken EO, Herfarth C (1982) Das Kurzdarmsyndrom. Internist 23:503–508
Rygick AN, Nasarov LU (1969) Antiperistaltic displacement of an ileal loop without twisting its mesenery. Dis Col Rect 12:409–411
Schulzke JD, Schmitz H, Fromm M, Benzel CJ, Riecken EO (1998) Clinical models of intestinal adaption. Ann Y Acad Sci 859:127–138
Schulzke JD, Fromm M, Benzel CJ, Zeitz M, Menge H, Riecken EO (1992) Ion transport in the experimental short bowel syndrome of the rat. Gastroenterology 102(2):497–504
Schulzke JD, Riecken EO (1989) Mechanismen epithelialen Transportes und ihre Bedeutung für Äthiologie, Differentialdiagnose und Therapie von Durchfallerkrankungen. Zeitschr Gastroenterol 27:693–700

Scopalio JS (1999) Effect of growth hormone, glutamine, and diet on body composition in short bowel syndrome: A randomized, controlled study. Journal of Parenteral and Enteral Nutrition 23(6):309–313

Singleton AO, Redmond DC, McMurray JE (1964) Ileocaecal resection and small bowel transit and absorption. Ann Surg 159:690–693

Weser E, Urban E (1985) The short bowel syndrome. In: Berk JE, Haubrich WS, Kalser MH, Roth JLA, Schaffner F (eds) Bockus, Gastroenterology. Saunders Company, Philadelphia

Wittmann T, Crenner F, Koenig M, Grenier JF (1988) Adaptive changes in postprandial motility after intestinal resection and bypass. Dig Dis Sci 33:1370–1376

KAPITEL 6

Pouchitis und Diversionskolitis

G. Schürmann · M. Brüwer · N. Senninger

Einleitung

Bestimmte Erkrankungen erfordern die Entfernung des gesamten Kolons, einschließlich der Schleimhautanteile, die im Analkanal bis an die Linea dentata heranreichen (s. folgende Übersicht). Während dieser Eingriff für die Patienten früher den Verlust des fäkalen Kontinenzorganes und Anlage einer terminalen Ileostomie bedeutete, stellt jetzt mit der Einnaht eines Dünndarmreservoirs in den erhaltenen muskulären Analkanal (ileumpouchanale Anastomose – „Pouch-Op") ein rekonstruktives Verfahren zur Verfügung, das Radikalität und restaurativen Komfort erfolgreich miteinander vereint (Fazio et al. 1995, Runkel et al. 1998). Den guten chirurgisch-technischen Ergebnissen des Verfahrens steht die Entwicklung einer Pouchitis einschränkend gegenüber, die in Abhängigkeit von der Grunderkrankung bei bis zu einem Drittel der Patienten im ersten Jahr nach „Pouch-Op" auftreten kann (Fazio et al. 1995). Die Entzündung in von Fäzes ausgeschalteten Kolonabschnitten („Diversionskolitis") ist wie die Pouchitis letztlich ein iatrogenes Krankheitsbild und teilt einige Stigmata mit chronisch entzündlichen Darmerkrankungen. Es ist das Ziel der vorliegenden Arbeit, eine aktuelle Übersicht über Pathogenese, Diagnostik und Therapie der Pouchitis und der Diversionskolitis vorzustellen.

Indikationen zur restaurativen Proktokolektomie („Pouch-Op")
- Colitis ulcerosa
  - Therapierefraktäre Kolitis
  - Schwere Medikamentennebenwirkungen
  - Karzinom(prophylaxe)
  - Wachstumsverzögerung im Kindesalter
- Familiäre adenomatöse Polyposis coli
  - Karzinom(prophylaxe)
- HNPCC („hereditary non polyposis colorectal cancer")
- M. Hirschsprung

Definition und Inzidenz der Pouchitis

Man unterscheidet zwischen primärer und sekundärer sowie akuter, akut-rezidivierender und chronischer Pouchitis. Bei der primären Pouchitis handelt es sich um die idiopathische und bei der sekundären um eine auf chirurgische oder technische Probleme des Pouches zurückgehende Entzündung des Pouches, während die Diagnose einer chronischen Pouchitis bei Fortbestehen der Entzündung über 3 Monate und bei histologischem Nachweis einer Zottenatrophie trotz Akuttherapie gestellt wird.

Das Risiko, eine akute Pouchitis zu erleiden, liegt in den ersten 2 Jahren nach „Pouch-Op" bei 15–30% der Patienten mit Colitis ulcerosa (CU), im Langzeitverlauf bei bis zu 50% (Fazio et al. 1995; Hurst et al. 1998; Meagher et al. 1998; Seidel et al. 1999). Eine Chronifizierung findet sich hingegen nur bei ca. 5–10% dieser Patienten (Fazio et al. 1995; Meagher et al. 1998; Sandborn et al. 1995). Bei der familiären adenomatösen Polyposis coli (FAP) als Grunderkrankung ist die Pouchitis mit weniger als 5% der Fälle ein seltenes Ereignis (Heuschen et al. 1999; Kühbacher et al. 1998).

Ätiologie und Risikofaktoren der primären Pouchitis

Die Ätiologie der primären Pouchitis ist bis heute nicht geklärt. Tabelle 6.1 fasst mögliche Ursachen zusammen. Gegenwärtig wird diskutiert, ob die primäre Pouchitis eine Reaktivierung der CU darstellt oder ob es sich um eine Neumanifestation einer eigenständigen Form einer chronisch entzündlichen Darmerkrankung handelt (Kühbacher et al. 1998). Bezüglich der Erhöhung der perinukleären antineutrophilen zytoplasmatischen Antikörper (p-ANCA) als Risikofaktor der akuten Pouchitis gibt es widersprüchliche Angaben; neuere Studien haben jedoch gezeigt, dass p-ANCA nur eine Abhängigkeit zum Grad der aktuellen Entzündung sowohl bei CU als auch der akuten Pouchitis aufweist (Foley et al. 1995; Sandborn et al. 1995). Daneben scheint das Vorhandensein von p-ANCA nützlich zu sein zur Identifikation von Patienten mit refraktärer Pouchitis (Esteve et al. 1996; Sandborn et al. 1995). Ob eine präoperativ vorhandene Backwash-Ileitis oder das Vorhandensein extraintestinaler Manifestationen, vor allem der primär sklerosierenden Cholangitis (PSC), häufiger mit einer akuten Pouchitis assoziiert ist, konnte noch nicht endgültig geklärt werden (Heuschen et al. 1999; Lohmuller et al. 1990; Penna et al. 1996). Während Penna et al. (1996) nach 10 Jahren ein kumulatives Pouchitisrisiko für CU-Patienten ohne PSC von 45,5% und für CU-Patienten mit PSC von 79% beschrieben, fanden Heuschen

Tabelle 6.1. Ätiologie der primär idiopathischen Pouchitis (Hypothesen)

Hypothese	Referenz
Bakterielle Überwucherung durch Stase	Lerch et al. 1989
Mangel an kurzkettigen Fettsäuren	Clausen et al. 1992; Sagar et al. 1995
Glutamin- und Butyratmangel	Finnie et al. 1993
Kolonmetaplasie	Apel et al. 1994; O'Connell 1986; Shepherd et al. 1993
Remanifestation der CU	Moskowitz et al. 1986

CU Colitis ulcerosa.

et al. (1999) keine erhöhte Pouchitisinzidenz bei zusätzlicher PSC. Dagegen war ein chronischer Verlauf der Pouchitis in beiden Studien signifikant häufiger bei CU-Patienten mit PSC (Heuschen et al. 1999; Penna et al. 1996). Ähnliche Ergebnisse fanden sich für Patienten mit Backwash-Ileitis (Heuschen et al. 1999; Kühbacher et al. 1998). Wie auch bei der CU finden sich bei Rauchern weniger Pouchitisepisoden als bei Nichtrauchern oder Exrauchern (Merret u. Kettlewell 1996). Ein weiterer Risikofaktor ist das Vorhandensein einer Colitis indeterminata (CI). McIntyre et al (1995) wiesen eine erhöhte Pouchitisrate bei CI (19%) gegenüber CU (8%) nach. Dagegen ist ein zuvor nicht diagnostizierter M. Crohn nur selten verantwortlich für eine schwere, chronische Pouchitis (Meuwissen et al. 1989). Weitere mögliche ätiologische Ursachen sind: Veränderung der bakteriellen Zusammensetzung im Pouch, Verminderung kurzkettiger Fettsäuren sowie Auftreten einer Kolonmetaplasie (Clausen et al. 1992; Heuschen et al. 1999; Sagar et al. 1995).

Ursachen der sekundären Pouchitis

Sowohl technische Probleme der Pouchkonstruktion als auch chirurgische Komplikationen können ursächlich für die sekundäre Pouchitis sein. Septische Probleme im kleinen Becken durch Nahtinsuffizienzen, parapouchale Fisteln und Abszesse und die Ischämie des Pouches sind die gefürchtetsten Komplikationen nach „Pouch-Op", sie treten nach Angaben der Literatur in 15–39% auf (Fazio et al. 1995; Galandiuk et al. 1990). Leichtere Formen der Ischämie werden für die Entwicklung einer chronischen Pouchitis angeschuldigt. Technische Probleme der Pouchrekonstruktion (Stegbildung, langer Auslass des S-Pouches, Pouch-Steg, Pouchfehlkonstruktionen) sowie lokal-entzündliche Anastomosenprobleme treten durch die zunehmende Erfahrung bei dieser Operation nur noch selten auf (Heuschen et al. 1999; Runkel et al. 1998).

Klinische Symptome und Diagnostik

Die Symptome sind Unterbauch- und Defäkationsschmerzen, peranale Blutungen, Anstieg der Stuhlfrequenz, Leukozytose, Fieber, Verminderung der Stuhlkonsistenz, neu aufgetretene Inkontinenzprobleme und Perianitis.

Die Diagnose einer akuten, primären Pouchitis wird gestellt auf der Basis der klinischen Symptomatik, Endoskopie, Histologie und der rektalen Untersuchung nach Ausschluss einer sekundären Pouchitis, wobei die Zusammenschau aller Befunde für die Diagnose entscheidend ist. Die Parameter zur Diagnose der akuten Pouchitis wurden durch Sandborn et al. (1994) in einem Pouchitis Disease Activity Index (PDAI) zusammengefasst (Abb. 6.1), der im klinischen Gebrauch benutzt werden sollte.

Nachfolgende Untersuchungen stehen zum Ausschluss einer sekundären Pouchitis zur Verfügung:

- **■ Pouchoskopie.** Sie dient neben der Diagnosestellung Pouchitis zur Erkennung von Fehlkonstruktionen des Pouches und zum Nachweis von Fisteln (Sandborn et

I. Klinik		Punkte
Summe der Stühle in der letzten Woche ☐ ☐	○ normale postoperative Stuhlfrequenz .... 0 ○ bis zu 17 Stühle/Woche mehr als postop normal .... 1 ○ ≥18 Stühle/Woche mehr als postop normal .. 2	☐
Rektale Blutungen letzte Woche)	keine bzw. selten (0–5) .... 0 täglich (≥6) 2	☐
Stuhldrang bzw. abdominelle Krämpfe (letzte Woche)	nein (0–1) .... 0 gelegentlich (2–4) .... 1 immer (≥5) 2	☐
Körpertemperatur	bis 37,8 °C .... 0 > 37,8 °C 1	☐
II. Endoskopie		
Ödeme	○ nein .... 0 ○ ja 1	☐
Granulation	○ nein .... 0 ○ ja 1	☐
Vulnerabilität der Mukosa	○ nein .... 0 ○ ja 1	☐
Verlust der Gefäß- zeichnung	○ nein .... 0 ○ ja 1	☐
Schleimabsonderungen	○ nein .... 0 ○ ja 1	☐
Ulcerationen	○ nein .... 0 ○ ja 1	☐
IIIa. Histologie: Akute Entzündung		
Polymorphonukleäres Leukozyteninfiltrat	○ nein .... 0 ○ leicht .... 1 ○ mäßig + Kryptenabszesse .... 2 ○ stark + Kryptenabszesse 3	☐
Ulcerationen „per low-power field"	○ nein .... 0 ○ <25% .... 1 ○ 25–50% .... 2 ○ <50% 1	☐
	Summe PDAI:	☐ ☐

Abb. 6.1. Pouchitis Disease Activity Index. (Nach Sandborn et al. 1994)

al. 1994). Biopsien sollten aus den Anastomosenbereichen (ileumpouchanale Anastomose, Längsanastomose) sowie aus dem Poucheinlass, -auslass und aus dem Pouchkorpus erfolgen. Dabei ist zu beachten, dass aufgrund meist vorhandener entzündlicher Veränderungen sowohl im Anastomosen- als auch im Ein- und Auslassbereich nur die Biopsie aus dem Pouchkorpus eine zuverlässige Aussage zum Verlauf einer Pouchitis erlaubt.

■ **Histologie.** Zum histologischen Erscheinungsbild der Pouchitis liegen mehrere Studien vor (Sarigol et al. 1999; Setti-Carraro et al. 1998; Shepherd et al. 1993; Stallmach et al. 1999; Veress et al. 1995); vergleichbar validierte Kriterien wie für die CU sind bisher jedoch nicht erarbeitet worden. Die Wertigkeit der Plasmazellinfiltration bei der akuten Pouchitis ist nicht gesichert, für die Diagnose einer chronischen Pouchitis stellt sie jedoch einen wichtigen Befund dar. Als klinisch relevant wird erachtet, dass das Ausmaß der Kryptenhyperplasie bzw. der Zottenatrophie einen wichtigen Parameter zur Einteilung der Pouchitisformen und ihres Verlaufes darstellt (Abb. 6.2; Gullberg et al. 1997; Sandborn et al. 1995; Setti-Carraro et al. 1998; Stallmach et al. 1999).

■ **Pouchographie.** Die Pouchographie wird eingesetzt zur Diagnostik einer peripouchalen Sepsis und Fisteln. Hierbei ist eine Erhöhung des Pouch-Sakrum-Abstandes ein indirekter Hinweis auf einen peripouchalen Abszess (Hrung et al. 1998).

■ **Endosonographie.** Mittels endoluminaler Endosonographie des Pouches und des Analkanals können zuverlässig peripouchale Abszesse und Fisteln nachgewiesen werden (Solomon et al. 1995).

■ **Kernspintomographie.** Die Kernspintomograpie hat sich zur zuverlässigsten Methode in der Diagnostik peripouchaler Prozesse entwickelt, die Indikation zur Kernspintomographie sollte daher bei allen septischen peripouchalen Prozessen großzügig gestellt werden (Libicher et al. 1998).

■ **Computertomographie.** Sie hat nur hinsichtlich der Erkennung von großen intraabdominellen Abszessen und zur interventionellen Behandlung von peripouchalen Abszessen ihren Stellenwert (Thoeni et al. 1990).

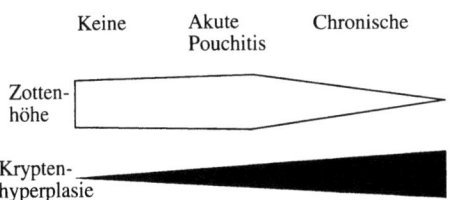

Abb. 6.2. Mukosaadaptation. Die Adaptation der Ileumschleimhaut – Kryptenhyperplasie und Zottenatrophie – steht in wechselseitiger Beziehung zur Pouchitis. Während sich die Zottenhöhe bei Patienten mit akuter und ohne Pouchitis kaum unterscheiden, kommt es zur Atrophie der Zotten bei chronischer Pouchitis. Eine Kryptenhyperplasie ist am ausgeprägtesten bei chronischer Pouchitis

Therapie der primären Pouchitis

Die Datenlage zur Therapie der Pouchitis ist ungenügend. Eine Vergleichbarkeit der Studien wird zudem durch eine uneinheitliche Definition der Pouchitisformen erschwert. Dosisfindungsstudien liegen nicht vor, anekdotisch berichtete Dosierungen weisen hohe Schwankungsbreiten auf. Mit dieser Einschränkung fasst Abb. 6.3 die derzeitig gültigen Therapieoptionen zusammen. Als gegenwärtiger Goldstandard der akuten Pouchitis gilt eine systemische oder topische Therapie mit Metronidazol oder Ciprofloxazin (Hurst et al. 1996; Rauh et al. 1991). Neben einer Reduktion von Anaerobiern (Madden et al. 1994) und einer Normalisierung der kurzkettigen Fettsäuren (Nygaard et al. 1994) in den Fäzes bindet Metronidazol mukosatoxische freie Sauerstoffradikale (Levin et al. 1992). Daneben verbessern sich auch atrophische Veränderungen in der Mukosa (Kmiot et al. 1993). Die Empfehlung zur Therapie mit diesen Antibiotika wird durch insgesamt drei offene, unkontrollierte Studien gestützt (Hurst et al. 1996; Rauh et al. 1991; Svaninger et al. 1993). Üblich ist eine orale Therapie mit Metronidazol 400 mg 2- bis 3-mal täglich oder Ciprofloxazin 2-mal 250 bis 2-mal 500 mg täglich für 1–2 Wochen. Bei Unverträglichkeit von oralem Metronidazol hat sich die topische Applikation bewährt (Nygaard et al. 1994). Die Ansprechraten unter Metronidazol liegen nach Literaturangaben zwischen 73 und 80% (Heuschen et al. 1999; Levin et al. 1992). Bei 8 von 11 Patienten, die auf eine Therapie mit Metronidazol nicht ansprachen oder diese nicht tolerierten, war die Therapie mit Ciprofloxazin effektiv (Hurst et al. 1996). Bei Versagen der Primärtherapie kann ein Antibiotikawechsel vorgenommen oder eine anti-inflammatorische Therapie mit 5 Aminosalicylsäure-Klysmen bzw. Suppositorien oder Budenosid-Klysmen versucht werden (Belluzzi et al. 1993; Biasco et al. 1989). In besonders schweren Fällen ist die systemische Kortisongabe indiziert. Die Therapie mit Immunsuppressiva (z.B. Azathioprin oder Cyclosporin A) wird derzeit in klinischen Studien getestet und kann außerhalb klinisch kontrollierter Studien nicht empfohlen werden. Die akut-rezidivierende Pouchitis wird wie die akute Pouchitis behandelt. Zur Rezidiv-Prophylaxe liegen keine abschließend publizierten Daten vor, sie kann deshalb nicht empfohlen werden. Bei der chronischen Pouchitis liegen positive Daten vor für die medikamentöse Behandlung mit Metronidazol per os (Levin et al. 1992), einer oralen Kombinationstherapie aus Ciprofloxazin und Rifaximin (Gionchetti et al. 1999) sowie Glutamin- und in geringerem Maße Buty-

Abb. 6.3.
Stufentherapie der akuten Pouchitis

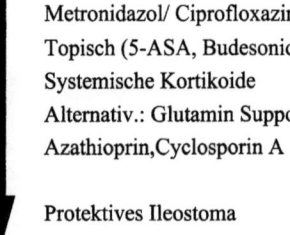

Metronidazol/ Ciprofloxazin
Topisch (5-ASA, Budesonid)
Systemische Kortikoide
Alternativ.: Glutamin Suppositorien, Azathioprin, Cyclosporin A

Protektives Ileostoma
Pouchexstirpation

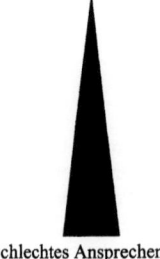

Geringe Pouchitis

Schlechtes Ansprechen

rat-Suppositorien (Wischmeyer et al. 1993). Zur Therapie mit Bismuth-Klysmen liegen eine positive (Gionchetti et al. 1999) und eine negative (Tremaine et al. 1997) Studie vor. Als letzte Option ist in 1–4% der Fälle die Anlage eines protektiven Ileostomas bzw. die Pouch-Exstirpation mit Anlage eines endständigen Ileostomas anzusehen, was in 3–5% der Fälle aufgrund nicht beherrschbarer Komplikationen erforderlich ist (Fazio et al. 1995; Foley et al. 1995; Galandiuk et al. 1990; Heuschen et al. 1999; Hurst et al. 1998; Runkel et al. 1998).

Dysplasie und Karzinomrisiko im ileoanalen Pouch

Das Risiko, an einem Karzinom im ileoanalen Pouch zu erkranken, ist aufgrund der weltweit relativ kurzen Nachbeobachtungszeit noch nicht absehbar (Sarigol et al. 1999). Mittlerweile liegen Berichte von fünf Adenokarzinomen nach Pouch-Op wegen einer CU vor. Vier dieser Patienten hatten eine vollständige Mukosektomie und eine handgenähte Anastomose, nur ein Patient hatte eine maschinengenähte Anastomose, bei der ca. 1–2 cm residuale Rektumschleimhaut verbleibt (Puthu et al. 1992; Rodriguez-Sanjuan et al. 1995; Sequens 1997; Stern et al. 1990; Vieth et al. 1998). Dennoch kann man davon ausgehen, dass sich das Karzinom vorwiegend aus belassener rektaler Mukosa entwickelt. Residuale Inseln von Rektumschleimhaut finden sich – trotz vollständiger Proktomukosektomie – in bis zu 20% der Fälle (Heppell et al. 1983).

Eine besondere Risikogruppe stellen Patienten mit chronischer Pouchitis dar. Verres et al. (1995) beschrieben bei 37% der Patienten mit chronischer Pouchitis das Auftreten von Epitheldysplasien oder Aneuploidien im Mittel 6,2 Jahre nach Operation, Gullberg et al. (1997) sogar bei 71% der Patienten bei einer mittleren Nachbeobachtungszeit von 9 Jahren. Patienten mit schweren atrophischen Veränderungen (Typ C, 9% der Fälle) entwickeln nach Angaben der Literatur signifikant häufiger eine chronische Pouchitis und Dysplasien als Patienten mit weniger schweren Veränderungen (Typ A und B) der Pouchschleimhaut (Kollmorgen et al. 1996; Setti-Carraro et al. 1998; Verres et al. 1995). Aufgrund der Assoziation zwischen schwerer Zottenatrophie und Dysplasieentwicklung im Pouch sollte bei jeder histologischen Begutachtung als Minimum eine semiquantitative Aussage zur Zottenhöhe erfolgen (Gullberg et al. 1997; Setti-Carraro et al. 1998; Verres et al. 1995). Bei Patienten mit schwerer Zottenatrophie sollte an Dysplasiediagnostik mit Stufenbiopsien aus dem Pouch wie bei langjähriger ausgedehnter CU erfolgen. Bei sicherem Nachweis von Epitheldysplasien muss die Pouch-Exstirpation diskutiert werden.

Konsequenzen für die Nachsorge

Nach „Pouch-Op" sollte eine Endoskopie mit Biopsien aus allen Abschnitten des Pouches (drei bis fünf Biopsien) nach 3 Monaten, dann in jährlichen Intervallen in einem spezialisiertem Zentrum erfolgen. Pouchitis, Zottenatrophie und das Auftreten von Dysplasien sollten zur Festlegung von Nachsorgestandards erfasst werden. Bei Patienten mit schwerer Zottenatrophie sollte eine Dysplasiediagnostik wie bei langjähriger ausgedehnter CU mit Stufenbiopsien aus dem Pouch erfolgen.

Diversionskolitis

Diversionskolitis ist die Entzündung in von Fäzes ausgeschalteten Kolonsegmenten (nach Anlage eines Ileostomas bzw. Kolostomas). Im Einzelnen kann zwischen histologischen, makroskopischen und klinischen Befunden differenziert werden, die mit einer Häufigkeit von 90, 50 und 30% vorliegen (Edwards et al. 1999).

Die Diversionskolitis ist histologisch durch ein gering bis mäßig ausgeprägtes entzündliches Zellinfiltrat in der Lamina propria gekennzeichnet. Es besteht eine lymphoide follikuläre Hyperplasie und ein Verlust von Krypten. Weiterhin finden sich Ulzerationen, eine Kryptitis und gelegentlich Kryptenabszesse sowie Granulome (Komorowski 1999; Warren et al. 1997; Yeong et al. 1991). Die Diversionskolitis zeigt damit keine spezifischen histologischen Befunde, sondern teilt vielmehr Stigmata mit der Colitis ulcerosa und bei Vorliegen von Granulomen, gelegentlich auch mit M. Crohn.

Das makroskopische Erscheinungsbild kann variieren: Erythem, petechiale Blutungen, Vulnerabilität der Mukosa, Knotenbildung in der Mukosa (entsprechend der lymphoiden follikulären Hyperplasie), gelegentlich von aphthösen Ulzera umgeben, gräulich eitriger Mukus (Komorowski 1990).

Die klinische Symptomatik imponiert durch krampfartige Unterbauchschmerzen, Tenesmen, Schmerzen im Anorektum und eitrig blutigen peranalen Ausfluss.

Die Ätiologie der Diversionskolitis ist unklar (Tabelle 6.2). Offensichtlich spielen ein gewisses Angebot an luminalen Nährstoffen und eine Präsentation luminaler Antigene für die mukosale Homöostase eine wichtige Rolle (Mortensen u. Clausen 1996). Ebenfalls diskutierte Veränderungen der Lamina muscularis propria und des enteralen Nervensystems konnten durch eine kürzlich durchgeführte immunhistologische Untersuchung weitgehend ausgeschlossen werden (Vivoli et al. 1998).

Die beschriebenen Veränderungen sind nach Kontinuitätswiederherstellung in der Regel reversibel – die Kontinuitätswiederherstellung ist damit die Therapie

Tabelle 6.2. Ätiologie der Diversionskolitis (Hypothesen)

Hypothese	Referenz
Verlängerter Kontakt der Mukosa mit toxischen luminalen Substanzen	Warren et al. 1997
Veränderung der bakteriellen Flora	Edwards et al. 1999
Mangel an kurzkettigen Fettsäuren durch Reduktion der Anaerobier	Mortensen u. Clausen 1996
Invasion pathogener Keime	Warren et al. 1997
Veränderungen der Muscularis propria und des ENS	Vivoli et al. 1998

ENS enterales Nervensystem.

der Wahl. Ist die Kontinuitätswiederherstellung noch nicht möglich, helfen topische Kortikoide (Klysmen/Schaum) und topische 5-Aminosalicylate. Daneben wurden auch kurzkettige Fettsäureklysmen und Butyrat-Klysmen, ähnlich wie bei der Pouchitis, erfolgreich verabreicht (Guillemot et al. 1991; Harig et al. 1989). Systemische Antibiotika und/oder Antiphlogistika sollten komplizierten Verläufen vorbehalten bleiben.

Von der „unkomplizierten" Diversionskolitis ist eine Diversionskolitis auf dem Boden einer chronisch entzündlichen Darmerkrankung zu unterscheiden. Sowohl bei M. Crohn als auch bei der Colitis ulcerosa kann die Diversionskolitis auch Ausdruck einer Remanifestation bzw. Persistenz der Grunderkrankung sein mit der Notwendigkeit der spezifischen Behandlung. Von der Kontinuitätswiederherstellung sind in diesem Falle eher nachteilige Effekte zu erwarten.

Zusammenfassung

Nach restaurativer Proktokolektomie kann in dem in den Analkanal implantierten Dünndarmreservoir eine Entzündung entstehen (Pouchitis). Hierbei kann die akute Pouchitis von der chronischen Pouchitis (Dauer über 3 Monate) unterschieden werden. Unter sekundärer Pouchitis versteht man die Entzündung aus „chirurgischer Ursache" (z. B. Ischämie, Anastomosenenge, Fisteln). Ätiologisch werden bei der Pouchitis eine eigenständige Form der CED, eine Remanifestation der zugrunde liegenden Colitis ulcerosa und metabolische Ursachen diskutiert. Die Diagnostik berücksichtigt die klinische Symptomatik sowie makroskopische und histologische Befunde der Pouchoskopie. Die standardisierte Beurteilung erfolgt mit dem *„pouchitis disease activity index"* nach Sandborn (1994). Die Stufentherapie beginnt mit Metronidazol/Ciprofloxacin, topischer Entzündungskontrolle mit 5-Aminosalicylaten und Budesonid (alternativ Glutamin-Suppositorien) und der systemischen Gabe von Kortikosteroiden, alternativ Azathioprin oder Cyclosporin A. Ultima ratio ist die Anlage eines protektiven Ileostomas bzw. die Pouchexstirpation.

Die Diversionskolitis ist die Entzündung in einem von Fäzes ausgeschalteten Kolonsegment. In diesen Segmenten finden sich histologische Veränderungen zu 90%, die jedoch nur zu 30% mit einer klinischen Symptomatik einhergehen. Die Histologie ist unspezifisch, es finden sich Stigmata von Colitis ulcerosa und M. Crohn. Therapie der Wahl ist die Kontinuitätswiederherstellung, alternativ kommen ähnliche Therapeutika wie bei der Pouchitis zur Anwendung.

Literatur

Apel R, Cohen Z, Andrews CR Jr, McLeod R, Steinhart H, Odze RD (1994) Prospective evaluation of early morphological changes in pelvic ileal pouches. Gastroenterology 107:435

Belluzzi A, Campieri M, Gionchetti P, Boschi S (1993) Acute pouchitis: 5-aminosalicylic acid and budesonide suppositories effectiveness on inflammatory mediator production. Gastroenterology 104:A665

Biasco G, Di Febo G, Gizzi G, Lauri A (1989) Topical 5-aminosalicylic acid for pouchitis and for non-ulcerative ano-rectal diseases. Ital J Gastroenterol 21: Suppl 20

Clausen MR, Tvede M, Mortensen PM (1992) Short chain fatty acids in pouch contents from patients with and without pouchitis after ileal pouch-anal anastomosis. Gastroenterology 103:1144

Edwards CM, George B, Warren B (1999) Diversion colitis-new light through old windows. Histopathology 34:1

Esteve M, Mallolas J, Klaassen J et al. (1996) Antineutrophil cytoplasmatic antibodies in sera from colectomised ulcerative colitis patients and its relation to the presence of pouchitis. Gut 38:894

Fazio VW, Ziv Y, Church JM, Oakley JR, Lavery IC, Milsom JW, Schroeder TK (1995) Ileal pouch-anal anastomosis complications and function in 1005 patients. Ann Surg 222:120

Finnie IA, Taylor BA, Rhodes JM (1993) Ileal and colonic epithelial metabolism in quiescent ulcerative colitis: increased glutamine metabolism in distal colon but no defect in butyrate metabolism. Gut 34:1552

Foley EF, Schoetz DJ Jr, Roberts PL (1995) Rediversion after ileal pouch-anal anastomosis: causes of failures and predictors of subsequent pouch salvage. Dis Colon Rectum 38:793

Galandiuk S, Scott NA, Dozois RR et al. (1990) Ileal pouch-anal anastomosis. Reoperation for pouch-related complications. Ann Surg 212:446

Gionchetti P, Rizzello F, Ferrieri A et al. (1999) Rifaximin in patients with moderate or severe ulcerative colitis refractory to steroid treatment: a double-blind, placebo-controlled trial. Dig Dis Sci 44:1220

Guillemot F, Colombel JF, Neut C, Verplanck N, Lecomte M, Romond C, Paris JC, Cortot A (1991) Treatment of diversion colitis by short chain fatty acids. Prospective and double blind study. Dis Colon Rectum 34:861

Gullberg K, Stahlberg D, Liljeqvist L, Tribukait B, Reinholt FP, Veress B, Lofberg R (1997) Neoplastic transformation of the pelvic pouch mucosa in patients with ulcerative colitis. Gastroenterology 112:1487

Harig JM, Soergel KH, Komorowski RA, Wood CM (1989) Treatment of diversion colitis with short chain fatty acid irrigation. N Engl J Med 320:23

Heppell J, Weiland LH, Perrault J, Pemberton JH, Telander RL, Beart RW Jr (1983) Fate of the rectal mucosa after rectal mucosectomy and ileoanal anastomosis. Dis Colon Rectum 26:768

Heuschen UA, Heuschen G, Herfarth Ch (1999) Der ileoanale Pouch als Rectumersatz. Chirurg 70:530

Hrung JM, Levine MS, Rombeau JL, Rubesin SE, Laufer I (1998) Total proctocolectomy and ileoanal pouch: the role of contrast studies for evaluating postoperative leaks. Abdom Imaging 23:375

Hurst RD, Molinari M, Chung TP, Rubin M, Michelassi F (1996) Prospective study of the incidence, timing, and treatment of pouchitis in 104 consecutive patients after restorative proctocolectomy. Arch Surg 131:497

Hurst RD, Chung TP, Rubin M, Michelassi F (1998) The implications of acute pouchitis on the long-term functional results after restorative proctocolectomy. Inflamm Bowel Dis 4:280

Kmiot WA, Youngs D, Tudor R, Thompson R, Keighley MR (1993) Mucosal morphology, cell proliferation and faecal bacteriology in acute pouchitis. Br J Surg 80:1445

Kollmorgen CF, Nivatvongs S, Dean PA, Dozois RR (1996) Long-term causes of death following ileal pouch-anal anastomosis. Dis Colon Rectum 39:525

Komorowski RA (1990) Histological spectrum of diversion colitis. Am J Surg Pathol 14:548

Kühbacher T, Schreiber S, Runkel N (1998) Pouchitis: pathophysiology and treatment. Int J Colorect Dis 13:196

Lerch MM, Braun J, Hander M, Hofstadter F, Schumpelick V, Matern S (1989) Postoperative adaptation of the small intestine after total colectomy and J-pouch-anal anastomosis. Dis Colon Rectum 33:91

Levin KE, Pemberton JH, Phillips SF, Zinsmeister AR, Pezim ME (1992) Role of oxygen free radicals in the aetiology of pouchitis. Dis Colon Rectum 35:452

Libicher M, Scharf J, Wunsch A, Stern J, Dux M, Kauffmann GW (1998) MRI of pouch-related fistulas in ulcerative colitis after restorative proctocolectomy. J Comput Assist Tomogr 22:664

Lohmuller JL, Pemberton JH, Dozois RR, Ilstrup D, van Heerden J (1990) Pouchitis and extraintestinal manifestations of inflammatory bowel disease after pouch-anal anastomosis. Ann Surg 211:622

Madden MV, McIntyre AS, Nicholls RJ (1994) Doubleblind crossover trial of metronidazole versus placebo in chronic remitting pouchitis. Dig Dis Sci 39:1193

McIntyre PB, Pemberton JH, Wolff BG, Dozois RR, Beart RW Jr (1995) Indeterminate colitis. Long-term outcome in patients after ileal pouch-anal anastomosis. Dis Colon Rectum 38:51

Meagher AP, Farouk R, Dozois RR, Kelly KA, Pemberton JH (1998) J ileal pouch-anal anastomosis for chronic ulcerative colitis: complications and long-term outcome in 1310 patients. Br J Surg 85:800

Merret MN, Kettlewell M (1996) Smoking may prevent pouchitis in patients with restorative proctocolectomy for ulcerative colitis. Gut 38:362

Meuwissen SCM, Hoitsma H, Boot H, Seldenrijl CA (1989) Pouchitis (Pouch ileitis). Neth J Med 35:554

Mortensen PB, Clausen MR (1996) Short chain fatty acids in the human colon: relation to gastrointestinal health and disease. Scand J Gastroenterol 31:132

Moskowitz RL, Shepherd NA, Nicholls RJ (1986) An assessment of inflammation in the reservoir after restorative proctocolectomy with ileoanal ileal reservoir. Int J Colorect Dis 1:167

Nygaard K, Bergan T, Bjorneklett A, Hoverstad T, Lassen J, Aase S (1994) Topical metronidazole treatment in pouchitis. Scand J Gastroenterol 29:462

O'Connell PR, Rankin DH, Weilan LH, Kelly KA (1986) Enteric bacteriology, absorption, morphology and emptying after ileal pouch anal anastomosis. Br J Surg 73:909

Penna C, Dozois RR, Tremaine WJ, Sandborn W, Larusso N, Schleck G, Ilstrup D (1996) Pouchitis after ileal pouch-anal anastomosis for ulcerative colitis occurs with increased frequency in patients with associated primary sclerosing cholangitis. Gut 38:504

Puthu D, Rajan N, Rao R, Rao L, Venugopal P (1992) Carcinoma of the rectal pouch following restorative proctocolectomy. Report of a case. Dis Colon Rectum 35:257

Rauh SM, Schoetz DJ Jr, Roberts PL, Murray JJ, Coller JA, Veidenheimer MC (1991) Pouchitis-is it a wastebasket diagnosis? Dis Colon Rectum 34:685

Rodriguez-Sanjuan JC, Polavieja MG, Navanjo A, Castillo J (1995) Adenocarcinoma in an ileal pouch for ulcerative colitis. Dis Colon Rectum 38:779

Runkel N, Kroesen AJ, Buhr HJ (1998) Technische Aspekte und Ergebnisse nach ileoanaler Pouchanlage wegen Colitis ulcerosa. Zentralbl Chir 123:375

Sagar PM, Taylor BA, Godwin P et al. (1995) Acute pouchitis and deficiencies of fuel. Dis Colon Rectum 38:488

Sandborn WJ, Tremaine WJ, Batts KP, Pemberton JH, Phillips SF (1994) Pouchitis after pouch-anal anastomosis: a pouchitis disease activity index. Mayo Clin Proc 69:410

Sandborn WJ, Landers CJ, Tremaine WJ, Targan SR (1995) Antineutrophil cytoplasmatic antibody correlates with chronic pouchitis after ileal pouch-anal anastomosis. Am J Gastroenterol 90:740

Sarigol S, Wyllie R, Gramlich T, Alexander F, Fazio VW, Kay M, Mahajan L (1999) Incidence of dysplasia in pelvic pouches in pediatric patients after ileal pouch-anal anastomosis for ulcerative colitis. J Pediatr Gastroenterol Nutr 28:429

Seidel SA, Peach SE, Newman M, Sharp KW (1999) Ileoanal pouch procedures: clinical outcomes and quality of life assessment. Am Surg 65:40

Sequens R (1997) Cancer in the anal canal (transitional zone) after restorative proctocolectomy with stapled ileal pouch-anal anastomosis. Int J Colorect Dis 12:254

Setti-Carraro PG, Talbot IC, Nicholls JR (1998) Patterns of distribution of endoscopic and histological changes in the ileal reservoir after restorative proctocolectomy for ulcerative colitis. A long-term follow up study. Int J Colorect Dis 13:103

Shepherd NA, Healey CJ, Warren BF, Richman PI, Thomson WH, Wilkinson SP (1993) Distribution of mucosal pathology and an assessment of colonic phenotypic change in the pelvic ileal reservoir. Gut 34:101

Solomon MJ, McLeod RS, O'Connor BI, Cohen Z (1995) Assessment of peripouch inflammation after ileoanal anastomosis using endoluminal ultrasonography. Dis Colon Rectum 38:182

Stallmach A, Moser C, Hero-Gross R, Müller-Molaian I, Ecker W, Feifel G, Zeitz M (1999) Pattern of mucosal adaptation in acute and chronic pouchitis. Dis Colon Rectum 42:1311

Stern H, Walfisch S, Mullen B, McLeod R, Cohen Z (1990) Cancer in an ileo-anal reservoir. A new late complication. Gut 31:473

Svaninger G, Nordgren S, Oresland T, Hulten L (1993) Incidence and characteristics of pouchitis in the Kock continent ileostomy and the pelvic pouch. Scand J Gastroenterol 28:695

Thoeni RF, Fell SC, Engelstad B, Schrock TB (1990) Ileoanal pouches: comparison of CT, scintigraphy, and contrast enemas for diagnosing postsurgical complications. Am J Roentgenol 154:73

Tremaine WJ, Sandborn WJ, Wolff BG, Carpenter HA, Zinsmeister AR, Metzger PP (1997) Bismuth carbomer foam enemas for active chronic pouchitis: a randomized, double-blind, placebo-controlled trial. Aliment Pharmacol Ther 11:1041

Veress B, Reinholt FP, Lindquist K, Lofberg R, Liljeqvist I (1995) Long term histomorphological surveillance of the pelvic ileal pouch. Dysplasia develops in a subgroup of patients. Gastroenterology 109:1090

Vieth M, Grunewald M, Niemeyer C, Stolte M (1998) Adenocarcinoma in an ileal pouch after prior proctocolectomy for carcinoma in a patient with ulcerative pancolitis. Virchows Arch 433:281

Vivoli V, Cobianchi F, Adami M, Torri T, Ferraro G, Roncoroni L (1998) Human defunctionalized colon. A histopathological and pharmacological study of muscularis propria in resected specimens. Dig Dis Sci 43:616

Warren BF, Shepherd NA, Price AB, Williams GT (1997) Importance of cryptolytic lesions and pericryptal granulomas in inflammatory bowel disease. J Clin Pathol 50:880

Wischmeyer P, Pemberton JH, Phillips SF (1993) Chronic pouchitis after ileal pouch-anal anastomosis: responses to butyrate and glutamine suppositories in a pilot study. Mayo Clin Proc 68:978

Yeong ML, Bethwaite PB, Prasad J, Isbister WN (1991) Lymphoid follicular hyperplasia-a distinctive feature of diversion colitis. Histopathology 19:55

KAPITEL 7

Konservative Therapie der Fistelerkrankung beim Morbus Crohn

A. STALLMACH

Neben abdominellen Schmerzen, Diarrhoen, Gewichtsabnahme und extraintestinalen Symptomen wie Fieber und Arthralgien, gehört die Ausbildung von Fisteln bzw. Fistelsystemen zu den typischen intestinalen Komplikationen des M. Crohn. Fisteln können je nach Ausprägung die Lebensqualität des Patienten deutlich beeinträchtigen; sie können sogar die Ursache vital-bedrohlicher Komplikationen – z.B. Fisteln zu den ableitenden Harnwegen mit Ausbildung septischer Krankheitsbilder – darstellen. In Abhängigkeit vom untersuchten Patientenkollektiv, der Beobachtungsdauer und dem Befallsmuster wird die kumulative Häufigkeit von Fisteln bei Patienten mit M. Crohn mit 14–83% angegeben (Crohn et al. 1932; Schneider u. Rosahl 1986).

Risikofaktoren für die Entstehung von Fisteln

Aus der klinischen Betreuung von Patienten mit chronisch entzündlichen Darmerkerkrankungen ist lange bekannt, dass es M.-Crohn-Patienten mit einem so genannten fistulierenden Verlauf und Patienten, die zur Ausbildung von Stenosen (so genannter fibrosierender Typ) neigen, gibt. So konnten Greenstein und Mitarbeiter in einer retrospektiven Analyse aufzeigen, dass bei Patienten, die wegen „perforierender" Komplikationen (Fisteln, Abszesse) operiert werden mussten, auch Re-Operationen bei einem sehr hohen Prozentsatz der Patienten wegen der gleichen „perforierenden" Komplikationen durchgeführt werden mussten. Diese Daten deuten an, dass der Verlauf und die auftretenden Komplikationen beim individuellen Patienten „determiniert" sind. In diesem Zusammenhang ist von Interesse, dass bei M.-Crohn-Patienten mit Fisteln im Vergleich zu Patienten mit Stenosen in einem signifikant höheren Prozentsatz Mutationen in Position 308 der Promotorregion des TNF-α-Gens nachzuweisen sind (16,2% vs. 5,8%; Louis et al. 2000). Dieser, mit einer stärkeren Sekretion von TNF-α nach Stimulation einhergehende Polymorphismus könnte eine Erklärung für die Neigung zur Fistelentstehung darstellen. In einer anderen Studie wurde dieser Befund jedoch nicht bestätigt; hier fand sich ein vermindertes Risiko, an Fisteln zu erkranken, wenn M.-Crohn-Patienten HLA-DRB1 positiv sind (Bouma et al. 1998). Schon diese Daten zeigen, dass nicht ein einzelnes Gen für die Disposition zur Fistelerkrankung verantwortlich zu machen ist, sondern die Kombination verschiedener Gene von Bedeutung ist. Als weiterer Risikofaktor für die Entstehung von Fisteln ist der Befall der distalen Darmabschnitte identifiziert worden. In Abhängigkeit vom Befallsmuster manifestieren sich Fisteln im Laufe der Erkrankung bei 41 % der Patienten mit isoliertem Dünndarmbefall und bei 83 % der Patienten mit Dünn- und Dickdarmbefall. In einer prospektiven Untersuchung von 300 Patienten wurden Analfisteln bei 43 % der Patienten mit isoliertem Kolonbefall, bei 26 % der Patienten mit Ileokolitis, aber nur bei 10 % der Patienten mit isoliertem Dünndarmbefall beobachtet (Goebell et al. 1987). Für die Entwicklung von nicht-perianalen Fisteln und Abszessen ist als weiterer Risikofaktor das Vorhandensein von intestinalen Stenosen und Strikturen beschrieben worden. Durch die prästenotische intraluminale Druckerhöhung kommt es wahrscheinlich zu einer Vertiefung von fissuralen Ulzerationen mit transmuralem Fortschreiten, die sich dann klinisch als die Darmwand durchbrechende Fisteln manifestieren (Leardi et al. 1988).

Zusätzliche Risikofaktoren für die Ausbildung von Fisteln sind der Verlauf der Erkrankung sowie der Ernährungszustand der Patienten. Bei 71 % aller Patienten, die Fisteln bzw. Fistelsysteme ausbilden, kommt es während eines akuten Schubes zur Ausbildung dieser Fisteln; bei weniger als 30 % der Patienten manifestieren sich Fisteln in einer Krankheitsphase mit niedriger entzündlicher Aktivität. 65 % der betroffenen Patienten sind zum Zeitpunkt der Fistelentstehung untergewichtig; nur 30 % der Patienten weisen ein normales Körpergewicht auf (Kruis et al. 1989). Der mit einem pathologischen Ernährungsstatus verbundene Mangel an Vitaminen und Spurenelementen scheint für die Ausbildung von Fisteln zu prädisponieren (Gerson u. Fabry 1974). So konnte bei fistelkranken Patienten mit M. Crohn in befallenen Darmsegmenten eine relativ erniedrigte Gewebekonzentration von Vitamin C im Vergleich zur Gewebekonzentration in entzündlich-veränderten Darmsegmenten bei M.-Crohn-Patienten ohne Fisteln nachgewiesen werden (Gerson u. Fabry 1974). Da Vitamin C die Kollagensynthese stimuliert und Defekte in der Kollagensynthese, wie z.B. beim genetisch bedingten Ehlers-Danlos-Syndrom Typ IV, zu intestinalen Perforationen prädisponieren, kommt dieser Beobachtung eine besondere Relevanz zu. Als weiterer Risikofaktor für die Entstehung von Fisteln wird immer wieder eine vorausgehende Behandlung mit Glukokortikoiden postuliert. Diese Hypothese konnte in einer Untersuchung von 111 Patienten mit Fisteln bei M. Crohn nicht bestätigt werden (Kruis et al. 1989). Die Indikation für eine Behandlung mit Glukokortikoiden ist eine hohe entzündliche Aktivität der Grunderkrankung, ein Faktor, der selbst zur Entstehung von Fisteln prädisponiert.

Konservative Therapie von Fisteln bei M. Crohn

Die Ätiologie des M. Crohn ist nach wie vor ungeklärt; eine kausale Therapie ist daher nicht etabliert. Durch verschiedene empirisch überprüfte Therapieprinzipien kann die Erkrankung in der Regel erfolgreich behandelt werden. Ziel dieser symptomatischen Therapie ist neben einem möglichst langen rezidivfreien Verlauf die Vermeidung von Komplikationen. In der Regel ist die Ausbildung von Fisteln ein Symptom des M. Crohn und kein eigenständiges Krankheitsbild. Die Therapie von Fisteln bei M. Crohn ist daher nicht von der Behandlung der Grunderkrankung zu trennen. Die Analyse von Therapiestudien zeigt, dass die in der Behandlung des M. Crohn eingesetzten Pharmaka eine unterschiedlich hohe

Potenz in der Wirkung auf Fisteln bzw. Fistelsysteme besitzen. Für diese Krankheitsbilder ist neben dem Einsatz von Metronidazol die Behandlung mit immunsuppressiv wirkenden Pharmaka beschrieben. Neben unterschiedlichen Dosierungen und Therapiezeiträumen sind die Kriterien für den Therapieerfolg in den einzelnen Studien nicht einheitlich; die Ergebnisse sind daher nur bedingt vergleichbar. Nur wenige der publizierten Untersuchungen wurden als prospektive kontrollierte Studien durchgeführt; die Zahl der einbezogenen Patienten ist in der Regel klein. Unter Berücksichtigung dieser Einschränkungen werden im Folgenden die bekannten Ergebnisse zur Effektivität von immunsuppressiv wirkenden Medikamenten, von Metronidazol sowie der parenteralen Ernährung bzw. Formula-Diäten in der Therapie der Fistelerkrankung bei M. Crohn diskutiert und ein allgemeines Therapiekonzept entwickelt.

Immunsuppresiva

Zur Therapie von Fisteln bei Patienten mit M. Crohn wurden in verschiedenen Studien und Fallbeobachtungen neben Azathioprin/6-Mercaptopurin, Cyclosporin, Methotrexat auch anti-TNF-α-Antikörper eingesetzt. Die Ergebnisse sind dabei – wie oben schon ausgeführt – nur bedingt vergleichbar. Trotz dieser Einschränkung scheint neben der antibiotischen Behandlung mit Metronidazol bei der immunsuppressiven Therapie von Fisteln Azathioprin/6-Mercaptopurin das Medikament der 1. Wahl zu sein. Bereits 1969 berichteten Brooke und Mitarbeiter (1969) über den positiven Effekt von Azathioprin auf Fisteln bei M. Crohn, der in den folgenden Jahren ebenfalls von anderen Autoren bestätigt wurde (Drucker u. Jeejeebhoy 1970; Nyman et al. 1985; Markowitz et al. 1990). In einer großen prospektiven Doppelblind-Studie führte 6-Mercaptopurin, der aktive Metabolit des Azathioprins, bei 38% der Patienten zu einem kompletten Fistelverschluss sowie bei weiteren 24% zu einer deutlichen Veringerung der Fistelsekretion. Patienten mit enterokutanen Fisteln sprachen auf diese Therapie besonders gut; bei 75% konnte durch 6-Mercaptopurin ein kompletter Verschluss der Fistel induziert werden. Im Gegensatz dazu konnte in der Plazebogruppe nur bei 6% der Patienten ein Verschluss von Fisteln beobachtet werden (Korelitz u. Present 1984). Wichtig ist dabei eine ausreichende Therapiedauer; nach zwei Monaten wurde in der Studie von Korelitz lediglich eine kumulative Ansprechrate von 21% beobachtet. Das mittlere Zeitintervall zwischen Beginn der Therapie und dem Ansprechen betrug 3,1 Monate; noch nach einer 4-monatigen Therapie mit 6-Mercaptopurin konnte bei weiteren 23% der Patienten ein Ansprechen beobachtet werden (Abb. 7.1). Die Ergebnisse dieser Studien verdeutlichen, dass unter der Voraussetzung einer langfristigen Therapie Azathioprin/6-Mercaptopurin in der Behandlung von Fisteln bei M. Crohn einen wichtigen Stellenwert haben sollte und in einem hohen Prozentsatz den Verschluss von Fisteln, zumindest aber eine Besserung der Symptomatik induzieren kann. Für die Langzeittherapie werden die Nebenwirkungen von Azathioprin/6-Mercaptopurin über einen Beobachtungszeitraum von 18 Jahren wie folgt angegeben: Pankreatitis (3%), Knochenmarksdepression (2%) – im Patientenkollektiv von O'Donoghue und Mitarbeitern (1978) verstarb ein Patient an einer Azathioprin-assoziierten Panzytopenie –, allergische

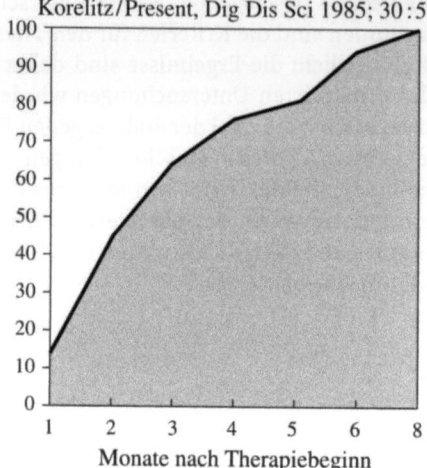

Abb. 7.1. Ansprechrate der immunsuppressiv behandelten Patienten mit Fisteln. Dargestellt ist der zeitliche Verlauf des Ansprechens. Die Patienten, bei denen insgesamt ein Therapieerfolg erreicht wurde (62% des Gesamtkollektivs), wurden gleich 100% gesetzt. Deutlich erkennbar ist, dass nach dreimonatiger Therapie erst die Hälfte der Patienten auf die Therapie mit 6-Mercaptopurin angesprochen hat. Aus diesen Daten wird deutlich, dass zur Beurteilung des Therapieerfolgs eine Behandlungsdauer von sechs Monaten notwendig ist

Reaktionen (2%), Infektionen (7%) und die Entwicklung einer cholestatischen Hepatitis (1%; Present et al. 1989).

Zur Wirkung von Cyclosporin A bei Patienten mit M.-Crohn-bedingten Fisteln gibt es keine kontrollierte Studie. In verschiedenen offenen Behandlungsstudien ist Cyclopsorin mit guter Effektivität eingesetzt worden (Hanauer u. Smith 1993; Present u. Lichtiger 1994; Egan et al. 1998). Dabei ist diesen Fallberichten gemeinsam, dass nach Beginn der parenteralen Therapie mit CsA (4-5 mg/kg KG/Tag) die Wirkung rasch einsetzt (Verschluss der Fisteln bzw. Reduktion der Fistelsekretion innerhalb der ersten beiden Wochen). Nach Umsetzen auf eine oral verabreichte CsA-Medikation kommt es jedoch bei einem Großteil der Patienten zu Rezidiven. Die Kombination von Cyclosporin A mit Azathioprin scheint die langfristige Wirkung dieses Therapiekonzeptes zu verbessern (Hinterleitner et al. 1997).

Basierend auf den Ergebnissen zur Wirkung von anti-TNF-α-Antikörpern bei kompliziert verlaufendem M.-Crohn wurde in einer großen, randomisierten, Plazebo-kontrollierten Doppelblind-Studie der Effekt dieser Medikation bei Patienten mit Fisteln beim M. Crohn untersucht (Present et al. 1999). In diese Studie wurden 94 Patienten mit drainierenden enterokutanen oder perianalen Fisteln, die mindestens für drei Monate vorhanden waren, aufgenommen. Die Patienten wurden in drei Gruppen randomisiert: Gruppe 1 (31 Patienten) erhielt eine Plazebomedikation, Patienten der Gruppe 2 (n=31) und Patienten der Gruppe 3 (n=32) wurden 5 mg/kg KG bzw. 10 mg/kg KG Infliximab in der Woche 0, 2 und

Kapitel 7 Konservative Therapie der Fistelerkrankung beim Morbus Crohn

6 infundiert (dreimalige Infusion). Der primäre Endpunkt war eine Reduktion der Fistelzahl um 50% (vom Ausgangswert) während zwei oder weiteren Folgeuntersuchungen (jeweils im Abstand von vier Wochen). Das sekundäre Therapieziel war der Verschluss aller Fisteln. Es zeigten sich in dieser Studie folgende Ergebnisse:

	Plazebo	5 mg/kg KG	10 mg/kg KG
Primärer Endpunkt	8/31 (26%)	21/31 (68%)	18/32 (56%)
Sekundärer Endpunkt	4/31 (13%)	17/31 (55%)	29/63 (46%)

Dabei konnte in den Gruppen 2 und 3 im Median nach 14 Tagen ein Ansprechen auf die Therapie beobachtet werden; in der Plazebogruppe war das Zeitintervall signifikant länger (41 Tage). Der Verschluss der Fisteln hielt im Median in allen Gruppen für ca. drei Monate an. Subgruppenanalysen ergaben, dass bei Patienten, die immunsuppressiv mit Azathioprin/6-Mercaptopurin, Steroiden oder Antibiotika vorbehandelt waren, der primäre Endpunkt mit folgender Häufigkeit (in%; in Klammern ist die Anzahl der eingeschlossenen Patienten angegeben) erreicht werden konnte:

	Plazebo	Infliximab	p-Wert
Alle Patienten	26 (n = 31)	62 (n = 63)	0,001
Pat. mit mehr als 20 mg Prednison/Tag	20 (n = 5)	67 (n = 8)	0,14
Pat. mit weniger als 20 mg Prednison/Tag	17 (n = 6)	53 (n = 15)	0,15
Pat. ohne Steroide	30 (n = 20)	64 (n = 42)	0,01
Pat. mit Azathioprin/6-MP	44 (n = 9)	59 (n = 29)	0,46
Pat. ohne Azathioprin/6-MP	18 (n = 22)	65 (n = 34)	0,001
Pat. mit Antibiotika	27 (n = 11)	65 (n = 17)	0,06
Pat. ohne Antibiotika	25 (n = 20)	61 (n = 46)	0,01

Bei immunsuppressiv vorbehandelten Patienten lag der Anteil der Patienten, die den primären Endpunkt der Studie erreichten, in der Plazebogruppe bei 44%. Dieser Anteil ist deutlich höher als der Anteil von nicht vorbehandelten Patienten unter Plazebomedikation (18%). In dem Subkollektiv der immunsuppressiv vorbehandelten Patienten konnte nur eine mäßige Steigerung der Ansprechrate auf 59% durch Infliximab erreicht werden. Bei strenger Bewertung dieser Zahlen muss der Schluss gezogen werden, dass bei immunsuppressiv vorbehandelten Patienten durch Infliximab kein statistisch gesicherter Therapieeffekt zu erwarten ist. Allerdings sind die Fallzahlen in dieser Subgruppe aus der Studie relativ klein, sodass weitere Daten abgewartet werden müssen.

Nebenwirkungen traten bei 84% der mit Infliximab behandelten Patienten auf. Am häufigsten waren Kopfschmerzen, Abszesse, Infektionen des oberen Respirationstraktes und Müdigkeit. Bei fünf Patienten (vier in der Gruppe 3 und einer in Gruppe 2) traten als „schwer" beurteilte Nebenwirkungen (Pneumonien, Abszesse, intestinale Obstruktionen) auf. In der Zusammenfassung kann durch

Infliximab ohne Zweifel eine Reduktion der Fistelsekretion oder ein kompletter Verschluss der Fisteln bei ca. 50–60% der so behandelten Patienten erreicht werden. Nach ca. drei Monaten treten jedoch häufig Rezidive auf. Unklar bleibt somit, welche therapeutischen Optionen nach Wiederauftreten der Fisteln vorhanden sind.

Metronidazol

Ausgehend von der Hypothese, dass Bakterien in der Pathogenese des M. Crohn insbesondere bei Fisteln eine wichtige Rolle spielen, wurde das gegen Anaerobier bakterizid wirkende Metronidazol in der Behandlung des M. Crohn eingesetzt. Zwar konnte in der Schwedischen Multizenter-Studie für Metronidazol eine ebenso hohe Effektivität wie für Salazosulfapyridin nachgewiesen werden (Ursing et al. 1982), andere Autoren konnten diese Ergebnisse aber nicht bestätigen (Allan u. Cooke 1977; Present 1988). Verschiedene Kasuistiken und offene Therapiestudien deuten eine hohe Effektivität von Metronidazol in der Therapie von Fisteln an (Bernstein et al. 1980; Jakobovits u. Schuster 1984). In einem Kollektiv von 21 Patienten mit floriden Fisteln bei M. Crohn wurde durch eine Therapie mit Metronidazol bei 10 Patienten ein kompletter Verschluss sowie bei fünf weiteren Patienten eine deutliche Besserung der Fisteln induziert. Bei Weiterführung der Therapie wurde lediglich eine Rezidivrate von 13% beobachtet, während nach dem Absetzen von Metronidazol in 72% Rezidive beobachtet wurden (Brandt et al. 1982). Ergebnisse aus kontrollierten Doppelblind-Studien unter Einbeziehung größerer Patientenkollektive über die Effektivität von Metronidazol liegen nicht vor. In einer kleinen Doppelblind-Studie wurde Metronidazol gegen eine Kombination von Salazosulfapyridin/Glukokortikoide/Metronidazol bzw. eine Kombination von Salazosulfapyridin/Glukokortikoide bei 18 Patienten getestet. Für keinen Therapiearm konnte eine deutliche Überlegenheit dokumentiert werden. So führte eine Monotherapie mit Metronidazol bei 38% der Patienten zu einem Verschluss der perianalen Fisteln sowie bei weiteren 20% zu einer Besserung der Fistelsekretion. Die Kombination von Metronidazol mit Salazosulfapyridin und Glukokortikoiden führte bei 43% der Patienten zu einem kompletten Verschluss der Fisteln und bei weiteren 14% ebenfalls zu einer Besserung.

In der Therapie mit Metronidazol besitzt neben der Effektivität insbesondere das Nebenwirkungsprofil dieser Substanz eine hohe Bedeutung. Nebenwirkungen bei einer Therapie mit Metronidazol werden von etwa 50% der Patienten angegeben. So zwingen Parästhesien an den Extremitäten, gastrointestinale Störungen, Schwindelerscheinungen und Ataxie sowie metallischer Geschmack zur Beendigung der Therapie. Experimentelle Befunde belegen, dass eine Langzeitverabreichung von Metronidazol im Tierexperiment zur Ausbildung von Lungen-, Leber- und Brustdrüsentumoren führt. Eine besondere Beachtung dieser Tatsache ergab sich aus der Beobachtung von zwei malignen Brusttumoren sowie einem Cholangiokarzinom bei drei Patienten mit M. Crohn, die Gesamtdosen von Metronidazol zwischen 275–720 g in drei Jahren eingenommen hatten. Zwar konnte durch die Nachbeobachtung großer Kollektive über 15–25 Jahren keine krebsassoziierte gesteigerte Morbidität belegt werden, doch wurde vom Bundesgesundheitsamt die Verabreichung von Metronidazol über 10 Tage nur für besondere Indikationen nach Aufklärung des Patienten über das potentielle kanzerogene Risiko gestattet.

Parenterale Ernährung und Formula-Diäten

Ausgehend von der Hypothese, dass die komplette „Ruhigstellung des Intestinaltraktes" zum Verschluss von Fisteln bei M. Crohn führen müsste, wurde sowohl die komplette parenterale Ernährung wie die sondenapplizierbare vollresorbierbare Formula-Diät in der Behandlung von Fistelerkrankungen eingesetzt. In einer retrospektiven Untersuchung wurde der Effekt der Kompletten Parenteralen Ernährung (KPE) auf den Verlauf von Fistelerkrankungen bei M. Crohn untersucht. Unter 24 Patienten konnte durch die KPE, die im Mittel über 25 Tage appliziert wurde, bei 15 Patienten (63%) der Verschluss von Fisteln induziert werden. Während der Nachbeobachtungsphase von einem Jahr mussten wegen Rezidiven bei 9 dieser 25 Patienten chirurgische Interventionen durchgeführt werden, davon bei 9 Patienten während der ersten drei Monate. Insgesamt konnte durch die KPE bei 8 Patienten (36%) eine über ein Jahr anhaltende Remission induziert werden (Ostro et al. 1985). In dem von MacFadyen und Mitarbeitern untersuchten Patientenkollektiv konnte bei 10 von 13 Patienten mit Dünndarmfisteln sowie bei 3 von 10 Patienten mit Dickdarmfisteln durch die KPE der Verschluss von Fisteln induziert werden. Angaben zum längerfristigen Verlauf dieses Kollektivs liegen allerdings nicht vor. Diese günstigen Ergebnisse konnten von anderen Autoren nicht bestätigt werden. So wurde durch die KPE lediglich bei einem von 5 Patienten mit Fisteln bei M. Crohn ein langdauernder Verschluss induziert (MacFadyen et al. 1973), in einem anderen Kollektiv konnte durch die KPE nur bei zwei von 18 Patienten eine chirurgische Intervention verhindert werden (Eisenberg et al. 1974).

Zahlreiche Einzelfallberichte und unkontrollierte Studien deuten an, dass ebenfalls durch sondenapplizierte Formula-Diäten der Verschluss von Fisteln bei M. Crohn induziert werden kann (zur Übersicht Lorenz-Meyer 1985). So berichtete die Arbeitsgruppe von Rocchio bei 7 von 10 Patienten mit chronisch entzündlichen Darmerkrankungen über das Abheilen von Fisteln nach Applikation von Elementardiäten (Rocchio et al. 1974). Von anderen Arbeitsgruppen wird aber auch über weniger günstige Ergebnisse berichtet.

Chirurgische Therapieansätze aus internistischer Sicht

Internistische und chirurgische Behandlungsstrategien sind keine miteinander konkurrierenden Therapieansätze, sondern sich ergänzende Verfahren. Ähnlich wie durch konservative Therapieansätze kann auch durch die chirurgische Behandlung keine kurative Behandlung des M. Crohn etabliert werden; sie ist im Wesentlichen eine symptomatische Behandlung von Komplikationen beim M. Crohn. Indikationen zur operativen Indikation sind bei ausgedehnten therapierefraktären Fisteln bzw. Fistelsystemen, bei enterovesikalen Fisteln, bei blind endenden Fisteln sowie retroperitoneal verlaufenden Fisteln gegeben. Verlaufsuntersuchungen zeigen auf, dass operierte Patienten mit Fisteln bei M. Crohn eine wesentlich ungünstigere Prognose besitzen wie Patienten, die aus anderen Gründen operiert wurden. So ist in dem Kollektiv der Patienten mit Fisteln das Intervall zwischen Erst- und Re-Operation nur halb so lang wie bei Patienten, die aus anderen Gründen operiert wurden; die Inzidenz der Re-Operation ist doppelt so hoch (Köveker 1989). Die Gefahr von wiederholten Operationen bei M. Crohn mit der Ausbildung eines „Kurzdarmsyndroms" scheint insbesondere für dieses Kollektiv besonders groß.

Zusammenfassung

Die konservative Behandlung von Fisteln bei M. Crohn ist von den allgemeinen Therapieprinzipien des M. Crohn nicht zu trennen. Fisteln sind eine Komplikation der Grunderkrankung, die die Ausschöpfung aller konservativen Therapiemodalitäten impliziert. Eine Hauptindikation für den Einsatz von Immunsuppressiva wie Azathioprin bzw. 6-Mercaptopurin ist der durch die Ausbildung von Fisteln komplizierte M. Crohn. Eine immunsuppressive Therapie sollte in der ersten Phase mit Glukokortikoiden und bei hoher Entzündungsaktivität mit einer parenteralen Ernährungsform kombiniert werden. Die immunsuppressive Therapie mit Azathioprin/6-Mercaptopurin sollte für mindestens über einen Zeitraum von sechs Monaten durchgeführt werden. Bei Fisteln bzw. Abszessen, die vom distalen Sigma, Rektum oder Anus ausgehen, ist nach Aufklärung des Patienten über die potentiellen Nebenwirkungen ein Therapieversuch mit Metronidazol gerechtfertigt. Dieser sollte auf eine Gesamtdosis von 30 g, d.h. 30 Therapietage begrenzt werden. Bei Einleitung internistischer Therapiemodalitäten sollten chirurgische Interventionen mit diskutiert werden. Die Therapie mit anti-TNF-α-Antikörpern ist auf Patienten zu beschränken, bei denen es zu einem Versagen der internistisch-chirurgischen Standardtherapie kommt. Diese Patienten sollten optimalerweise in weiter durchzuführenden Studien behandelt werden, um zu entscheiden, welche Subgruppe der Patienten mit M. Crohn auf diese Therapie anspricht.

Literatur

Allan R, Cooke WT (1977) Evaluation of metronidazole in the management of Crohn's disease. Gut 18: A422

Bernstein LH, Frank MS, Brandt LJ, Boley SJ (1980) Healing of perianal Crohn's disease with metronidazole. Gastroenterolgy 79: 357–365

Bouma G, Poen AC, Garcia-Gonzalez MA, Schreuder GMT, Felt-Bersma RJF, Meuwissen SGM, Pena AS (1998) HLA-DRB1*03, but not the TNF-α-308 promoter gene polymorphism, confers protection against fistulising Crohn's disease. Immunogenetics 47: 451–455

Brandt LJ, Bernstein LH, Boley SJ, Frank MS (1982) Metronidazol therapy for perineal Crohn's disease: A follow up study. Gastroenterolgy 83: 383–387

Brooke BN, Hoffmann DC, Swarbrick ET (1969) Azathioprine for Crohn's disease. Lancet 2: 612–614

Crohn BB, Ginzburg L, Oppenheimer GD (1932) Regional ileitis. A pathologic and clinical entity. JAMA 99:1323-1329
Drucker WR, Jeejeebhoy KN (1970) Azathioprine – an adjunct to surgical therapy of granulomatous enteritis. Ann Surg 172:618-625
Egan LJ, Sandborn WJ, Tremaine WJ (1998) Clinical outcome following treatment of refractory inflammatory and fistulizing Crohn's disease with intravenous cyclosporine. Am J Gastroenterol 93:442-448
Eisenberg HW, Turnbull RB, Weakly FL (1974) Hyperalimentation as preparation for surgery in transmural colitis (Crohn's disease). Dis Col Rec 17:469-475
Gerson CD, Fabry EM (1974) Ascorbic acid and fistula formation in regional enteritis. Gastroenterology 67:428-433
Goebell H, Förster S, Dirks E, Hotz J, Schaarschmidt K, Eigler FW (1987) Morbus Crohn: Klinische Erkrankungsmuster in Beziehung zur Lokalisation. Eine prospektive Analyse an 300 Patienten. Med Klin 82:1-8
Hanauer SB, Smith MB (1993) Rapid closure of Crohn's disease fistulas with continuous intravenous cyclosporin A. Am J Gastroenterol 88:646-649
Hinterleitner TA, Petritsch W, Aichbichler B, Fickert P, Ranner G, Krejs GJ (1997) Combination of cyclosporine, azathioprine and prednisolone for perianal fistulas in Crohn's disease. Z Gastroenterol 35:603-608
Jakobovits J, Schuster MM (1984) Metronidazole therapy for Crohn's disease and associated fistulae. Am J Gastroenterol 79:533-540
Korelitz BI, Present DH (1984) Favorable effect of 6-mercaptopurin on fistulae of Crohn's disease. Dig Dis 30:58-64
Köveker GB, Gaebel G, Reichow W, Loweg C (1989) Rezidivhäufigkeit nach Eingriffen wegen „perforierenden" und „nicht-perforierenden" Komplikationen bei Morbus Crohn. Helv Chir Acta 56:19-22
Kruis W, Rindfleisch GE, Weinziel M (1985) Zinc defiency a problem in patients with Crohn's disease and fistula formation. Hepat-Gastroentrol 32:133-134
Kruis W, Scheuchenstein AM, Scheuerlen C, Weinzierl M (1989) Risikofaktoren für die Entstehung von Fisteln bei Morbus Crohn. Z Gastroenterol 27:313-316
Leardi S, Simi M, Verde B, Pietroletti R, Risetti A, Aloisio F, Speranza V (1988) Diagnostic and therapeutic problems of non-perianal fistulas and abscesses in Crohn's disease. Ital J Surg Sci 18:247-252
Lorenz-Meyer H (1985) Indikationen und Ergebnisse der enteralen Ernährung mit Formuladiäten bei chronisch-entzündlichen Darmerkrankungen. Z Gastroenterolgie 23 (Suppl): 77-81
Louis E, Peeters M, Franchimont D et al. (2000) Tumour necrosis factor (TNF) gene polymorphism in Crohn' disease (CD): influence on disease behaviour? Clin Exp Immunol 119:64-68
MacFadyen BV, Dudrick SJ, Ruberg RL (1973) Management of gastrointestinal fistulas with parenteral hyperalimentation. Surgery 74:100-105
Markowitz J, Rosa J, Grancer K, Aiges H, Daum F (1990) Long-term 6-Mercaptopurine treatment in adolescent with Crohn's disease. Gastroenterology 99:1347-1351
Nyman M, Hansson I, Eriksson S (1985) Long-term immunsosuppressive treatment in Crohn's disease. Scand J Gastroenterol 20:1197-1203
O'Donoghue DP, Dawson AM, Powell Tuck J et al. (1978) Double blind withdrawal trial of azathioprine as a maintenance treatment for Crohn's disease. Lancet 2:955-957
Ostro MJ, Greenberg GR, Jeejeebhoy KN (1985) Total parenteral nutrition and complete bowel rest in the management of crohn's disease. J Parent Ent Nutr 280-287
Present DH (1988) Trends in medical therapy: Metronidazol, azathioprine and 6-mercaptopurine in inflammatory bowel disease. Can J Gastroent 2:57A-62A
Present DH, Lichtiger S (1994) Efficacy of cyclosporine in treatment of fistula of Crohn's disease. Dig Dis Sci 39:374-380
Present DH, Meltzer SJ, Krumholz MP, Wolke A, Korelitz BI (1989) 6-Mercaptopurine in the management of inflammatory bowel disease: short- and long-term toxicity. Ann Intern Med 111:641-649
Present DH, Rutgeerst P, Targan S et al. (1999) Infliximab for the treatment of fistulas in patients with Crohn's disease. N Engl J Med 340:1398-1405

Rocchio MA, Cha CM, Haas KF, Randall HT (1974) Use of chemically defined diets in the mangement of patients with acute inflammatory bowel disease. Am J Surg 127:469

Schneider W, Rosahl W (1986) Untersuchung zur Häufigkeit schwerwiegender Komplikationen bei Colitis ulcerosa und Morbus Crohn. Z Gesamte Inn Med 41:533–536

Ursing BO, Alm T, Barany F et al. (1982) A comparative study of metronidazole and sulfasalazine for active Crohn's disease: the cooperative Crohn's disease study in Sweden. Gastroenterology 83:550–562

Kapitel 8
Fertilität und Schwangerschaft

A. Dignass

Einleitung

Die chronisch entzündlichen Darmerkrankungen Morbus Crohn und Colitis ulcerosa treten gehäuft in einer Lebensphase auf, die für die Familienplanung von Bedeutung ist. Frauen und Männer, die an einer chronisch entzündlichen Darmerkrankung leiden, und auch ihre Partner sind häufig unsicher, welche Auswirkungen notwendige diagnostische und therapeutische Maßnahmen wie Endoskopien, Operationen oder spezifische Medikamente auf eine geplante Schwangerschaft haben können. Andererseits stellt sich auch die Frage, inwieweit die Darmerkrankung durch eine Schwangerschaft beeinträchtigt werden kann und ob bestimmte Vorsichtsmaßnahmen, z.B. hinsichtlich des Entbindungsmodus zu beachten sind. Große Unsicherheit besteht bezüglich der Frage, ob es durch die Schwangerschaft zu einer Verschlechterung der chronisch entzündlichen Darmerkrankung und Auslösung eines akuten Erkrankungsschubes kommen kann. Da eine genetische Prädisposition in der Ätiopathogenese der chronisch entzündlichen Darmerkrankungen als gesichert anzusehen ist, bestehen auch zu diesem Problemkreis zahlreiche Fragen, und Betroffene und deren Angehörige sollten diesbezüglich hinreichend aufgeklärt werden. Eine ausführliche Beratung der Betroffenen und ihrer Angehörigen vor, während und nach einer Schwangerschaft ist daher sinnvoll und notwendig, um oft unbegründete Ängste abzubauen und um mögliche Gefahren und Komplikationen für Mutter und Kind frühzeitig zu erkennen.

Fertilität bei chronisch entzündlichen Darmerkrankungen

Weibliche Fertilität

Patientinnen mit Colitis ulcerosa unterscheiden sich in ihrer Fertilität in der Regel nicht bezüglich der Fertilität von gesunden Frauen (Hudson et al. 1997; Khosla et al. 1984; Purrmann et al. 1987; Willoughby u. Truelove 1980). Eine Ausnahme stellt eine vorübergehend verminderte Fertilität nach ausgedehnten Operationen (Proktokolektomie und ileoanale Pouchanlage oder Ileostomaanlage) dar, die jedoch in der Regel reversibel ist (Baird et al. 1990).

Bei Patientinnen mit M. Crohn ist die Datenlage nicht so eindeutig. Es scheint, dass in der Remissionsphase die Fertilität nicht beeinträchtigt ist, während im akuten Schub eine Verminderung der Fertilität beobachtet werden kann (Hudson et al. 1997; Khosla et al. 1984; Mayberry u. Weterman 1986; Purrmann et al. 1986; Weterman 1989). Eine Verringerung der Fertilität in Phasen stark erhöhter entzündlicher Aktivität erscheint auch aus biologischer Sicht sinnvoll, um einen möglichst positiven Verlauf einer eingetretenen Schwangerschaft zu ermöglichen und eine nicht wünschenswerte zusätzliche Belastung für die erkrankte Patientin zu verhindern. In diesem Sinne ist vermutlich auch die Beobachtung einer sekundären Amenorrhoe bei Patientinnen mit schwerem Erkrankungsverlauf einer chronisch entzündlichen Darmerkrankung oder manifester Gewichtsabnahme zu erklären.

Berücksichtigt werden muss immer, inwieweit Kinderlosigkeit und somit eine statistisch verringerte Fertilität aus persönlichen Abwägungen betroffener Patientinnen resultiert. So kann zum Beispiel infolge von Partnerschaftskonflikten, die häufiger auch krankheitsassoziiert sein können, oder infolge einer selbst auferlegten sexuellen Inaktivität eine verringerte Kinderzahl reduzieren. Auch nach Operationen, die im Zusammenhang mit einer chronisch entzündlichen Darmerkrankung erfolgt sind, scheint die Fertilität nach entsprechender Ausheilung und Adaptation nicht wesentlich beeinträchtigt, während unmittelbar nach einer größeren Operation auch eine sekundäre Amenorrhoe beobachtet werden kann (Lindhagen et al. 1986).

Männliche Fertilität

Die männliche Fertilität ist bei Patienten mit chronisch entzündlichen Darmerkrankungen im Allgemeinen nicht beeinträchtigt (Narendranathan et al. 1989; Purrmann u. Miller 1987; Purrmann et al. 1986). Abszesse und Fisteln im kleinen Becken können jedoch zu Erektions- und Ejakulationsstörungen führen.

Salazosulfapyridin-Präparate können bei Männern zu einer reversiblen Infertilität führen, die sich nach Absetzen des Medikamentes oder Wechsel auf 5-Aminosalicylsäure-Präparate zurückbildet (Chatzinoff et al. 1988; Giwercman u. Shakkebaek 1986; Narendranathan et al. 1989; O'Morain et al. 1984). Ursachen der beobachteten Fertilitätsstörungen sind eine verminderte Spermienzahl, eine Verminderung der Samenflüssigkeit sowie eine veränderte Spermienmorphologie und -beweglichkeit (Chatzinoff et al. 1988; O'Morain et al. 1984).

Einfluss einer chronisch entzündlichen Darmerkrankung auf die Schwangerschaft

In zahlreichen Studien wurde der Einfluss der chronisch entzündlichen Darmerkrankungen M. Crohn und Colitis ulcerosa auf den Verlauf einer Schwangerschaft untersucht (Hudson et al. 1997; Khosla et al. 1984; Nielsen et al. 1983, 1984; Porter u. Stirrat 1986). Basierend auf einer Metaanalyse von Miller (1986) mit über 1300 Colitis-ulcerosa-Patientinnen und über 700 Morbus-Crohn-Patientinnen kann davon ausgegangen werden, dass ein unkomplizierter Schwangerschaftsverlauf bei Frauen mit M. Crohn in 83 % (71–93 % in individuellen Untersuchungen) und bei Frauen mit Colitis ulcerosa in 85 % (76–97 % in individuellen Untersuchungen) zu beobachten ist (Tabelle 8.1). Die Rate der Fehlbildungen lag

KAPITEL 8 **Fertilität und Schwangerschaft**

bei Morbus-Crohn-Patientinnen bei 1% (0-6%) und bei Colitis-ulcerosa-Patientinnen bei 1% (0-3%; s. Tabelle 8.1).

Studien, die den Verlauf der Schwangerschaft in Abhängigkeit von der Erkrankungsaktivität untersuchten, zeigten jedoch einen signifikant ungünstigeren Verlauf der Schwangerschaft, wenn die Konzeption in eine Phase mit erhöhter entzündlicher Aktivität fiel (Tabellen 8.2 und 8.3; Khosla et al. 1984; Nielsen et al.

Tabelle 8.1. Einfluss von chronisch entzündlichen Darmerkrankungen auf eine Schwangerschaft (Metaanalyse von Miller 1986)

	Morbus Crohn	Colitis ulcerosa
Zahl der Studien	9	10
Zahl der Patienten	748 (19-222)	1308 (46-309)
Normale Geburten	83% (71-93%)	85% (76-97%)
Fehlbildungen	1% (0-6%)	1% (0-3%)
Spontanaborte	12% (3-27%)	7% (1-16%)
Totgeburten	2% (0-5%)	1% (0-3%)

Tabelle 8.2. Schwangerschaftsverlauf bei Morbus Crohn in Abhängigkeit von der Erkrankungsaktivität

	Normal [%]	Fehlbildungen [%]	Frühgeburten [%]	Totgeburten [%]	Spontanaborte [%]
Khosla et al. 1984					
In Remission	82	2	n.a.	0	16
Im Schub	60	0	n.a.	5	35
Nielsen et al. 1983, 1984					
In Remission	83	n.a.	9	4	4
Im Schub	49	n.a.	28	3	20

n.a. nicht angegeben.

Tabelle 8.3. Schwangerschaftsverlauf bei Colitis ulcerosa in Abhängigkeit von der Erkrankungsaktivität

	Normal [%]	Fehlbildungen [%]	Frühgeburten [%]	Totgeburten [%]	Spontanaborte [%]
Willoughby u. Truelove 1980					
In Remission	84	2,3	n.a.	0	10,8
Im Schub	71	4	n.a.	4	13
Nielsen et al. 1983, 1984					
In Remission	92	3	6	0	8
Im Schub	59	0	12	0	41

n.a. nicht angegeben.

1983, 1984; Weterman 1989). Schwangerschaften sollten daher möglichst in Remissionsphasen geplant werden, da bei niedriger Erkrankungsaktivität zum Zeitpunkt der Konzeption die Schwangerschaft in der Regel ungestört verläuft. Besteht zum Zeitpunkt der Konzeption eine erhöhte entzündliche Aktivität, so nimmt die Zahl von Fehlgeburten, Frühgeburten und Komplikationen zu.

Komplikationslose Schwangerschaften sind durchaus auch nach Kolektomie und Anlage eines Ileostomas möglich (Nicholl et al. 1993; Nielsen et al. 1984). Wichtig ist hierbei, dass ein ausreichender Zeitraum zwischen den Operationen und dem Konzeptionszeitpunkt besteht, sodass die Wundheilungsvorgänge abgeschlossen sind und keine wesentliche entzündliche Erkrankungsaktivität besteht. Möglicherweise nimmt nach derartigen Operationen die Zahl der Frühgeburten zu und somit die Zahl der Termingeburten ab.

Einfluss einer Schwangerschaft auf die chronisch entzündliche Darmerkrankung

Bei der überwiegenden Zahl der Patientinnen mit M. Crohn hat eine Schwangerschaft keinen Einfluss auf die Aktivität und die Rezidivneigung der chronisch entzündlichen Darmerkrankung (Tabellen 8.4 und 8.5; Briese et al. 1993; Khosla et al. 1984; Nielsen et al. 1983). Besteht bei Morbus-Crohn-Patientinnen bereits zu Beginn der Schwangerschaft eine erhöhte entzündliche Aktivität, so bleibt diese in etwa der Hälfte der Fälle auch während der Schwangerschaft bestehen (s. Tabelle 8.5; Briese et al. 1993; Khosla et al. 1984; Nielsen et al. 1983). Rezidive beziehungsweise Schübe der entzündlichen Darmerkrankung treten gehäuft im ersten Trimenon der Schwangerschaft und im Wochenbett auf (Briese et al. 1993; Khosla et al. 1984; Nielsen et al. 1983).

Tabelle 8.4. Einfluss einer Schwangerschaft auf die Entzündungsaktivität bei M. Crohn bei einer Konzeption in einer Remissionsphase. (Nach Khosla et al. 1984)

Erhaltung der Remission	85%
Eintreten eines Rezidivs:	15%
• Im 1. Trimester	13%
• Im 2. Trimester	0%
• Im 3. Trimester	0%
• Im Wochenbett	2%

Tabelle 8.5. Einfluss einer Schwangerschaft auf die Entzündungsaktivität bei M. Crohn bei einer Konzeption während einer akuten Entzündungsphase. (Nach Khosla et al. 1984)

Erhaltung der Remission	15%
Verbessert	20%
Gleich bleibende Erkrankungsaktivität	30%
Verschlechterung	25%
Verschlechterung im Wochenbett	10%

Auch bei Patientinnen mit Colitis ulcerosa wird die Erkrankungsaktivität nicht wesentlich durch eine Schwangerschaft beeinflusst. Etwa ein Drittel der Patientinnen mit Colitis ulcerosa, bei denen die Konzeption in einer Remissionsphase erfolgte, erleidet ein Rezidiv. Dies entspricht dem Spontanverlauf der Erkrankung ohne begleitende Schwangerschaft. Tritt eine Schwangerschaft in einer aktiven Krankheitsphase ein, so bleibt die Erkrankungsaktivität in der Regel erhalten.

Medikamentöse Therapie chronisch entzündlicher Darmerkrankungen während der Schwangerschaft und Stillzeit

Die Therapie der chronisch entzündlichen Darmerkrankungen beruht in wesentlichen Teilen auf Prinzipien, die auch bei Nicht-Schwangeren Verwendung finden. Einige bedeutende Ausnahmen müssen jedoch berücksichtigt werden.

Kortikosteroide und 5-ASA-Präparate in den zur Behandlung der chronisch entzündlichen Darmerkrankungen üblichen Dosierungen können nach heutiger Kenntnis ohne Gefahr für den Feten in der Schwangerschaft eingenommen werden (Connell 1996; Diav-Citrin et al. 1998; Dirks u. Goebell 1986; Korelitz 1998; Lennard-Jones u. Powell-Tuck 1979; Modigliani 1997; Subhani u. Hamilton 1998). Patientinnen, die zur Remissionserhaltung eine Therapie mit 5-ASA-Präparaten oder Steroiden benötigen, sollten diese Therapie auch nach Feststellung einer Schwangerschaft fortsetzen, da, wie oben dargestellt, eine erhöhte entzündliche Aktivität der Darmerkrankung während der Schwangerschaft eine weitaus höhere Gefahr für den Feten darstellt. Während der Einnahme von 5-ASA-Präparaten und Steroiden können Kinder gestillt werden, da nur vernachlässigbare Mengen über die Muttermilch in den kindlichen Organismus gelangen (Connell 1996; Subhani u. Hamilton 1998).

Die immunmodulierenden Medikamente Azathioprin oder 6-Mercaptopurin sollten nach Möglichkeit drei Monate vor einer geplanten Konzeption beendet werden, da die Datenlage insgesamt noch zu unsicher ist. Der Einsatz von Azathioprin bei chronisch entzündlichen Darmerkrankungen und auch während der Schwangerschaft wird aber zunehmend liberaler gehandhabt und eine Therapie mit Azathioprin stellt heute in den USA keine Kontraindikation für eine Schwangerschaft dar. Diese Meinung verbreitet sich zunehmend auch in Europa. Sollte eine Schwangerschaft unter Azathioprin eintreten, besteht keine generelle Indikation für einen Schwangerschaftsabbruch, da zumindest für den Menschen keine gesicherte Zunahme von Fehlbildungen oder Aborten belegt ist (Connell 1996). Neuere Daten insbesondere aus der Transplantationsmedizin und Rheumatologie legen nahe, dass auch unter Azathioprin/6-Mercaptopurin eine komplikationslose Schwangerschaft möglich ist (Alstead et al. 1990; Marushak et al. 1986; Roubenoff et al. 1988; Tanis 1998). Die Entscheidung, ob Azathioprin bei eingetretener Schwangerschaft beendet werden sollte oder ob eine Konzeption während einer laufenden Azathioprin-Therapie möglich ist, bedarf einer ausführlichen Abwägung der Vor- und Nachteile sowie einer umfangreichen Aufklärung der Eltern. Diese Entscheidung verlangt ein hohes Maß an Verantwortung und sollte gemeinsam mit den Eltern, betreuenden Frauen- und Hausärzten sowie gastroenterologisch versierten Spezialisten erfolgen.

Die Indikation für andere Immunsuppressiva (z.B. Methotrexat, Cyclosporin, Tacrolimus) muss im Einzelfall streng geprüft werden; generell sollten diese Medikamente nicht in der Schwangerschaft eingesetzt werden, da ein negativer Einfluss aufgrund tierexperimenteller Daten zu erwarten ist (Connell 1996). Es sind aber einzelne Kasuistiken beschrieben, wo trotz Einsatz dieser Medikamente komplikationslose Schwangerschaften beobachtet werden konnten. Zum Einsatz von Infliximab während einer Schwangerschaft liegen noch keine aussagekräftigen Daten vor, sodass eine Einnahme in der Schwangerschaft nicht empfohlen werden kann und nach einer Infliximab-Behandlung in der Regel dreimonatige antikonzeptive Maßnahmen empfohlen werden.

Die Anwendung von Metronidazol oder Ciprofloxacin in der Schwangerschaft bedarf einer strengen Indikation und ist als langfristige Therapie in der Regel kontraindiziert. Da es sich hierbei um Reservemedikamente mit in der Regel geringerer Wirksamkeit als die Standardtherapie mit Steroiden und 5-ASA-Derivaten handelt, sollte zunächst eine Therapie mit diesen Substanzen erwogen werden.

Vererbung und chronisch entzündliche Darmerkrankungen

Das Risiko für Kinder von Patienten mit chronisch entzündlichen Darmerkrankungen, an einem M. Crohn oder an einer Colitis ulcerosa zu erkranken, ist relativ gering. Die Häufigkeiten erkrankter Geschwister bei bekannten Indexpatienten schwanken zwischen 3,3 und 6% für den M. Crohn und 0–4% für die Colitis ulcerosa (Purrmann u. Miller 1987; Rotter u. Yang 1994; Vadheim u. Rotter 1989).

Trotz des insgesamt erhöhten Risikos für Kinder von Eltern mit chronisch entzündlichen Darmerkrankungen, ebenfalls an einer chronisch entzündlichen Darmerkrankung zu erkranken, sollte nicht zur Kinderlosigkeit geraten werden, da frühzeitig diagnostizierte chronisch entzündliche Darmerkrankungen durch die verbesserten medizinischen Möglichkeiten heute im Allgemeinen relativ gut beherrschbar sind und die Lebenserwartung von Patienten mit chronisch entzündlicher Darmerkrankung sich nicht signifikant von der Lebenserwartung der gesunden Normalbevölkerung unterscheidet.

Literatur

Alstead EM, Ritchie JK, Lennard-Jones JE, Farthing MJ, Clark ML (1990) Safety of azathioprine in pregnancy in inflammatory bowel disease. Gastroenterology 99:443–446

Baird DD, Narendranathan M, Sandler RS (1990) Increased risk of preterm birth for women with inflammatory bowel disease. Gastroenterology 99:987–994

Briese V, Muller H, Berkholz A (1993) Pre-conception counseling and pregnancy in chronic inflammatory bowel diseases – Crohn disease and ulcerative colitis. Zentralbl Gynakol 115:1–6

Chatzinoff M, Guarino JM, Corson SL, Batzer FR, Friedman LS (1988) Sulfasalazine-induced abnormal sperm penetration assay reversed on changing to 5-aminosalicylic acid enemas. Dig Dis Sci 33:108–110

Connell WR (1996) Safety of drug therapy for inflammatory bowel disease in pregnant and nursing women. Inflammatory Bowel Diseases 2:33–47

Diav-Citrin O, Park YH, Veerasuntharam G, Polachek H, Bologa M, Pastuszak A, Koren G (1998) The safety of mesalamine in human pregnancy: a prospective controlled cohort study. Gastroenterology 114:23–28

Dirks E, Goebell H (1986) Chronic inflammatory bowel disease and pregnancy. Medizinische Klinik 81:130–134
Giwercman A, Skakkebaek NE (1986) The effect of salicylazosulphapyridine (sulphasalazine) on male fertility. A review. Int J Androl 9:38–52
Hudson M, Flett G, Sinclair TS, Brunt PW, Templeton A, Mowat NA (1997) Fertility and pregnancy in inflammatory bowel disease. Int J Gynaecol Obstet 58:229–237
Khosla R, Willoughby CP, Jewell DP (1984) Crohn's disease and pregnancy. Gut 25:52–56
Korelitz BI (1998) Inflammatory bowel disease and pregnancy. Gastroenterol Clin North Am 27:213–224
Lennard-Jones JE, Powell-Tuck J (1979) Drug treatment of inflammatory bowel disease. Clin Gastroenterol 8:187–217
Lindhagen T, Bohe M, Ekelund G, Valentin L (1986) Fertility and outcome of pregnancy in patients operated on for Crohn's disease. Int J Colorectal Dis 1:25–27
Marushak A, Weber T, Bock J, Birkeland SA et al. (1986) Pregnancy following kidney transplantation. Acta Obstet Gynecol Scand 65:557–559
Mayberry JF, Weterman IT (1986) European survey of fertility and pregnancy in women with Crohn's disease: a case control study by European collaborative group. Gut 27:821–825
Miller JP (1986) Inflammatory bowel disease in pregnancy: a review. J R Soc Med 79:221–225
Modigliani R (1997) Drug therapy for ulcerative colitis during pregnancy. European Journal of Gastroenterology and Hepatology 9:854–857
Narendranathan M, Sandler RS, Suchindran CM, Savitz DA (1989) Male infertility in inflammatory bowel disease. J Clin Gastroenterol 11:403–406
Nicholl MC, Thompson JM, Cocks PS (1993) Stomas and pregnancy. Aust N Z J Obstet Gynaecol 33:322–324
Nielsen OH, Andreasson B, Bondesen S, Jacobsen O, Jarnum S (1984) Pregnancy in Crohn's disease. Scand J Gastroenterol 19:724–732
Nielsen OH, Andreasson B, Bondesen S, Jarnum S (1983) Pregnancy in ulcerative colitis. Scand J Gastroenterol 18:735–742
O'Morain C, Smethurst P, Dore CJ, Levi AJ (1984) Reversible male infertility due to sulphasalazine: studies in man and rat. Gut 25:1078–1084
Porter RJ, Stirrat GM (1986) The effects of inflammatory bowel disease on pregnancy: a case-controlled retrospective analysis. Br J Obstet Gynaecol 93:1124–1131
Purrmann J, Miller B (1987) Therapeutic management and genetic counseling of pregnant patients with chronic inflammatory intestinal diseases. Internist 28:770–776
Purrmann J, Miller B, Strohmeyer G (1986) European survey of fertility. Gut 27:1517–1518
Rotter JI, Yang H (1994) IBD genetics: current understanding from family studies and genetic markers. In: Rachmilewitz D (ed) Inflammatory bowel disease. Kluwer Academic Publishers, Dordrecht Boston London, p 12–31
Roubenoff R, Hoyt J, Petri M, Hochberg MC, Hellmann DB (1988) Effects of antiinflammatory and immunosuppressive drugs on pregnancy and fertility. Semin Arthritis Rheum 18:88–110
Subhani JM, Hamiliton MI (1998) Review article: The management of inflammatory bowel disease during pregnancy. Aliment Pharmacol Ther 12:1039–1053
Tanis AA (1998) Azathioprine in inflammatory bowel disease, a safe alternative? Mediators Inflamm 7:141–144
Vadheim CM, Rotter JI (1989) Genetic counseling. In: Bayless TM (ed) Current managment of inflammatory bowel disease. Decker, Toronto Philadelphia, p 366–370
Weterman IT (1989) Fertility and pregnancy in inflammatory bowel disease. Neth J Med 35 [Suppl 1]: S67–S75
Willoughby CP, Truelove SC (1980) Ulcerative colitis and pregnancy. Gut 21:469–474
Woolfson K, Cohen Z, McLeod RS (1990) Crohn's disease and pregnancy. Diseases of Colon and Rectum 33:869–873

KAPITEL 9

Pankreasveränderungen

V. KEIM

Einleitung

Pankreasveränderungen werden bei Patienten mit chronisch entzündlichen Darmerkrankungen (CED) beobachtet. In dieser Übersicht soll dargestellt werden, wie häufig diese Veränderungen sind, welche Stellenwert sie in der klinischen Praxis besitzen und welches diagnostische und therapeutische Prozedere sinnvoll ist. Bezüglich der älteren Literatur wird auf die sehr gute und auch recht methodenkritische, aber leider schlecht zugängliche Übersicht von Tromm et al. (1992) verwiesen.

Pankreasenzyme im Serum bei CED

Schon seit längerer Zeit ist bekannt, dass bei ca. 5–15% der Patienten mit chronisch entzündlichen Darmerkrankungen die Serumkonzentrationen der Pankreasenzyme Amylase und Lipase über dem oberen Normbereich liegen (Katz et al. 1988; Tromm et al. 1991). Die umfangreichste Analyse stammt von Heikius et al. (1999), der bei 11% der untersuchten 237 Patienten eine erhöhte Amylase und bei 7% eine erhöhte Lipase fand. Differenziert man zwischen den verschiedenen Formen der CED wie M. Crohn (MC), Colitis ulcerosa (CU), indeterminierte Kolitis (IC), so war die Enzymerhöhung bei MC am größten und bei CU am geringsten. Die Pankreasenzyme lagen jedoch nur wenig über dem oberen Normwert (zumeist bis zu 2-fach). Der obere Normwert der Pankreasenzyme ist so eingestellt, dass ca. 2% der Gesunden über diesen Bereich fallen. Berücksichtigt man die spezifischere Pankreaslipase, so liegt folglich bei etwa 5% der CED-Patienten eine Enzymerhöhung vor.

In der Untersuchung von Heikus et al. (1999) bestand eine schwache Korrelation der Enzymerhöhung zur Art und Schwere der CED sowie zur aktuellen Entzündungsaktivität. Ein Zusammenhang zur Medikation war nicht zu finden. Interessanterweise war die Amylaseerhöhung (nicht die der Lipase) bei Rauchern wesentlich ausgeprägter als bei Nichtrauchern. Da Raucher auch gleichzeitig mehr Alkohol konsumierten als Nichtraucher, könnte man von einem kombinierten Effekt beider exogener Noxen ausgehen. Außerdem fanden sich bei PSC-Patienten häufiger erhöhte Amylasewerte, wohingegen die Lipase nicht verändert war. Dies könnte jedoch auch durch die veränderte Amylaseexkretion über die Galle erklärt werden. Es gibt in der Literatur keine Hinweise darauf, dass sich bei Patienten mit erhöhten Pankreasenzymen in der Folge akute Pankreatitiden oder chronische

Pankreasveränderungen ausbilden. In Gegensatz zu den Schlussfolgerungen von Heikius et al. (1999) erscheint es somit eher zweifelhaft, dass die (asymptomatische) Erhöhung der Pankreasenzyme eine diagnostische Relevanz besitzt.

Akute Pankreatitis bei CED

Häufigkeit

Längsschnittuntersuchungen haben ergeben, dass innerhalb einer mittleren Beobachtungszeit von 10 Jahren ca. 1,2–1,5% der Patienten mit CED an einer akuten Pankreatitis erkranken (Weber et al. 1993). Es ist über einen nekrotisierenden Verlauf berichtet worden. Bei allen Patienten war ein deutlicher Enzymanstieg im Serum zu messen, der Nachweis der Pankreatitis erfolgte zumeist mittels Ultraschall. Eine ERCP wurde etwa bei der Hälfte der Patienten durchgeführt, bei einem Patienten ergab sich ein Pankreas divisum. Obwohl alle Patienten Medikamente eingenommen haben, die eine Pankreatitis auslösen könnten, wird dieser Zusammenhang in der Arbeit nicht gesehen. Die anderen Beschreibungen von Pankreatitisfällen sind leider wesentlich unzureichender dokumentiert, insbesondere fehlen häufig der Nachweis der Akutphasereaktion oder die bildgebende Diagnostik (Seyrig et al. 1985).

Medikamenten-induzierte Pankreatitis

Prinzipiell können alle bei der CED eingesetzten Medikamente eine Pankreatitis verursachen. Am häufigsten ist dies für das Azathioprin beschrieben. Bei etwa 2–15% (Median 4%) der behandelten Patienten soll eine akute Pankreatitis auftreten. Die Symptomatik beginnt typischerweise nach 2–3 Wochen, die Entzündung ist zumeist mild und sistiert nach Absetzen der Medikation. Langzeitveränderungen wie z.B. die Entwicklung einer chronischen Pankreatitis wurden nicht beschrieben. Nach Einnahme von Salazosulfapyridin wurde ebenfalls über Pankreatitiden berichtet. Ursprünglich hatte man dies auf den Sulfonamidanteil zurückgeführt, jedoch fanden sich ähnliche Episoden auch bei 5-ASA. Die Ereignisse sind jedoch sehr selten, da weniger als 0,01% der behandelten Patienten betroffen sind. Steroide kommen ebenfalls als Auslöser in Frage, hier ist jedoch die Datenlage unsicher, da bei den schwer kranken Patienten zumeist eine Vielfachmedikation erfolgte. Es wurde auch über Pankreatitiden bei Behandlung mit Cyclosporin, Methotrexat und Metronidazol berichtet, im Wesentlichen betraf dies jedoch Patienten nach Transplantion und nicht solche mit chronisch entzündlichen Darmerkrankungen.

Pankreatitis durch Gallengangssteine

Gallensteine sind bei Patienten mit CED häufiger als in einem Kontrollkollektiv (Lapidus et al. 1999). Folglich könnte man vermuten, dass bei diesen Patienten auch Gallengangsteine und damit biliäre Pankreatitiden gehäuft auftreten könnten. Es existieren verständlicherweise keine systematische Untersuchungen, bei den Studien von Weber et al. (1993) und Seyrig et al. (1985) wurden allerdings keine Gallengangssteine beschrieben. Kaw et al. (1996) hatten Patienten mit PSC untersucht und bei der ERCP in der Hälfte der Patienten Gallengangsteine gefunden. Annamnestische Pankreatitis-Episoden sind nicht berichtet worden, bei einem einzigen Patienten fand sich eine milde Pankreatitis, die im Rahmen der Extraktion der Gallengangskonkremente auftrat.

Es muss aufgrund dieser lückenhaften Beschreibungen offen bleiben, wie häufig eine manifeste akute Pankreatitis bei CED wirklich ist und welche Ursache vorliegt. Die verfügbaren Daten legen nahe, dass sie zwar häufiger ist als in einem gesunden Kontrollkollektiv, aber es sich dennoch um ein seltenes Ereignis handelt und dass diese Pankreatitis-Episoden eher mild verlaufen.

Pankreasfunktion bei CED

Von unterschiedlichen Autoren wurde teilweise eine erhebliche Einschränkung der Pankreasfunktion bei Patienten mit CED beschrieben (Dreiling 1957; Angelini et al. 1988; Hoppe-Seyler et al. 1981). Wurden die Screeningverfahren wie Pankreolauryltest, Chymotrypsin bzw. Elastase im Stuhl verwendet, waren pathologische Werte fast ebenso häufig zu messen wie beispielsweise bei dem präziseren Sekretin-Cerulein-Test. Ursache hierfür mag sein, dass nur solche Patienten mit dem SC-Test untersucht wurden, bei denen ein manifester Hinweis auf eine Pankreaserkrankung bestand. Darüber hinaus ist zu bedenken, dass die Pankreasfunktionstests zum Nachweis einer milden oder mäßiggradigen Pankreasinsuffizienz ungeeignet sind, da deren Spezifität und Sensitivität recht gering ist.

Die umfangreichste Analyse der Pankreassekretion erfolgte durch Hegnhoj et al. (1990) mit Hilfe des Lund-Tests. In dieser Studie wurden 143 Patienten mit M. Crohn sowie 115 gesunde Kontrollpersonen untersucht. Die Sekretionsleistung der CED-Patienten war reduziert, wobei jedoch der Median noch im Normbereich lag. Nur insgesamt 8 Patienten (= 5,6%) zeigten ein Testergebnis, das unterhalb der Kontrollgruppe lag. Die Funktionseinschränkung war nicht von der Dauer, jedoch von der Lokalisation und dem Schweregrad der Erkrankung abhängig. Über die Ursache der Funktioneinschränkung kann nur spekuliert werden. Es kommen sowohl eine unzureichende duodenale Hormonfreisetzung durch Dünndarmbefall, den direkten Pankreasbefall als auch eine Crohn-induzierte Malnutrition in Betracht. Andere Mechanismen wie Autoantikörper gegen Pankreasgewebe (s. später) sind eher unwahrscheinlich.

Selbst wenn man von einer eingeschränkten Pankreasfunktion bei einigen Patienten mit CED ausgeht, ist es unklar, ob die gering eingeschränkte Funktion eine klinische Relevanz besitzt. Es wurde bisher keine Studie publiziert, in der der Einfluss der Substitution von Pankreasenzymen auf den klinischen Verlauf und die Beschwerdecharakteristik der CED-Patienten untersucht wurde.

Pankreasgangveränderungen bei CED

Hier können verständlicherweise keine systematischen Untersuchungen vorliegen, da Patienten nur dann untersucht werden, wenn klinische Hinweise einen Verdacht nahe legten. In einer größeren Untersuchung hat Heikius et al. (1996) bei 8% der Patienten Veränderungen des Pankreasgangs gefunden. Lag eine PSC vor, wurden die Gangveränderungen in 34% der Patienten gesehen. Dem widerspricht eine Studie von Schimanski et al. (1996) in der bei 49 PSC-Patienten zur Kontrolle der PSC-Therapie eine ERCP durchgeführt wurde. Hier zeigte sich, dass in 9% der 44 Patienten ein Pankreas divisum vorlag und bei 7% Veränderungen wie bei chronischer Pankreatitis zu finden waren. Nach Ausschluss der häufigen Ätiologien (inbesondere Alkohol) fand sich nur bei einem Patienten (= 2%) eine ätiologisch nicht geklärte Pankreatitis, die somit der CED angelastet werden kann. In einer kürzlich publizierten Untersuchung berichten Barthet et al. (1999) über 8 Patienten mit CED und chronischer Pankreatitis unklarer Ätiologie, die über einen Zeitraum vom 15 Jahren in 3 großen südfranzösischen Kliniken aufgetreten sind. Aufgrund dieses eher seltenen Auftretens erscheinen Schlussfolgerungen aus diesen Daten recht gewagt.

Eine Wertung dieser Daten ist schwierig. Zwar sind Zeichen der chronischen Pankreatitis häufiger, ein klarer pathogenetischer Mechanismus, der in Assoziation zur CED steht, lässt sich nicht eindeutig sehen. Am ehesten wäre dies noch bei PSC verständlich, gerade hier sind aber die Befunde sehr diskrepant. Ein weiteres wesentliches Manko besteht darin, dass die kürzlich als Risikofaktor der idiopathischen Pankreatitis identifizierten CFTR-Mutanten (Cohn et al. 1998) in keiner der Studien untersucht wurden.

Extraintestinale Manifestation der CED im Pankreas

Über die extraintestinale Manifestation der CED im Pankreas wurde allenfalls kasuistisch berichtet. Gschwantler et al. (1995) beschrieben einen granulomatösen Tumor im Bereich des Pankreaskopfes bei einem Patienten mit CED. In einigen Leserbriefen wurde diskutiert, ob es sich hierbei nicht eher um einen M. Boeck oder aber auch um eine intestinale Tuberkulose handeln könnte. Bei dieser Beobachtung scheint es sich um eine außerordentliche Rarität zu handeln.

Autoantikörper gegen Pankreasgewebe bei CED

In einer Untersuchung von Stöcker et al. (1987) wurde erstmals über Autoantikörper gegen Pankreasgewebe (PAB) berichtet. Diese fanden sich in 31% der Patienten mit MC und 4% der Patienten mit CU (Seibold et al. 1991). In einer weiteren Arbeit haben die Autoren 2 unterschiedliche Typen von Antikörpern differenziert (Seibold et al. 1997). Es konnte gezeigt werden, dass auch bei Verwandten von Patienten mit CED diese Autoantikörper nachweisbar waren. Hier wurde jeweils eine „atypisch" verlaufende CED vermutet. Die PAB scheinen einen Proteinkomplex im Pankreas zu erkennen, der aus verschiedenen Molekülen von

16–34 kD zusammengesetzt ist (Fricke et al. 1999). Im Gegensatz zu früheren Befunden waren diese Autoantikörper konstant nachweisbar und besaßen keine Korrelation zum Schweregrad und Verlauf der Erkrankung (Seibold et al. 1997). Somit gibt es keine überzeugenden Daten, die deren pathogenetische Rolle belegen. Man muss davon ausgehen, dass es sich hierbei um ein Epiphänomen der Erkrankung handelt.

Diagnostisches Prozedere bei Verdacht auf Pankreasaffektion

Die Diagnostik der Pankreatitis bei Patienten mit CED ist durch zwei Bedingungen erschwert: Zum einen ist bei etwa 7% der Patienten die Serumlipase erhöht, zum anderen treten bei CED-Patienten häufig Abdominalbeschwerden auf. Beide Befunde können auf eine Pankreatitis, aber auch auf eine CED hinweisen. Die akute Pankreatitis ist dann sicher, wenn zusammen mit einer deutlichen Erhöhung der Serumlipase (etwa das 3-fache der Norm) und einem progredienten Anstieg des CRP mit Maximum am 3.–4. Tag nach Beschwerdebeginn der Nachweis morphologischer Pankreatitiszeichen (entweder in der Sonographie oder im CT) gelingt. Häufige Ursachen der Pankreatitis sind Medikamente, in erster Linie Azathioprin, selten Steroide und noch seltener 5-ASA. Gallengangssteine finden sich insbesondere bei vorliegender PSC häufig, scheinen jedoch nur selten Pankreatitis zu verursachen.

Es kann sich aber auch um einen (ersten) akuten Schub einer chronischen Pankreatitis handeln. Hier kommen ätiologisch Alkohol, das Pankreas divisum und selten die PSC in Frage. Liegen morphologische Kriterien der chronischen Pankreatitis bereits vor (z. B. Gangerweiterung, Verkalkungen, Zysten) sind ebenfalls die oben genannten Ätiologien wahrscheinlich. Besteht ausschließlich eine Gangerweiterung, so ist eine idiopathische Pankreatitis ebenso denkbar wie eine Mukoviszidose mit atypischen CFTR-Mutanten. Eine durch die CED initiierte chronische Pankreatitis liegt nur ausnahmsweise vor.

Die Pankreasfunktionstests (insbesondere Elastase, Chymotrypsin im Stuhl, Pankreolauryltest) sind sehr zurückhaltend zu bewerten, da deren diagnostischer Aussagewert bei milder und mäßiger Insuffizienz gering ist. Der direkte Befall des Pankreas als extraintestinale Manifestation ist eine außerordentliche Rarität.

Die Ätiologie der akuten und chronischen Pankreatitis bei CED ist somit zum großen Teil ähnlich wie bei Patienten ohne CED. Die diagnostische Strategie sollte folglich auch so ausgerichtet sein, dass die Suche nach häufigen Ursachen der Pankreaserkrankungen im Vordergrund stehen sollte. Aufgrund fehlender systematischer Untersuchungen ist es nicht präzise abzuschätzen, wie häufig eine Pankreaserkrankung infolge der CED tatsächlich ist. Diese scheint deutlich seltener zu sein als allgemein vermutet.

Literatur

Angelini G, Cavallini G, Bovo P et al. (1988) Pancreatic function in inflammatory bowel disease. Int J Pancreatol 3:185-193

Barthet M, Hastier P, Bernard JP et al. (1999) Chronic pancreatitis and inflammatory bowel disease: true or coincidental association? Am J Gastroenterol 94:2141-2148

Cohn JA, Friedmann KJ, Noone PG et al. (1998) Relation between mutations of the cystic fibrosis gene and idiopathic pancreatitis. N Engl J Med 339:653-658

Dreiling DA (1957) The pancreatic secretion in the malabsorption syndrome and related malnutrition states. J Mt Sinai Hosp 24:243-250

Fricke H, Birckhofer A, Folwaczny C et al. (1999) Characterization of antigens from the human exocrine pancreatic tissue for autoantibodies in Crohn's disease. Eur J Clin Invest 29:46-47

Gschwantler M, Kogelbauer G, Klose W et al. (1995) The pancreas as a site of granulomatous inflammation in Crohn's disease. Gastroenterology 108:1246-1249

Hegnhoj J, Hansen CP, Rannem T et al. (1990) Pancreatic function in Crohn's disease. Gut 31:1076-1079

Heikius B, Niemelä S, Lehtola J et al. (1999) Elevated pyncreatic enzymes in inflammatory bowel disease are associated with extensive disease. Am J Gastroenterol 94:1062-1069

Heikius et al. (1996) Pancreatic duct abnormalities and pancreatic function in patients with chronic inflammatory bowel disease. Scand J Gastroenterol 31:517-523

Hoppe-Seyler P, Holtermann D, Gerok W et al. (1981) Untersuchungen der exokrinen Pankreasfunktion bei M. Crohn. Z Gastroenterol 19:570

Katz S, Bank S, Greenberg RE et al. (1991) Hyperamylasaemia in inflammatory bowel disease. J Clin Gastroenterol 2:293-307

Kaw M, Silvermann WB, Rabinowitz M et al. (1996) Biliary tract calculi in primary sclerosing cholangitis. Am J Gastroenterol 90:72-75

Lapidus A, Bangstad M, Astrom M et al. (1999) The prevalence of gallstone disease in a defined cohort of patients with Crohn's disease. Am J Gastroenterol 94:1261

Schimanski U, Stiehl A, Stremmel W et al. (1996) Low prevalence of alterations in the pancreatic duct system in patients with primary sclerosing cholangitis. Endoscopy 28:346-349

Seibold F, Weber P, Jenss H et al. (1991) Antibodies to a trypsin sensitive pancreatic antigen in chronic inflammatory bowel disease: specific markers for a subgroup of patients in Crohn's disease. Gut 32:1192-1197

Seibold F, Mörk H, Tanza S et al. (1997) Pancreatic antibodies in Crohn's disease. A family study. Gut 40:481-484

Seyrig JA, Jain R, Modigliani R et al. (1985) Idiopathic pancreatitis associated with inflammatory bowel disease. Dig Dis Sci 30:1121-1126

Stöcker W, Otte M, Ulrich S et al. (1987) Autoimmunity to pancreatic juice in Crohn's disease. Scand J Gastroenterol 22 [Suppl]:41-52

Tromm A, Höltmann B, Hüppe D et al. (1991) Hyperamylasämie, Hyperlipasämie und Pankreatitiden bei chronisch entzündlichen Darmerkrankungen. Leber Magen Darm 21:15-22

Tromm A, May B (1992) In: Demling L (Hrsg) Extraintestinale Manifestationen des M. Crohn. Lingua-Med Verlag, Neu-Isenburg

Weber P, Seibold F, Jenss H (1993) Acute pancreatitis in Crohn's disease. J Clin Gastroenterol 17:286-291

Teil II
Neue Therapiestrategien bei chronisch entzündlichen Darmerkrankungen

Teil II

Probiotika und Antibiotika bei chronisch entzündlichen Darmerkrankungen (CED)

F. HARTMANN

Die Darmschleimhaut stellt eine riesige innere Körperoberfläche dar, die einer Barriere gegen Antigene gleichkommt, die im Darmlumen als mikrobielle Flora und Nahrungsbestandteile in einer riesigen Anzahl vorliegen.

Das Wesen der Interaktionen zwischen Darmflora und Wirt hat erst in den letzten Jahren in größerem Umfange vermehrt wissenschaftliches Interesse gefunden.

Charakteristisch für die Darmflora ist, dass die initiale Kolonisation schrittweise während der ersten Lebensjahre stattfindet und dass dieses bakterielle Ökosystem, einmal etabliert, in seiner Vielzahl während des gesamten Lebens des gesunden Wirtes stabil bleibt.

Die Darmflora trägt auf vielfache Art und Weise zur Gesundheit ihres Wirtes bei. Sie stellt eine aktive Komponente der Darmbarriere, dar indem sie eine Art Schutzschild zwischen innerer und äußerer Umwelt bildet und Nahrungsmittelantigene sowie potentiell pathogene Mikroorganismen verändert und abwehrt. Daneben hat die Etablierung der Darmflora einen besonders starken Einfluss auf die immunphysiologische Regulation im Darm (Isolauri 1999).

Wie wir wissen, sind chronisch entzündliche Darmerkrankungen (CED) immunologisch vermittelt und werden genetisch, durch Störungen der Schleimhautbarriere und Umweltfaktoren beeinflusst (Duchmann et al. 1999; Peeters et al. 1997; Wyatt et al. 1997).

Ganz offensichtlich haben, wie in umfangreichen klinischen und experimentiellen Studien dargestellt, Bakterien dabei eine ganz besondere Bedeutung.

Offenbar kommt auch der normalen Darmflora neben passageren und auch persistierenden enteralen Infektionen eine entscheidende pathogenetische Bedeutung bei der Initiierung und Perpetuierung von chronisch entzündlichen Darmerkrankungen zu (Sartor 1997; Schultz u. Sartor 1997, 2000).

Bereits der Erstbeschreiber des M. Crohn, Dalziell, ein schottischer Chirurg, wies vor nunmehr 83 Jahren auf die Ähnlichkeit des von ihm beschriebenen Krankheitsbildes mit einer mykobakteriellen Infektion hin.

Die mikroskopische und makroskopische Morphologie des M. Crohn mit bevorzugter Lokalisation am Ort einer hohen Erregerdichte (terminales Ileum/ Zökum) sowie der Nachweis von adhärenten Kolibakterien in der entzündeten Mukosa verstärken diese Ansicht (Dareuille-Michaud et al. 1998). In endoskopischen Biopsien sowie in den Fäzes von Patienten mit Colitis ulcerosa und M. Crohn konnte darüber hinaus eine reduzierte Anzahl von Laktobazillen und Bifidumbakterien festgestellt werden (Giaffer et al. 1991). Als weiterer Hinweis für die Bedeutung von Bakterien sei die seit der Einführung des ileoanalen Pouches häufig beobachtete Pouchitis mit hoher Bakteriendichte erwähnt, die durch Antibiotika gebessert werden kann (Ruseler-van-Embden 1994). Seit Jahrzehnten ist außerdem die Protektion distaler Darmabschnitte durch das Vorschalten eines doppelläufigen Stomas bekannt, wobei sich nach Rückverlagerung des Stomas sehr häufig, insbesondere im Bereich ileokolischer Anastomosen, innerhalb kurzer Zeit dort eine erneute Entzündung etabliert (D'Haens et al. 1998; Rutgeerts et al. 1991).

Experimentelle Untersuchungen bei Tiermodellen der CED verstärken darüber hinaus die Beobachtung, dass Bakterien Kolitis initiieren und perpetuieren (Schultz u. Sartor 2000).

Die oben genannten klinischen und experimentellen Beobachtungen führten zwangsläufig zu Versuchen, das mikrobielle Umfeld auf der luminalen Seite des Darmes zu beeinflussen. Hier stehen im Wesentlichen zwei Wegen zur Verfügung: Der Einsatz von Probiotika und Antibiotika.

Probiotika

Probiotika werden nach einem Konsensusbericht von der „Functional Food Science in Europe Working Group" wie folgt definiert:
„Probiotika stellen einen lebenden mikrobiellen Nahrungszusatz dar, der die Gesundheit fördert" (Diplock et al. 1999; Salminen et al. 1998).

Voraussetzung ist, dass diese Mikroben menschlichen Ursprunges, nicht pathogen und gegenüber Säure und Galle stabil sind. Im Wesentlichen zählen hierzu Laktobazillen, Bifidumbakterien sowie nichtpathogene Escherichia-coli-Bakterien.

Präbiotika sind im Gegensatz dazu „... ein Nahrungszusatz, der selektiv potentiell nützliche Bakterien beim Menschen stimuliert" (Diplock et al. 1999; Salminen et al. 1998). Hierbei handelt es sich im Wesentlichen um nicht resorbierbare Zucker wie z.B. Laktulose bzw. auch kurzkettige Fettsäuren.

Der Wirkungsmechanismus von Probiotika ist unverändert nicht eindeutig geklärt. Der russische Nobelpreisträger Metchnikoff postulierte bereits 1907 einen lebensverlängernden Einfluss von Laktobazillen, die von der rumänischen Landbevölkerung in Form von Joghurt regelmäßig konsumiert wurden (Metchnikoff 1907).

Dass Laktobazillen tatsächlich hilfreich sein können, zeigen klinische Daten zur Verbesserung bzw. Verhinderung von Kolitis bei antibiotikaassoziierter Clostridium-difficile-Enteritis, Reisediarrhoe und Rotavirusinfektionen bei Kindern (Bengmark 1998; Mattila-Sandholm u. Salminen 1998; Vanderhoof u. Young 1998).

Experimentelle Daten, in den 90er Jahren erarbeitet, zeigen, dass Laktobazillus GG Permeabilitätsdefekte der Mukosa verbessert, die Adhäsion von potentiell pathogenen Keimen inhibiert und die Bildung von IgA, IL-6 und IL-10 erhöht (Malin et al. 1996).

Rath und Mitarbeitern (1998) gelang es, bei HLA-B27-transgenen Ratten durch die Applikation von Bakteroides sp. eine Kolitis zu induzieren, die nach Behandlung mit Vancomycin und Imipenem gebessert war. Sellon und Mitarbeiter (1998) zeigten, dass Interleukin-10-Knock-out-Ratten in einer sterilen Umgebung keine Kolitis entwickeln.

Matzen und Mitarbeiter wiesen nach, dass Interleukin-10-Gen-defiziente Mäuse zwei Wochen postpartal keine Kolitis, aber bereits eine abnorme bakterielle Besiedlung mit bevorzugt aeroben Keimen und reduzierter Laktobazillus sp. Keimzahl hatten (Schultz u. Sartor 2000). Vier Wochen postpartal entwickelten diese Mäuse eine Kolitis, die durch die Gabe von Ciprofloxacin und Neomycin veringert wurde. Eine Normalisierung der Laktobazillus-sp.-Flora im Darm verhinderte das Auftreten einer Kolitis und reduzierte die aerobe Darmflora.

Malin und Mitarbeiter zeigten 1996 bei 14 Kindern mit M. Crohn, 9 Kindern mit juveniler rheumatoider Arthritis sowie 7 Kontrollen mit einer 10-tägigen oralen Bakterientherapie mit Laktobazillus GG einen signifikanten Anstieg von IGA-sezernierenden Zellen in der Mukosa.

Diese Beobachtung wurde durch Kim und Mitarbeiter (1998) bestätigt, indem sie nachwiesen, dass Bifidobakterien ein starkes Stimulans für die IGA-Produktion durch mukosale B-Lymphozyten darstellten. Eine Erhöhung von IGM und IGG konnte nicht beobachtet werden. Clostridium perfringens führte zu keiner Stimulation der IGA-Sekretion.

In jüngster Zeit werden Probiotika auch in größeren klinischen Studien zur Behandlung von M. Crohn eingesetzt. Eine italienische Arbeitsgruppe um Gionchetti u. Campieri (1998) verabreichte 40 Patienten mit Pouchitis in Remission (1 Monat Rifamixin 2-mal 1 g; Ciprofloxcin 2-mal 500 mg) ein Präparat (VSL #3) bestehend aus einer Mischung von Laktobazillen, Bifidobakterien sowie Streptococcus salivarius (300 Milliarden viable liophylisierte Probiotika Bakterien/g). Von 20 mit VSL #3 behandelten Patienten waren nach 9-monatiger Behandlung noch 17 in Remission. Nach Absetzen der probiotischen Therapie entwickelten alle 17 im Laufe von 4 Monaten ein Rezidiv. 20 Patienten, die mit Plazebo behandelt worden waren, entwickelten innerhalb von 4 Monaten bereits ein Rezidiv. Gleichzeitig konnte diese Arbeitsgruppe nachweisen, dass die fäkale Konzentration von Laktobazillen, Bifidobakterien und Streptococcus salivarius deutlich erhöht war (Campieri u. Gionchetti 1999a, b).

Weitere klinische Studien wurden mit einem nichtpathogenen Escherichia-coli-Stamm (Nissle) durchgeführt. Kruis und Mitarbeiter (1997) berichteten in einer 6-monatigen Studie, bei der die remissionserhaltende Wirkung dieser nichtpathogenen E.-coli-Bakterien gegenüber Mesalazin bei Patienten mit Colitis ulcerosa verglichen wurde, über eine vergleichbare Wirkung zwischen E. coli und Mesalazin.

Rembarken und Mitarbeiter (1999) untersuchten über 12 Monate die remissionserhaltende Wirkung des gleichen E.-coli-Stammes versus Mesalazin ebenfalls bei Patienten mit Colitis ulcerosa. In einer Single-center-, Double-dummy-, randomisierten Studie wurden 116 Patienten mit aktiver Colitis ulcerosa zunächst über 12 Wochen akut therapiert (eine Woche Gentamycin, Hydrocortison, 30–60 mg Prednisolon).

Danach erfolgte eine Randomisierung auf 1,2 g Mesalazin bzw. 2 Kps. E. coli mit jeweils 2,5-mal 10^{10} Erregern als remissionserhaltende Therapie. Von den 59 mit Mesalazin behandelten Patienten kamen nach Akutphasentherapie 44 nach 44 Tagen in Remission. 32 dieser Patienten hatten nach durchschnittlich 206 Tagen wieder ein Rezidiv. Von 57 mit E. coli behandelten Patienten kamen primär 39 nach 42 Tagen in Remission. 26 hatten nach durchschnittlich 221 Tagen wieder ein Rezidiv. Die Autoren schließen aus diesem Ergebnis, dass Mesalazin und E. coli Nissle gleichwertig in ihrer remissionserhaltenden Wirkung bei Colitis ulcerosa seien. Auffallend ist bei dieser Studie allerdings, dass die Rezidivrate auch unter Mesalazin deutlich höher ist als in früheren Studien, sodass die Gleichwertigkeit des Ergebnisses mit Vorsicht zu interpretieren ist.

Antibiotika

Morbus Crohn

Schon seit mehreren Jahrzehnten werden in der Literatur Mitteilungen über die Behandlung von M. Crohn mit Tuberkulostatika gemacht (Hubbard u. Surawicz 1999). Hierbei handelte es sich primär um Einzelmitteilungen bzw. kleine unkontrollierte Studien.

1984 publizierten Shaffer und Mitarbeiter eine erste kontrollierte klinische Studie, bei der über 2 Jahre Rifampicin und Ethambutol versus Plazebo bei Patienten mit M. Crohn untersucht wurden. Hierbei konnte kein wesentlicher Unterschied im Behandlungserfolg konstatiert werden.

Hampson und Mitarbeiter berichteten 1989 über eine vierfach tuberkulostatische Chemotherapie beim M. Crohn, die über 9 Monate bei insgesamt 20 Patienten durchgeführt wurde. Nach 9-monatiger Therapie waren 10 der 20 Patienten noch in Remission.

Rutgeerts und Mitarbeiter (1991) versuchten schließlich, das postoperative Rezidiv im neoterminalen Ileum durch die Verabreichung von Refampicin und Ethambutol zu verhindern. In dieser relativ kurzzeitig angelegten Studie konnte kein Benefit für die tuberkulostatische Therapie beobachtet werden.

Als weiteres Antibiotikum wurde Metronidazol, dem auch immunsuppressive Eigenschaften zugeschrieben werden, untersucht. Anfang der achziger Jahre beschrieben Ursing und Mitarbeiter (1982) für Metronidazol eine ähnliche therapeutische Effektivität wie für Salazosulfapyridin. Bei perianalem M. Crohn wurde in mehreren Studien der positive therapeutische Effekt von Metronidazol bestätigt.

Rutgeerts und Mitarbeiter zeigten 1995, dass auch die postoperative Rezidivprophylaxe mit Metronidazol zumindest für einen beschränkten Zeitraum sinnvoll ist. Eine vergleichende Untersuchung zwischen einer antibiotischen Kombinationstherapie (Metronidazol 4-mal 250 mg, Ciprofloxacin 2-mal 500 mg) versus Prednisolon (0,7–1,0 mg/kg Körpergewicht) über 12 Wochen bei 41 Patienten mit M. Crohn mit mittlerer Krankheitsaktivität (Prantera et al. 1996) zeigte eine Remissionsrate von 45,5% für die Antibiotikatherapie und 63% für die systemisch wirksamen Glukokortikoide.

Ciprofloxacin, ein Chinolonantibiotikum mit guter Wirkung gegen enterale pathogene Keime und gramnegative Enterobaktirazen sowie einer geringen Resistenzentwicklung und hohen Konzentration in den Fäzes, wurde ebenfalls klinisch in der Behandlung des aktiven M. Crohn getestet.

Colombel und Mitarbeiter (1999) untersuchten die therapeutische Effektivität von Mesalazin (4 g Pentasa/Tag) vs. Ciprofloxacin (1 g/Tag), über 6 Wochen verabreicht. Sie beschrieben für Mesalazin und Ciprofloxacin ähnliche Remissionsraten (55% vs. 56%).

Antibiotika und Colitis ulcerosa

Auch die Colitis ulcerosa wurde in mehreren Studien in den Neunzigern mit unterschiedlichen Antibiotika therapiert. Hierbei handelt es sich im Wesentlichen um Studien, bei denen Tobramycin bzw. Tobramycin und Metronidazol (Mantzaris et al. 1994), Amoxycillin/Clavulansäure (Casellas et al. 1998) bzw. Rifaximin (Gionchetti et al. 1999) zusätzlich zur üblichen Therapie verabreicht wurden. Wenngleich einzelne dieser Studien einen kurzfristigen klinischen Benefit bzw. eine Erniedrigung der Entzündungsmediatoren im Rektumdialysat nachweisen konnten, waren die klinischen Ergebnisse nicht sehr überzeugend. Eine Langzeitbehandlung von Patienten mit Colitis ulcerosa mit Ciprofloxacin in Kombination mit Prednisolon ergab zwar einen deutlichen Benefit für die Ciprofloxacinbehandlung (Turunen et al. 1998), die Studie wurde jedoch aufgrund erheblicher Designmängel heftig kritisiert (Present 1998).

Zusammenfassend wurden in den letzten Jahren sowohl für Probiotika als auch für Antibiotika bei chronisch entzündlichen Darmerkrankungen sehr viel versprechende experimentelle Daten erhoben. Die klinischen Resultate sind allerdings nicht eindeutig. Weitere, gut konzipierte klinische Studien sind zweifelsohne notwendig, um die therapeutische Wertigkeit von Probiotika und Antibiotika bei der Therapie der chronisch entzündlichen Darmerkrankungen zu evaluieren.

Literatur

Bengmark S (1998) Ecological control of the gastrointestinal tract: the role of probiotic flora. Gut 42:2–7

Campieri M, Gionchetti P (1999a) Manipulation of intestinal microflora. In: Rutgeerts P, Colombel JF, Hanauer SB, Schölmerich J, Van Gossum A (eds) Advances in inflammatory bowel disease. Kluwer Academic, London, S 297–300

Campieri M, Gionchetti P (1999b) Probiotics in inflammatory bowel disease: New insight to pathogenesis or a possible therapeutic alternative? Gastroenterology 116:1246–1249

Casellas F et al. (1998) Antiinflammatory effects of enterically coated amoxicillin-clavulanic acid in active ulcerative colitis. Inflamm Bowel Dis 4:1–5

Colombel JF et al. (1999) A controlled trial comparing ciprofloxacin with mesalazine for the treatment of active Crohn's disease. Am J Gastroenterol 94:674–678

Dareuille-Michaud A et al. (1998) Presence of adherent Escherichia coli strains in ileal mucosa of patients with Crohn's disease. Gastroenterology 115:1405–1413

D'Haens GR et al. (1998) Early lesions of recurrent Crohn's disease caused by infusion of intestinal contents in excluded ileum. Gastroenterology 114:771–774

Diplock AT et al. (1999) Scientific concepts of functional foods in Europe: consensus document. Br J Nutr 81:S1–S27

Duchmann R, Lochs H, Kruis W (1999) Wenn Bakterien die Darmwand attackieren ... MMW-Fortschr Med 51/52:48–51

Giaffer MH et al. (1991) The assesment of faecal flora in patients with inflammatory bowel disease by a simplified bacteriological technique. J Med Microbiol 35:238–243

Gionchetti P et al. (1998) Maintenance therapy of chronic pouchitis: A randomized, placebo-controlled double blind trial with a new probiotic preparation. Gastroenterology 114:A4037

Gionchetti P et al. (1999) Rifaximin in patients with moderate or severe ulcerative colitis refractory to steroid-treatment: a double-blind, placebo-controlled trial. Dig Dis Sci 44:1220–1221

Hampson SJ et al. (1989) Quadruple antimycobacterial chemotherapy in Crohn's disease: Results at 9 months of a pilot study in 20 patients. Aliment Pharmacol Ther 3:343–352

Hubbard J, Surawicz CM (1999) Etiological role of mycobacterium in Crohn's disease. Dig Dis 17:6–13

Isolauri E et al. (1993) Lactobacillus casei strain GG reverses increased intestinal permeability induced by cow milk in suckling rats. Gastroenterology 105:1643–1650

Isolauri E (1999) Probiotics and gut inflammation. Curr Op Gastroenterol 15:534–537

Kim PH, Ko EJ (1998) Bifidobacterium is a strong stimulant for IgA antibody production by mucosal B lymphocytes. FASEB J 12:A5278

Kruis W et al. (1997) Double-blind comparison of an oral Escherichia coli preparation and mesalazine in maintaining remission of ulcerative colitis. Aliment Pharmacol Ther 11:853–858

Malin M et al. (1996) Promotion of IgA responses in patients with Crohn's disease by oral bacteriotherapy with Lactobacillus GG. Ann Nutr Metab 40:137–145

Mantzaris GJ et al. (1994) Intravenous tobramycin and metronidazole as an adjunct to corticosteroids in acute, severe ulcerative colitis. Am J Gastroenterol 89:43–46

Mattila-Sandholm T, Salminen S (1998) Up-to-date on probiotics in Europe. Gastroenterol Intern 11[Suppl]:8–16

Metchnikoff E (1907) In: Chalmers M (ed) The prolongation of life: optimistic studies. Heinemann, London, S 161–183

Peeters M et al. (1997) Clustering of increased small intestine permeability in families with Crohn's disease. Gastroenterology 113:802–807

Prantera C et al. (1996) An antibiotic regimen for the treatment of active Crohn's disease: a randomized, controlled clincal trial of metrinidazol plus ciprofloxacin. Am J Gastroenterol 91:328–332

Present DH (1998) Ciprofloxacin as atreatment for ulcerative colitis – not yet. Gastroenterology 115:1289–1290

Rath HC et al. (1998) Selective vs. broad spectrum antibiotics in the prevention and treatment of experimental colitis in two rodent models. Gastroenterology 114:A4367

Rembacken BJ et al. (1999) Non-pathogenic Escherichia coli versus mesalazine for the treatment of ulcerative colitis. Lancet 354:635–639

Ruseler-van-Embden JGH et al. (1994) Pouchitis: result of microbial imbalance? Gut 35:658–664

Rutgeerts P et al. (1991) Effect of faecal stream diverton on recurrence of Crohn's disease in the neoterminal ileum. Lancet 338:771–774

Rutgeerts P et al. (1992) Rifabutin and athambutol do not help recurrent Crohn's disease in the neoterminal ileum. J Clin Gastroenterol 15:24–28

Rutgeerts P et al. (1995) Controlled trial of metronidazole for prevention of Crohn's recurrence after ileal resection. Gastroenterology 108:1617–1621

Salminen S et al. (1998) Functional food science and gastrointestinal physiology and function. Br J Nutr 80:S147–S171

Sartor RB (1997) Enteric microflora in IBD: pathogens or commensal? Inflam Bowel Dis 3:230–235

Schultz M, Sartor RB (1997) Aberrant host immune responses to luminal bacteria in the pathogenesis of chronic inflammatory bowel disease. In: Ernst PB et al. (eds) The immunobiology of H. pylori: From pathogenesis to prevention. Lippincot-Raven, Philadelphia, pp 167–182

Schultz M, Sartor RB (2000) Probiotics and inflammatory bowel disease. Am J Gastroenterol 95 [Suppl]:19–21

Sellon RK et al. (1998) Resident enteric bacteria are necessary for development of spontaneous colitis and immun system activation in interleukin-10-deficient mice. Infect Immun 66:5224–5231

Shaffer JL et al. (1984) Controlled trial of rifampicin and ethambutol in Crohn's disease. Gut 25:203–205

Turunen UM et al. (1998) Long-term treatment of ulcerative colitis with ciprofloxacin: a prospective, double-blind, placebo-controlled study. Gastroenterology 115:1072–1078

Ursing B et al. (1982) A comparative study of metronidazole and sulfsalazine for active Crohn's disease: The cooperative Crohn's disease study in Sweden. Gastroenterology 83:550–562

Vanderhoof JA, Young RJ (1998) Use of probiotics in childhood gastrointestinal disorders. J Pediatr Gastroenterol Nutr 27:323–332

Wyatt J et al. (1997) Increased gastric and intestinal permeability in patients with Crohn's disease. Am J Gastroenterol 92:1891–1896

Kapitel 11

Gerinnungssystem und chronisch entzündliche Darmerkrankungen

C. Folwaczny

Einleitung

Zahlreiche Beobachtungen lassen einen Zusammenhang zwischen der Ätiopathogenese chronisch entzündlicher Darmerkrankungen und Störungen des Gerinnungssystems vermuten. In mehreren Publikationen wurde eine bei M. Crohn und Colitis ulcerosa nachweisbare Aktivierung des Gerinnungssystems beschrieben. Diese ist wahrscheinlich nicht nur Ursache einer erhöhten Inzidenz thrombembolischer Komplikationen, sondern möglicherweise auch ein wesentliches Element der pathophysiologischen Veränderungen an der Mikrovaskulatur der Darmwand. Allerdings ist bis dato noch unklar, ob die beobachteten Störungen des Gerinnungssystems eine (Teil-)Ursache oder lediglich die Folge des systemischen Entzündungsprozesses bei chronisch entzündlichen Darmerkrankungen sind. In jüngerer Vergangenheit wurde im Rahmen kleinerer unkontrollierter Studien wiederholt auf den Nutzen der Therapie mit Substanzen, die in das Gerinnungssystem eingreifen, hingewiesen. Aus diesen Untersuchungen wiederum lassen sich eine Reihe pathophysiologisch relevanter Beobachtungen ableiten.

Ätiopathogenese

Wiederholt wurde in den vergangenen Jahren und Jahrzehnten eine Aktivierung des Gerinnungssystems bei chronisch entzündlichen Darmerkrankungen beschrieben (Hudson et al. 1992, 1996; Lam et al. 1975; Sankey et al. 1993; Wakefield et al. 1989). Diese betrifft eine erhöhte systemische oder mukosale Konzentration prokoagulatorischer Faktoren, wie z. B. Thrombin (Souto et al. 1995), Faktor XIII (Hudson et al. 1993), oder von Fibrinogenspaltprodukten (Edwards et al. 1987), verringerte Spiegel gerinnungshemmender Substanzen wie Antithrombin III (Souto et al. 1995) sowie eine Aktivierung des Endothels (Souto et al. 1995) oder der Thrombozyten (Collins u. Rampton 1997). Thrombin besitzt durch die Stimulation der Bildung von Interleukin-1, Interleukin-8 und Tumor-Nekrose-Faktor-α (TNF-α) in Monozyten sowie der Expression von Selektinen auf Endothelzellen proinflammatorische Effekte (Hudson et al. 1993). Eine Reihe weiterer Beobachtungen wären darüber hinaus prinzipiell mit einer kausalen Rolle des Gerinnungssystems in der Ätiopathogenese von M. Crohn und Colitis ulcerosa vereinbar: Bei M. Crohn wurde insbesondere von der Arbeitsgruppe um Wakefield et al. wiederholt eine Entzündung der Mikrovaskulatur und eine kapilläre Thrombosierung in der Darmwand beschrieben (Wakefield et al. 1989, 1993, 1995,

1997; White et al. 1999). Möglicherweise sind diese Veränderungen nicht nur in Arealen mit florider Entzündung, sondern auch in noch nicht betroffenen Darmabschnitten nachweisbar (Sankey et al. 1993). Mehrere Untersuchungen haben über den nachteiligen Effekt des Nikotinkonsums bei M. Crohn berichtet (Übersicht bei Langman 1995). Im Rahmen einer retrospektiven Untersuchung wurde bei Patienten mit Hämophilie eine erniedrigte Inzidenz von M. Crohn und Colitis ulcerosa ermittelt (Thompson et al. 1995). Die Ergebnisse mehrerer neuerer, unkontrollierter Untersuchungen, die an jeweils kleinen Patientenkollektiven durchgeführt wurden, sind gut vereinbar mit der antiinflammatorischen Wirksamkeit von unfraktioniertem Heparin bei M. Crohn und Colitis ulcerosa (Dupas et al. 1996; Evans u. Rhodes 1995; Folwaczny 1995, 1996, 1997; Gaffney et al. 1991, 1995; Gaffney u. Gaffney 1996; Iglicki u. Dupas 1996; Zahernakowa et al. 1984; Zavgorodniy u. Mustyats 1982). Serologische Vaskulitismarker wie antinukleäre Autoantikörper und Autoantikörper gegen Endothelzellen sind nicht nur bei Patienten mit chronisch entzündlichen Darmerkrankungen, sondern auch bei deren gesunden erstgradigen Angehörigen, die ein deutlich erhöhtes Erkrankungsrisiko aufweisen, in signifikant erhöhter Prävalenz nachweisbar (Folwaczny et al. 1997, 2000).

Es existieren jedoch auch zahlreiche Beobachtungen, die eindeutig gegen eine kausale Rolle einer Gerinnungsstörung in der Ätiopathogenese chronisch entzündlicher Darmerkrankungen sprechen: verschiedene proinflammatorische Mediatoren wie Derivate des Arachidonsäurestoffwechsels (Platelet-activating-Factor, Thromboxan A2) und Zytokine (Interleukin-1, TNF-α), die bei chronisch entzündlichen Darmerkrankungen eine zentrale pathophysiologische Rolle spielen, führen zu einer Aktivierung des Gerinnungssystems (Übersicht bei Folwaczny 1995). Außerdem scheint zumindest die Aktivierung des Gerinnungssystems eng mit der entzündlichen Aktivität beider Erkrankungen zu korrelieren (Langman 1995). Ob diese Korrelation auch die Plättchenaktivierung betrifft, ist noch unklar (Langman 1995). Weitere Argumente gegen eine kausale Rolle einer Störung des Gerinnungssystems sind die durch nichtsteroidale Antirheumatika beschriebene Aktivierung in Remission befindlicher chronisch entzündlicher Darmerkrankungen (Kaufman u. Taubin 1987), der fehlende therapeutische Nutzen von Marcumar (Gaffney et al. 1991; Langman 1995) und die protektive und therapeutische Wirkung von Nikotin bei der Colitis ulcerosa (Übersicht bei Langman 1995). Ferner wurde im Rahmen der in den vergangenen Jahren durchgeführten genomweiten Kopplungsanalysen keine Assoziation mit einem für das Gerinnungssystem relevanten Gen beschrieben. Bei Patienten mit M. Crohn und Colitis ulcerosa findet sich darüber hinaus auch keine Korrelation mit der Faktor-V-Leiden-Mutation (APC-Resistenz; Liebmann et al. 1998; Spannagl et al. 1999) oder von Polymorphismen des Faktors-XIII-Gens (Helio et al. 1999).

Therapieansätze

Bei hoch aktiven Formen chronisch entzündlicher Darmerkrankungen wurde wiederholt über verringerte Plasmaspiegel des Faktors XIII, der fibrinstabilisierende und wundheilende Effekte besitzt, berichtet (Chamouard et al. 1998; Oshitani et al. 1996; Seitz et al. 1994). Diskutiert wurde insbesondere ein Verbrauch von Faktor XIII in der entzündeten Mukosa (Seitz et al. 1994). Der Faktor XIII zirkuliert im Plasma als heterotetrameres Zymogen, das aus zwei identischen Untereinheiten A (Proenzym) und S (Trägerprotein) besteht. Durch Thrombin ändert das Faktor-XIII-Molekül seine Konfiguration in eine aktivierte Form (2A2S), aus der in der Anwesenheit von Fibrin und Kalzium eine aktivierte Untereinheit (Faktor XIIIa) freigesetzt wird. Diese führt zur Vernetzung von Fibrin, Aktin, Kollagen, Kasein und Fibronektin (Übersicht bei Chamouard et al. 1998).

In Pilotstudien wurde bei der Colitis ulcerosa nach mehrtägiger intravenöser Gabe von Faktor XIII eine deutliche Verbesserung klinischer und endoskopischer Scores beschrieben. So berichteten Lorenz et al. (1995), dass bei 12 Patienten mit therapierefraktärer Colitis ulcerosa nach 10-tägiger intravenöser Gabe von Faktor XIII eine signifikante Reduktion der Stuhlfrequenz ($9,3 \pm 3,9$ [SEM] vs. $2,8 \pm 1,8$; $p = 0,0022$), des Colitis-activity-Index ($10 \pm 1,5$ vs. $2,9 \pm 1,5$; $p = 0,0001$) und des endoskopischen Rachmilewitz-Index ($9 \pm 2,1$ vs. $4,4 \pm 2,3$; $p = 0,0022$) zu verzeichnen war (Lorenz et al. 1995). In einer plazebokontrollierten, multizentrischen Studie konnte jedoch bei insgesamt 28 Patienten mit therapierefraktärer Colitis ulcerosa kein Effekt der zusätzlichen Gabe von Faktor XIII nachgewiesen werden (Bregenzer et al. 1999).

Bei Patienten mit M. Crohn und Fisteln wurde außerdem über niedrigere Faktor-XIII-Spiegel als bei Patienten ohne Fisteln berichtet (Oshitani et al. 1995). Oshitani et al. beschrieben bei drei von vier Patienten mit M. Crohn einen Verschluss der Fisteln durch die Gabe von Faktor XIII, die über eine Dauer von fünf bis 21 Tagen erfolgte (Oshitani et al. 1996).

Gaffney und Mitarbeiter beschrieben 1991 in Form von drei Kasuistiken erstmals den therapeutischen Nutzen von unfraktioniertem Heparin bei therapierefraktärer Colitis ulcerosa. Den scheinbar paradoxen (blutungsstillenden) Effekt der Heparintherapie beobachteten Gaffney et al. später dann auch an einem auf 10 Patienten erweiterten Patientenkollektiv (Gaffney et al. 1995). Diese Beobachtungen wurden mittlerweile durch verschiedene Arbeitsgruppen bestätigt (Brazier et al. 1996; Dupas et al. 1996; Evans u. Rhodes 1995; Folwaczny et al. 1997, 1999; Iglicki u. Dupas 1996). Allerdings liegt die überwiegende Zahl dieser Studien bisher nur in Form von Abstracts vor. In einer eigenen Untersuchung an 13 Patienten mit therapierefraktärer Colitis ulcerosa konnte unsere Arbeitsgruppe 1998 die Ergebnisse von Gaffney bestätigen (Folwaczny et al. 1999). Wir fanden eine Verbesserung klinischer, laborchemischer und histologischer Parameter. Im Gegensatz zu den Voruntersuchungen der irischen Arbeitsgruppe konnten wir jedoch mit Hilfe dieser Therapie nur bei sieben von 13 Patienten eine komplette Remission erzielen, während Gaffney et al. über neun Patienten berichteten, die eine dauerhafte Remission erreichten.

In Bezug auf den M. Crohn erzielte unsere Arbeitsgruppe im Vergleich zu einer französischen Studie (Brazier et al. 1996) unterschiedliche Ergebnisse, da wir keine Effektivität der Heparintherapie bei M. Crohn beobachteten. Brazier und Mitarbeiter berichteten jedoch über eine deutliche Verbeserung des klinischen Bildes bei drei und eine komplette Remission bei sieben von 13 Patienten mit M. Crohn. Es wurde ferner auch eine deutliche Besserung extraintestinaler Manifestationen unter der Therapie mit Heparin beschrieben (Iglicki u. Dupas 1996). Korrespondierend hierzu beobachteten wir eine prompte und deutliche Besserung von Arthritiden bei zwei Patienten. In diesem Zusammenhang sei auch auf den Versuch der Therapie der rheumatoiden Arthritis mit oralem Heparin verwiesen (Gorrski et al. 1993). Brazier et al. (1996) beobachteten ferner eine Besserung kutaner Manifestationen (Erythema nodosum und Pyoderma gangraenosum) bei M. Crohn und Colitis ulcerosa. Ähnliche Beobachtungen wurden bereits 1995 von zwei anderen Arbeitsgruppen publiziert (Dwarakanath et al. 1995; Evans u. Rhodes 1995).

Die Therapie mit Heparin scheint offenbar mit einem nur gering erhöhten Blutungsrisiko assoziiert zu sein. Zumindest kam es in unserer Serie nur in einem Fall zu einer relevanten Zunahme der Blutungsintensität. In den Publikationen der anderen Arbeitsgruppen wurde diese Komplikation bisher nicht beschrieben. Unfraktioniertes Heparin kann jedoch bei mehrwöchiger Anwendung zu einer Demineralisation des Knochens führen. Dies ist vor allem bei Patienten mit langjähriger Therapie mit Glukokortikosteroiden und ausgedehntem Dünndarmbefall von besonderer Relevanz. Im Gegensatz zu der Beobachtung von Gaffney et al. (persönliche Mitteilung) war zumindest in einer Untersuchung auch fraktioniertes (niedermolekulares) Heparin in der Therapie chronisch entzündlicher Darmerkrankungen effektiv (Torkvist et al. 1999).

Immunmodulatorische Effekte der Therapie mit Heparin

Es ist umstritten, ob die beobachtete Wirkung von Heparin alleine durch dessen antikoagulatorische Effekte zu erklären ist (Torkvist et al. 1999; White et al. 1999), da Heparin darüber hinaus eine Reihe immunmodulatorische Eigenschaften besitzt: Es verringert die intradermale Akkumulation eosinophiler Granulozyten (Teixeira u. Hellewell 1993) und die Bronchokonstriktion (Ahmed et al. 1992; Bowler et al. 1993) nach inflammatorischen Stimuli. Ferner kann unfraktioniertes Heparin an Selektine binden und somit die Extravasation von Leukozyten verringern (Nelson et al. 1993). Außerdem verringern synthetische Hyaluronsäuren die Freisetzung von TNF-α (Chang et al. 1994; Van Dullemen 1995). Unfraktioniertes Heparin kann an TNF-α binden und somit dessen systemische und mukosale Zytotoxizität verringern (Chang et al. 1994; Lantz et al. 1991). Schließlich wurde über die Zunahme systemischer Spiegel der beiden Bindungsproteine für TNF-α, die die inflammatorische Wirkung dieses Zytokins antagonisieren und durch Abspaltung membranständiger Bindungsproteine entstehen, nach systemischer Heparingabe berichtet (Lantz et al. 1991). In einer Pilotstudie (Folwaczny et al. 1994) untersuchte unsere Arbeitsgruppe den Effekt der Heparintherapie bei aktiver Colitis ulcerosa auf die genannten Parameter: Das C-reaktive Protein war während der achtwöchigen Therapiedauer deutlich rückläufig (6,1 ± 2,2 [SEM] vs. 0,7 ± 0,3 mg/dl; $p = 0,021$). Die systemischen Spiegel von L-Selektin zeigten einen leichten, nicht signifikanten Anstieg (0,75 ± 0,08 vs. 0,99 ± 0,14 mg/ml; $p = 0,225$). Die TNF-α Konzentration im Serum (33,2 ± 4,8 pg/ml vs. 27,0 ± 3,2 pg/ml; $p = 0,819$) war ebenso wie die Konzentration des Bindungsproteins (3,2 ± 0,6 vs. 2,0 ± 0,3 ng/ml; $p = 0,009$) leicht rückläufig. Zusammenfassend lässt sich somit feststellen, dass die untersuchten Adhäsionsmoleküle bzw. Zytokine sowie deren Bindungsproteine durch die Therapie mit unfraktionierem Heparin

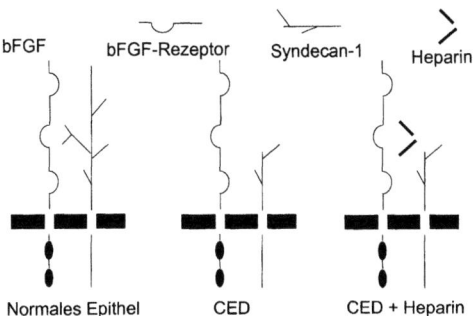

Abb. 11.1. In normalem Epithel dient Syndecan-1 als Korezeptor für die Bindung von basischem Fibroblast-Growth-Factor (bFGF) an seinen hoch affinen Rezeptor. Bei chronisch entzündlichen Darmerkrankungen kommt es zur verringerten epithelialen Expression von Syndecan-1 und konsekutiv zu einer Abnahme der bFGF-Bindung an seinen Rezeptor. Heparin könnte die Korezeptorfunktion von Syndecan übernehmen und somit durch Verbesserung der bFGF-Bindung zu schnellerer Wundheilung führen. (Nach Day u. Forbes 1999)

zumindest nicht in einem Ausmaß beeinflusst werden, dass hierdurch die beobachteten klinischen Effekte bei Patienten mit chronisch entzündlichen Darmerkrankungen erklärbar wären.

Natürlich vorkommendes Heparin wird in den Granula von Mastzellen synthetisiert und gespeichert. Jede Zelle enthält etwa 1–4 pg Heparin. Das auf der Zelloberfläche nachweisbare Heparansulphat stammt aus der Familie der Syndecan-Rezeptoren (Übersicht bei Day u. Forbes 1999). Hierbei handelt es sich um vier transmembranäre Heparansulphat-Proteoglykane, von denen Syndecan-1 vor allem auf den Epithelzellen des Gastrointestinaltrakts nachweisbar ist. Syndecan-1 wirkt als Korezeptor für die Bindung von basischem Fibroblast-Growth-Factor (bFGF) an dessen hochaffinen Rezeptor. Bei chronisch entzündlichen Darmerkrankungen sind in entzündeten Arealen, im Gegensatz zu mukosalen Läsionen anderer Genese, eine veringerte Expression von Syndecan-1 auf der Mukosa und erhöhte Spiegel an bFGF nachweisbar. bFGF kann aber möglicherweise aufgrund der verringerten Expression von Syndecan nicht an den entsprechenden Rezeptor binden. Exogen zugeführtes Heparin könnte die Funktion von Syndecan-1 ersetzen und somit die Bindung von bFGF an seinen Rezeptor wieder ermöglichen (Abb. 11.1). Diese Hypothese könnte die durch Heparin nachweisbare beschleunigte Wundheilung bei chronisch entzündlichen Darmerkrankungen gut erklären. Außerdem könnte Heparin durch die Bindung an TNF-α, die durch dieses Zytokin nachweisbare Degradation von Syndecan-1 verringern (Day u. Forbes 1999).

Zusammenfassung

Es existieren bisher zahlreiche Hinweise für eine Aktivierung des Gerinnungssystems bei chronisch entzündlichen Darmerkrankungen. Eine kausale Rolle einer Gerinnungsstörung in der Ätiopathogenese erscheint jedoch unwahrscheinlich. Sowohl die Therapie mit Faktor XIII als auch die Gabe von unfraktioniertem Heparin war in mehreren kleinen, unkontrollierten Studien effektiv hinsichtlich einer klinisch, laborchemisch und endoskopisch nachweisbaren antiinflammatorischen Wirkung. Allerdings sind die Befunde zumindest bezüglich des Einsatzes von Faktor XIII nicht unwidersprochen. In jedem Fall sollten diese Therapieformen bis zum Vorliegen plazebokontrollierter, randomisierter Studien an größeren Patientenzahlen nur bei anderweitig therapierefraktären Verläufen zum Einsatz kommen. Bei der Gabe von Heparin, die in der Regel über mehrere Wochen erfolgt, ist ein potentielles Blutungsrisiko und die Gefahr der Osteopenie zu beachten. Die antiinflammatorische Wirksamkeit der Heparintherapie ist zum Teil möglicherweise auf die immunodulatorischen Eigenschaften dieser Substanz zurückzuführen.

Schlussfolgerung

Gerinnungsstörungen sind wahrscheinlich Folge, aber nicht Ursache der systemischen Entzündungaktivität bei M. Crohn und Colitis ulcerosa. Die beobachteten Störungen des Gerinnungssystems sind jedoch pathophysiologisch relevant und bieten darüber hinaus die Möglichkeit neuer Therapieansätze.

Literatur

Ahmed T, Abraham WM, D'Brot J (1992) Effects of inhaled heparin on immunologic and nonimmunologic bronchoconstrictor responses in sheep. Am Rev Respir Dis 145: 566–570

Bowler SD, Smith SM, Lavercombe PS (1993) Heparin inhibits the immediate response to antigen in the skin and lungs of allergic subjects. Am Rev Respir Dis 147:160–163

Brazier F, Yzet T, Boruchowicz A, Colombel JF, Duchmann JC, Dupas JL (1996) Treatment of ulcerative colitis with heparin. Gastroenterology 110:A872

Bregenzer N, Caesar I, Andus T, Hamling J, Malchow H, Schreiber S, Schölmerich J (1999) Lack of clinical efficacy of additional factor XIII treatment in patients with steroid refractory colitis. The factor XIII study group. Z Gastroenterol 37:999–1004

Chamouard P, Grunebaum L, Wiesel MJ, Sibilia J, Coumaros G, Wittersheim C, Baumann R, Cazenave JP (1998) Significance of diminished factor XIII in Crohn's disease. Am J Gastroenterol 93:610–614

Chang NS, Intrieri C, Mattison J, Armand G (1994) Synthetic polysulfated hyaluronic acid is a potent inhibitor for tumor necrosis factor production. J Leukoc Biol 55:778–784

Collins CE, Rampton DS (1997) Review article: Platelets in inflammatory bowel disease – pathogenetic role and therapeutic implications. Aliment Pharmacol Ther 11:237–247

Day R, Forbes A (1999) Heparin, cell adhesion and pathogenesis of inflammatory bowel disease. Lancet 354:62–65

Day R, Daszak P, Talbot I, Forbes A (1999) Expression of syndecan-1 in inflammatory bowel disease and a possible mechanism of heparin therapy. Dig Dis Sci 44:2508–2515

Dupas JL, Brazier F, Yzet T, Roussel B, Duchmann JC, Iglicki F (1996) Treatment of active Crohn's disease with heparin. Gastroenterology 110:A900

Dwarakanath AD, Yu LG, Brookes C, Pryce D, Rhodes MJ (1995) „Sticky" neutrophils, pathergic arthritis, and response to heparin in pyoderma gangraenosum complicating ulcerative colitis. Gut 37:585–588

Edwards R, Levine JB, Green R, Duffy M, Matthews E, Brande F, Rickles FR (1987) Activation of blood coagulation in Crohn's disease: Increased plasma fibrinopeptide A levels and enhanced generation of monocyte tissue factor activity. Gastroenterology 92:329–332

Evans RC, Rhodes JM (1995) Heparin, used i. v. and with sulphasalazine, appears to be effective in the treatment of refractory U. C., and warrants larger controlled trials. Gut 37 [Suppl 2]: A49

Folwaczny C, Fricke H, Endres S, Hartmann G, Jochum M, Loeschke K (1997) Antiinflammatory properties of unfractioned heparin in patients with highly active ulcerative colitis: A pilot study. Am J Gastroenterol 92:911-912

Folwaczny C, Fricke H, Spannagl M, Loeschke K (1995) Heparin for therapy of ulcerative colitis: therapy of a concomitant phenomenon or indication of pathophysiology ? Z Gastroenterol 33:723-724

Folwaczny C, Loeschke K, Schnettler D et al. (2000) Endothelial autoantibodies are a marker of disease susceptibility in inflammatory bowel disease but apparently not linked to persistent measles virus infection. Clin Immunol 95: 197-202

Folwaczny C, Noehl N, Endres SP, Heldwein W, Loeschke K, Fricke H (1997) Antinuclear autoantibodies in patients with inflammatory bowel disease: High prevalence in first-degree relatives. Dig Dis Sci 42:1593-1597

Folwaczny C, Spannagl M, Wiebecke B, Jochum M, Heldwein W, Loeschke K (1996) Heparin in the treatment of highly active inflammatory bowel disease (IBD). Gastroenterology 110:A908

Folwaczny C, Wiebecke B, Loeschke K (1999) Unfractioned heparin in the therapy of patients with highly active inflammatory bowel disease. Am J Gastroenterol 94:1551-1555

Gaffney PR, Doyle CT, Gaffney A, Hogan J, Hayes DP, Annis P (1995) Paradoxical response to heparin in 10 patients with ulcerative colitis. Am J Gastroenterol 90: 220-223

Gaffney PR, Gaffney A (1996) Heparin therapy in refractory ulcerative colitis-an update. Gastroenterology 110: A913

Gaffney PR, O'Leary JI, Doyle CT (1991) Response to heparin in patients with ulcerative colitis. Lancet 337:238-239

Gorrski A, Imiela J, Nosarzewski J (1993) Oral heparin in the treatment of rheumatoid arthritis. J Immunol 150:PA239

Helio T, Wartiovaara U, Halme L, Turunen UM, Mikkola H, Palotie A, Farkkila M, Kontula K (1999) Arg506Gln factor V mutation and Val34Leu Factor XIII polymorphism in finnish patients with inflammatory bowel disease. Scand J Gastroenterol 34:170-174

Hudson M, Chitolie A, Hutton RA, Smith SH, Pounder RE, Wakefield AJ (1996) Thrombotic vascular risk factors in inflammatory bowel disease. Gut 38:733-737

Hudson M, Hutton RA, Wakefield AJ, Sawyerr AM, Pounder RE (1992) Evidence for activation of coagulation in Crohn's disease. Blood Coagul Fibrinolysis 3:773-778

Hudson M, Wakefield AJ, Hutton RA, Sankey EA, Dhillon AP, More L, Sim R, Pounder RE (1993) Factor XIIIa subunit and Crohn's disease. Gut 34:75-79

Iglicki F, Dupas JL (1996) Effect of heparin treatment on extraintestinal manifestations associated with inflammatory bowel disease. Gastroenterology 110: A872

Kaufman HJ, Taubin HL (1987) Non-steroidal anti-inflammatory drugs activate quiescent inflammatory bowel disease. Ann Intern Med 107:513-516

Lam A, Borda IT, Inwood MJ, Thomson S (1975) Coagulation studies in ulcerative colitis and Crohn's disease. Gastroenterology 68:245-251

Langman MJS (1995) Can incoagulable blood protect against inflammatory bowel disease? Gastroenterology 108:1305-1307

Lantz M, Thysell H, Nilsson E, Olsson I (1991) On the binding of tumor necrosis factor (TNF) to heparin and the release in vivo of the TNF-binding protein I by heparin. J Clin Invest 88:2026-2031

Liebman HA, Kashani N, Sutherland D, McGehee W, Kam L (1998) The factor V Leiden mutation increases the risk of venous thrombosis in patients with inflammatory bowel disease. Gastroenteroloy 115:830-834

Lorenz R, Born P, Olbert P, Classen M (1995) Factor XIII substitution in ulcerative colitis. Lancet 345:449-450

Nelson RM, Cecconi O, Roberts WG, Aruffo A, Linhardt RJ, Bevilacqua MP (1993) Heparin oligosaccharides bind L- and P-selectin and inhibit acute inflammation. Blood 82: 3253-3258

Oshitani N, Kiano A, Hara J (1995) Deficiency of blood coagulation factor XIII in Crohn's disease. Am J Gastroenterol 90:1116-1118

Oshitani N, Nakamura S, Matsumoto T, Kobayashi K, Kitano A (1996) Treatment of Crohn's disease fistulas with coagulation factor XIII. Lancet 347:119–120

Sankey EA, Dhillon AP, Anthony A, Wakefield AJ, Sim R, More L, Hudson M, Sawyerr AM, Pounder RE (1993) Early mucosal changes in Crohn's disease. Gut 34:375–381

Seitz R, Leugner F, Katschinski M, Immel A, Kraus M, Egbring R, Göke B (1994) Ulcerative colitis and Crohn's disease: Factor XIII, inflammation and haemostasis. Digestion 55:361–367

Souto JC, Martinez E, Roca M, Mateo J, Pujol J, Gonzalez D, Fontcuberta J (1995) Prothrombotic state and signs of endothelial lesion in plasma of patients with inflammatory bowel disease. Dig Dis Sci 40:1183–1189

Spannagl M, Dick A, Folwaczny C, Loeschke K, Schramm W (1999) The factor V Leiden mutation in patients with inflammatory bowel disease. Gastroenterology 117:280

Teixeira MM, Hellewell PG (1993) Suppression by intradermal administration of heparin of eosinophil accumulation but not oedema formation in inflammatory reactions in guinea-pig skin. Br J Pharmacol 110:1496–1500

Thompson NP, Wakefield AJ, Pounder RE (1995) Inherited disorders of coagulation appear to protect against inflammatory bowel disease. Gastroenterology 108:1011–1015

Torkvist L, Thorlacius H, Sjoquist U, Bohman L, Lapidus A, Flood L, Agren B, Raud J, Lofberg R (1999) Low molecular weight heparin as adjuvant therapy in active ulcerative colitis. Aliment Pharmacol Ther 13:1323–1328

Van Bodegraaven AA, Tuynman HA, Schoorl M, Kruishoop AM, Bartels PCM (1995) Fibrinolytic split products, fibrinolysis, and factor XIII activity in inflammatory bowel disease. Scand J Gastroenterol 30:580–585

Van Dullemen HM, Van Deventer SJ, Hommes DW, Bijl HA, Jansen J, Tytgat GN, Woody J (1995) Treatment of Crohn's disease with anti-tumor necrosis factor chimeric monoclonal antibody (cA2). Gastroenterology 109:129–135

Wakefield AJ, Ekbom A, Dhilllon AP, Pittilo MR, Pounder RE (1995) Crohn's disease: Pathogenesis and persistent measles virus infection. Gastroenterology 108:911–916

Wakefield AJ, Pittilo RM, Sim R (1993) Evidence of persistent measles virus infection in Crohn's disease. J Med Virol 39:345–353

Wakefield AJ, Sawyerr AM, Dhillon AP, Pittilo RM, Rowles PM, Lewis AA, Pounder RE (1989) Pathogenesis of Crohn's disease: multifocal gastrointestinal infarction. Lancet 2:1057–1062

Wakefield AJ, Sim R, Akbar ANand (1997) In situ immune responses in Crohn's disease: a comparison with acute and persistent measles virus infection. J Med Virol 51:90–100

White B, AngYS, Mahmud N, Keeling PWN, Smith OP (1999) Heparin and inflammatory bowel disease. Lancet 354:1122–1123

Zahernakowa TV, Kashmenskaya NA, Maltseva IV (1984) Hemostasis and heparin therapy in non-specific ulcerative colitis. Soviet Med (Moskva): 110–113

Zavgorodniy LG, Mustyats AP (1982) The use of anticoagulants in combined therapy of non-specific ulcerative colitis. Klin Med (Moskva) 60:74–80

Kapitel 12

Einsatz neuer Immunsuppressiva

Th. Witthöft · K. Fellermann

Obwohl die Einführung von Infliximab die Behandlung des M. Crohn revolutioniert hat, haben die gängigen Immunsuppressiva weiterhin ihre Bedeutung. Vor allem die Remissionserhaltung stellt, wie auch der steroidrefraktäre Verlauf, eine spezielle Anforderung an die Pharmakotherapie dar. Hier haben Azathioprin und 6-Mercaptopurin und in geringerem Ausmaß auch Methotrexat ihren Stellenwert (Pearson et al. 1995; Sandborn 1996). Cyclopsorin A hat sich in der Akutbehandlung steroidrefraktärer Verläufe der Colitis ulcerosa bewährt, wobei eine langfristige Remission allerdings nur in der Hälfte der Fälle aufrecht erhalten werden kann (Carbonnel et al. 1996; Hyde et al. 1998; Lichtiger et al. 1994). Für Cyclosporin A bei M. Crohn liegen keine überzeugenden Studienergebnisse vor (Brynskov et al. 1991; Feagan et al. 1994; Jewell et al. 1994; Stange et al. 1995).

Neuentwicklungen haben das therapeutische Spektrum erweitert. Bei CED sind für MMF und FK506 erste Ergebnisse verfügbar, auf die im Weiteren näher eingegangen werden soll.

Mycophenolat Mofetil (MMF)

Es handelt sich um den Ester der Mycophenolsäure, der in den Purinstoffwechsel eingreift. Die nicht kompetitive Hemmung der Inosinmonophosphatdehydrogenase (IMPDH) führt zu einer Depletion des dGTP-Pools, was konsekutiv die DNA-Synthese blockiert. Da Lymphozyten im Gegensatz zu anderen Zellen keine Möglichkeit besitzen, diesen Stoffwechselweg zu umgehen, wird die Blockade als selektiv angesehen. In der Organtransplantation hat sich MMF in der Verhütung und Behandlung von Abstoßungen als wirksam erwiesen (European Mycophenolate Mofetil Cooperative Study Group 1995; Sollinger 1995; The Tricontinental Mycophenolate Mofetil Renal Transplantation Study Group 1996). Das Nebenwirkungsspektrum ist vor allem durch eine niedrigere Inzidenz an Bauchspeicheldrüsenaffektionen und Leukopenien im Vergleich zu Azathioprin gekennzeichnet. Beachtung finden sollte im Kontext mit CED eine nicht zu vernachlässigende Rate an Diarrhoen.

Erste Fallberichte zeigten eine Wirksamkeit auch bei CED. So konnten nicht nur Patienten mit einer Intoleranz für Azathioprin erfolgreich auf MMF umgestellt, sondern auch steroidrefraktäre Fälle günstig beeinflusst werden (Florin et al. 1998; Horgan 1997; Nehme et al. 1998). Bei fistelndem M. Crohn zeigte sich ein Rückgang der Fistelsekretion bzw. Verschluss (Fickert et al. 1998). In einer randomisierten, kontrollierten Studie bei chronisch aktivem M. Crohn waren 15 mg/kg

MMF genauso effektiv wie 2,5 mg/kg Azathioprin in Kombination mit Steroiden (Neurath et al. 1999). Im Falle eines CDAI > 300 waren größere Remissionsraten zu erzielen, wie auch ein schnellerer Wirkungseintritt zu verzeichnen. Dies konnte in einer offenen, unkontrollierten Studie nicht nachvollzogen werden (Fellermann et al. 2000). Hier befand sich von 24 Patienten mit chronisch aktiver CED nach 6 Monaten nur noch ein Patient unter 2 g MMF/d in Remission. Ein gleichwertiges Ergebnis zeigte auch eine Serie von therapierefraktären Patienten mit M. Crohn (Hassard et al. 1999). Somit ist zum gegenwärtigen Zeitpunkt noch keine abschließende Aussage möglich. Im Falle einer Intoleranz auf Azathioprin/6-Mercaptopurin scheint ein Therapieversuch angesichts fehlender Alternativen gerechtfertigt zu sein.

Tacrolimus (FK506)

Dieses Makrolidlacton weist dem Cyclosporin A vergleichbare Effekte auf. So bindet es an ein Immunophilin, FKBP-12, und hemmt auf diese Weise Calcineurin. Die ausbleibende Translokation des nukleären Faktors aktivierter T-Lymphozyten in den Nukleus führt zu einer Unterbindung der T-Zell-Antwort, u. a. des IL-2-Signals. Dabei scheint die immunsuppressive Wirkung jedoch nicht ausschließlich auf der Interaktion mit dem Immunophilin zu beruhen. Es ist sowohl zur Abstoßungsbehandlung als auch zur Prävention einer Rejektion nach Organtransplantation zugelassen (The US Multicentre FK506 Liver Study Group 1994; European FK506 Multicentre Liver Study Group 1994; Woodle et al. 1996). Das Nebenwirkungsspektrum ist dem von Cyclosporin A vergleichbar, Hirsutismus und Gingivahyperplasie sind jedoch eine Seltenheit.

Die Behandlung mit 0,2 mg/kg Tacrolimus p.o. zeigte bei Kindern mit steroidrefraktärer Colitis ulcerosa einen rasch einsetzenden Erfolg (Bousvaros et al. 1996, 1997). Patienten mit M. Crohn und therapierefraktärem Fistelleiden scheinen ebenfalls auf eine Behandlung anzusprechen, wenn diese mit operativen Maßnahmen kombiniert wird (Lowry et al. 1999; Sandborn 1997). Erstaunlicherweise ist dieses ohne zusätzliche Steroidgabe möglich. Am Universitätsklinikum Lübeck sind bislang 30 Patienten mit steroidrefraktärer CED behandelt worden, was eine Erweiterung erster Ergebnisse darstellt (Fellermann et al. 1998). Einer einwöchigen intravenösen Gabe von 0,01–0,02 mg/kg Tacrolimus schloss sich die orale Verabreichung von 0,1–0,2 mg/kg an. Mittlerweile wird überwiegend auf die intravenöse Applikation verzichtet. Ziel ist es, den Zeitraum zu überbrücken, den andere Immunsuppressiva benötigen, um ihre Wirkung zu entfalten. Kurzfristig konnten 6 von 8 Patienten mit M. Crohn und Colitis indeterminata in Remission gebracht werden. Bei 2 von 4 Patienten gab es auch einen positiven Einfluss auf das Fistelleiden. Eine Kolektomie wurde nur bei 2 Patienten notwendig. Im Falle einer steroidrefraktären Colitis ulcerosa erreichten 5 von 14 Patienten aus der i.v.-Gruppe und 2 von 7 Patienten aus der p.o.-Gruppe nach 14 Tagen eine Remission. Bei weiteren 8 (5 i.v. und 3 p.o. Behandelte) war ein Rückgang im Truelove-Index eingetreten. Eine umgehende Kolektomie war nur bei 2 Patienten erforderlich. Langfristig gesehen konnte eine Kolektomie durch Behandlung mit Tacrolimus in 12 von 21 steroidrefraktären Episoden einer Colitis ulcerosa

Kapitel 12 Einsatz neuer Immunsuppressiva

umgangen werden. Diese Ergebnisse stimmen gut mit den unter Cyclosporin A ermittelten Werten überein. Unklar bleibt, inwieweit Tacrolimus einen Vorteil in der Remissionserhaltung aufweist. Noch interessanter ist der Aspekt, ob auf die Gabe von Steroiden unter Behandlung mit Tacrolimus verzichtet werden kann.

Weitere Medikamente haben eine Bedeutung nicht nur in der Transplantationsmedizin erlangt. Leflunomid, ein Hemmstoff der Pyrimidinsynthese, zeigte in der Behandlung der rheumatoiden Arthritis ausgesprochen günstige Effekte, vergleichbar denen von Methotrexat und ist mittlerweile auf dem deutschen Markt zugelassen (Strand et al. 1999). Sirolimus (Rapamycin) ist eine weitere Substanz, die in den USA für die Prävention einer Abstoßung nach Nierentransplantation bereits zugelassen ist. Es greift im Unterschied zu Cyclosporin A und Tacrolimus später in den Aktivierungsweg ein. Gemein hat es mit Tacrolimus das Bindungsvermögen für das Immunophilin FKBP 12, besitzt jedoch keinen Einfluss auf Calcineurin. Somit sind in Zukunft weitere Impulse aus diesem Bereich zu erwarten.

Literatur

Bousvaros A, Kirschner B, Werlin S et al. (1997) Oral tacrolimus treatment of severe colitis in children. Gastroenterology 112: A941

Bousvaros A, Wang A, Leichtner AM (1996) Tacrolimus (FK-506) treatment of fulminant colitis in a child. J Pediatr Gastroenterol Nutr 23: 329-333

Brynskov J, Freund L, Rasmussen SN et al. (1991) Final report on a placebo-controlled, double blind, randomised, multicentre trial of cyclosporine treatment in active chronic Crohn's disease. Scand J Gastroenterol 26: 689-695

Carbonnel F, Boruchowicz A, Duclos B et al. (1996) Intravenous cyclosporine in attacks of ulcerative colitis. Dig Dis Sci 41: 2471-2476

European FK506 Multicentre Liver Study Group (1994) Randomised trial comparing tacrolimus (FK506) and cyclosporin in prevention of liver allograft rejection. Lancet 344: 423-428

European Mycophenolate Mofetil Cooperative Study Group (1995) Placebo-controlled study of mycophenolate mofetil combined with cyclosporin and corticosteroids for prevention of acute rejection. Lancet 345: 1321-1325

Feagan BG, McDonald JWD, Rochon J (1994) Low-dose cyclosporine for the treatment of Crohn's disease. N Engl J Med 330: 1846-1851

Fellermann K, Ludwig D, Stahl M, David-Walek T, Stange EF (1998) Steroid-unresponsive acute attacks of inflammatory bowel disease: immunomodulation by tacrolimus. Am J Gastroenterol 93: 1860-1866

Fellermann K, Steffen M, Stein J et al. (2000) Mycophenolate mofetil: lack of efficacy in chronic active inflammatory bowel disease. Aliment Pharmacol Ther 14: 171-176

Fickert P, Hinterleitner TA, Wenzl HH, Aichbichler BW, Petritsch W (1998) Mycophenolate mofetil in patients with Crohn's disease. Am J Gastroenterol 93: 2529-2532

Florin TH, Roberts RK, Watson MR, Radford-Smith GL (1998) Treatment of steroid refractory inflammatory bowel disease (IBD) with mycophenolate mofetil. Aust N Z J Med 28: 344-345

Hassard P, Vasilauskas E, Kam L, Targan S, Abreu-Martin MT (1999) Limited benefit of mycophenolate mofetil (MMF) for the treatment of severe refractory Crohn´s disease (CD). Gastroenterology 116: A550

Horgan K (1997) Initial experience with mycophenolate mofetil in the treatment of severe inflammatory bowel disease. Gastroenterology 112: A999

Hyde GM, Thillainayagam AV, Jewell DP (1998) Intravenous cyclosporin as rescue therapy in severe ulcerative colitis: time for a reappraisal? Eur J Gastroenterol Hepatol 10: 411-413

Jewell DP, Lennard-Jones JE and the Cyclosporin Study Group of Great Britain and Ireland (1994) Oral cyclosporin for chronic active Crohn's disease: a multicentre controlled trial. Eur J Gastroenterol Hepatol 6: 499-505

Lichtiger S, Present DH, Kornbluth A et al. (1994) Cyclosporine in severe ulcerative colitis refractory to steroid therapy. N Engl J Med 330:1841–1845

Lowry PW, Weaver AL, Tremaine WJ, Sandborn WJ (1999) Combination therapy with oral tacrolimus (FK506) and azathioprine or 6-mercaptopurine for treatment-refractory Crohn's disease perianal fistulae. Inflam Bow Dis 5:239–245

Nehme OS, Overley CA, O'Brien JJ (1998) The role of mycophenolate mofetil in the mangement of refractory inflammatory bowel disease (IBD). Gastroenterology 114:A1049

Neurath MF, Wanitschke R, Peters M, Krummenauer F, Meyer zum Büschenfelde K-H, Schlaak JF (1999) Randomised trial of mycophenolate mofetil versus azathioprine for treatment of chronic active Crohn's disease. Gut 44:625–628

Pearson DC, May GR, Fick GH, Sutherland LR (1995) Azathioprine and 6-mercaptopurine in Crohn's disease. A meta-analysis. Ann Intern Med 123:132–142

Sandborn WJ (1996) A review of immune modifier therapy for inflammatory bowel disease: azathioprine, 6-mercaptopurine, cyclosporine, and methotrexate. Am J Gastroenterol 91:423–433

Sandborn WJ (1997) Preliminary report on the use of oral tacrolimus (FK506) in the treatment of complicated proximal small bowel and fistulizing Crohn's disease. Am J Gastroenterol 92:876–879

Sollinger HW (1995) Mycophenolate mofetil for the prevention of acute rejection in primary cadaveric renal allograft recipients. U.S. Renal Transplant Mycophenolate Mofetil Study Group. Transplant 60:225–232

Stange EF, Modigliani R, Penna AS (1995) European trial of cyclosporin in chronic active Crohn's disease: a 12 month study. Gastroenterology 109:774–782

Strand V, Cohen S, Schiff M et al. (1999) Treatment of active rheumatoid arthritis with leflunomide compared with placebo and methotrexate. Leflunomide Rheumatoid Arthritis Investigators Group. Arch Intern Med 159:2542–2550

The Tricontinental Mycophenolate Mofetil Renal Transplantation Study Group (1996) A blinded, randomized clinical trial of mycophenolate mofetil for the prevention of acute rejection in cadaveric renal transplantation. Transplant 61:1029–1037

The U.S. Multicenter FK506 Liver Study Group (1994) A comparison of tacrolimus (FK 506) and cyclosporine for immunosuppression in liver transplantation. N Engl J Med 331:1110–1115

Woodle ES, Thistlethwaite JR, Gordon JH et al. (1996) A multicenter trial of FK506 (tacrolimus) therapy in refractory acute renal allograft rejection. A report of the Tacrolimus Kidney Transplantation Rescue Study Group. Transplant 62:594–599

Monoklonale Antikörper und Antisense-Oligonukleotide

J. EMMRICH · S. LIEBE

Pathogenese

Nach wie vor sind Ätiologie und Pathogenese der chronisch entzündlichen Darmerkrankungen Morbus Crohn (MC) und Colitis ulcerosa (CU) weitgehend unbekannt. Zahlreiche Befunde sprechen jedoch für eine überschießende Immunreaktion auf luminale Antigene als wesentlichen pathogenetischen Mechanismus bei der chronischen Entzündung des Darms. Dabei ist die Fähigkeit des darmassoziierten Immunsystems beeinträchtigt, pathogene Mikroorganismen von der normalen Darmflora unterscheiden bzw. eine laufende Immunreaktion wieder herabregulieren zu können. Es resultiert eine persistierende Infiltration mit Leukozyten, verbunden mit der Freisetzung zahlreicher unspezifisch wirkender Entzündungsmediatoren und der Beeinträchtigung protektiver Mechanismen im Darm (D'Haens et al. 1998; Duchmann u. Zeitz 1999; Elson u. McCabe 1995; Podolsky 1991; Powrie 1995; Sartor 1994).

In den letzten Jahren konnten die an dieser überschießenden Immunreaktion beteiligten immunkompetenten Zellen sowie die dabei wirksamen Zytokine weitgehend entschlüsselt werden. Ziel ist es daher, nun nicht mehr eine generelle Immunsuppression auszuüben. Vielmehr soll in Vorgänge der Zellaktivierung und am Netzwerk der Zytokine eingegriffen werden, um die Immunreaktion zu modulieren. Von den Lymphozyten in der Darmmukosa ist bekannt, dass sie als Besonderheit des darmassoziierten Immunsystems Aktivierungsmarker tragen und Zytokine freisetzen, jedoch nicht proliferieren (Duchmann u. Zeitz 1999; Elson u. McCabe 1995). Im Rahmen der überschießenden Immunreaktion gegen luminale Antigene kommt es zur Proliferation insbesondere der CD4-positiven Zellen und im Falle des MC zur Induktion einer TH1-Typ-Lymphozytenreaktion (Duchmann u. Zeitz 1999; Elson u. McCabe 1995; Powrie 1995). Bei der CU soll die TH2-Typ-Lymphozytenreaktion im Vordergrund stehen (Neurath u. Schürmann 2000; Powrie 1995; Abb. 13.1). Die Typ-1-Reaktion wird durch IL-12 induziert und führt zur vermehrten Freisetzung von IL-2 und Interferon-γ. Über eine Aktivierung der Makrophagen werden dann IL-1, IL-6, IL-8 und TNF-α vermehrt produziert und sezerniert. Parallel werden Adhäsionsmoleküle in Endothelzellen heraufreguliert, sodass ein vermehrter Einstrom von Leukozyten in die Mukosa auftritt. Die Zytokine der aktivierten Lymphozyten und Makrophagen bzw. Proteasen, Prostaglandine und Leukotriene insbesondere aus Granulozyten führen dann zu lokalen Schädigungen der Darmmukosa (Elson u. McCabe 1995; MacDermott et al. 1998). Bei der CU setzen TH2-Typ-Lymphozyten vor allem IL-4 und IL-5 frei. Es kommt zu einer Aktivierung der B-Zellen mit

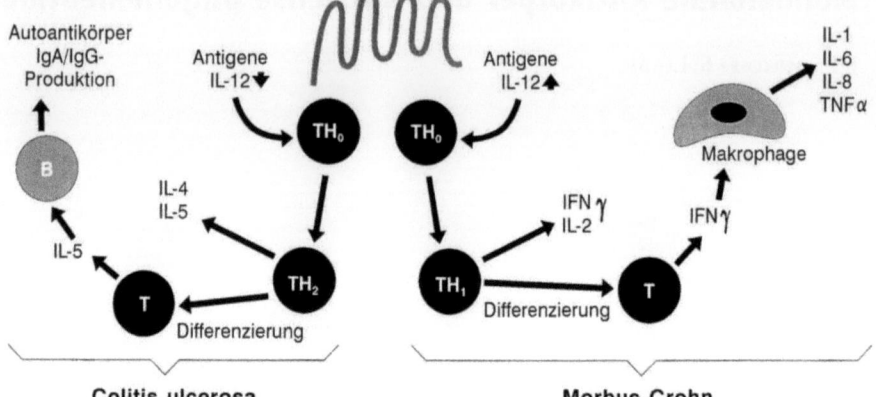

Abb. 13.1. Immunreaktionen bei Colitis ulcerosa und Morbus Crohn

Produktion von Antikörpern und auch Autoantikörpern. Begleitet wird diese Zellaktivierung durch eine Erhöhung der Darmpermeabilität. Die geschilderten immunologischen Regulationsmechanismen konnten durch Untersuchungen an menschlicher Darmmukosa entschlüsselt werden. Außerdem sind eine Reihe von Tiermodellen der chronisch entzündlichen Darmerkrankungen etabliert, die zum besseren Verständnis der Wirkung von Zellen und Zytokinen beigetragen haben (Elson et al. 1995; Fuss et al. 1999; Neurath u. Schürmann 2000). Dazu zählen z.B. zahlreiche Knock-out-Modelle (IL-2, IL-10, MHC Klasse II, TGF-β, T-Zellrezeptor). Auch transgene Tiermodelle (IL-7, HLA-B27) wurden entwickelt.

Ziele einer Immunmodulation

Aus den geschilderten Reaktionen der immunkompetenten Zellen und Zytokine in der Darmmukosa lassen sich mehrere Angriffspunkte einer immunmodulatorischen Therapie ableiten (Abb 13.2). Dazu zählen zusammengefasst:

- T-Zellen
- Zytokine
- Adhäsionsmoleküle

Bei den T-Lymphozyten sind verschiedene Wege einer Immunmodulation möglich. Es kann sowohl die Antigenerkennung, die Kooperation mit antigenpräsentierenden Zellen als auch die Proliferation der Lymphozyten selbst gehemmt werden (s. folgende Übersicht hinsichtlich der Anti-T-Zellstrategien [Buhlmann u. Noelle 1996; Emmrich 1999; Stallmach et al. 1999]).

Kapitel 13 Monoklonale Antikörper und Antisense-Oligonukleotide

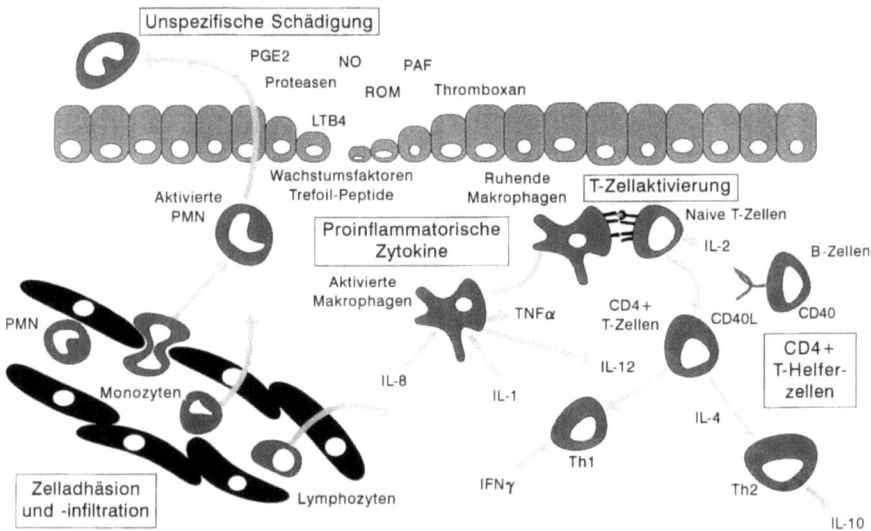

Abb. 13.2. Ziele der immunmodulatorischen Therapie

Anti-T-Zellstrategien

- T-Zell-Apherese
- Hemmung der T-Zellaktivierung
  - Anti-IL-2-Rezeptorantikörper
  - IL-2-Fusionstoxine
  - Anti-CD2-Antikörper
- Blockade kostimulatorischer Signale
  - Lösliche MHC-Klasse-II-Peptidkomplexe
  - CTLA4Ig
  - Spezifische Blockade von B7-1
  - Beeinflussung der CD40-CD40L Interaktion
- Beeinflussung der CD4-Zellen mit Anti-CD4-Antikörpern
- Zytokine (IL-10, IL-4)

Ein weiterer Angriffspunkt sind die im Laufe der Entzündungsreaktion wirksamen Zytokine. Zytokine können mit Antikörpern blockiert werden. Die Wirksamkeit dieser Strategie wurde bisher vor allem am Beispiel der Antikörper gegen den Tumornekrosefaktor-Alpha (TNF-α) deutlich (Present et al. 1999; van Deventer 2000). Bei TNF-α handelt es sich um ein proinflammatorisches Zytokin, das erst nach der T-Zellaktivierung vor allem durch Makrophagen freigesetzt wird. In neueren experimentellen Studien wird daher versucht, mit Antikörpern das Zytokin IL-12 zu beeinflussen, das die TH1-Typ-Reaktion induziert (Fuss et al. 1999; Neurath u. Schürmann 2000) und somit bereits vor der unspezifischen Entzündungsreaktion wirksam ist.

Im Zuge der chronischen Entzündung werden eine Reihe von Adhäsionsmolekülen von den Endothelzellen und den Leukozyten vermehrt exprimiert. Dazu zählen Selektine, ICAM-1, LFA-1, VLA-4 und MAdCAM-1 (Duchmann u. Zeitz 1999; Neurath u. Schürmann 2000; Picarella et al. 1997). Durch Blockade der Adhäsionsmoleküle soll verhindert werden, dass immunkompetente Zellen und Granulozyten vermehrt in den Entzündungsbezirk einströmen (Gordon et al. 1999; Picarella et al. 1997; Sands 2000; Yacyshyn et al. 1997, 1998).

Möglichkeiten einer immunmodulatorischen Therapie

Monoklonale Antikörper

Eine immunmodulatorische Therapie kann heute mit verschiedenen Werkzeugen erfolgen. Seit es gelang, monoklonale Antikörper mit definierter Spezifität zu produzieren, wurde auch eine therapeutische Anwendung im Sinne einer Immunmodulation in Erwägung gezogen. Zunächst konnten jedoch nur Maus-Antikörper eingesetzt werden, die zur Entwicklung von humanen Anti-Maus-Antikörpern führen, welche eine mehrfache Applikation der Therapieantikörper erschweren. Daher wurden so genannte chimäre Antikörper entwickelt, bei denen die Antigenerkennungsregion der Maus mit einem humanem Fc-Teil kombiniert ist. Ein Beispiel dafür ist der Anti-TNF-α-Antikörper cA2 (Infliximab; Rutgeerts 1999; Scallon et al. 1995; Siegel et al. 1995). Seine Wirkung beruht offenbar nicht allein auf der Blockade des TNF-α. Vielmehr soll es durch diesen Antikörper vermehrt zu einer Apoptose aktivierter T-Lymphozyten in der Darmmukosa kommen (van Deventer 2000).

Bei dem Anti-TNF-α-Antikörper CDP571 handelt es sich um einen humanisierten Antikörper, der noch weniger humane Sequenzen in der Struktur enthält (Stack et al. 1997). Schließlich konnte aus einem humanen TNF-α-Rezeptor und einem humanen Fc-Teil ein Rezeptorfusionsprotein geschaffen werden, das keine Mausstrukturen mehr enthält und auch in der Lage ist, das Zytokin TNF-α zu blockieren (Pisetsky 2000; Weinblatt et al. 1999). Inzwischen wurden zahlreiche weitere Antikörper gegen Zytokine tierexperimentell auf ihre Wirksamkeit untersucht (Tabelle 13.1).

Auch zur Blockade von Adhäsionsmolekülen wurden im Tierexperiment bereits monoklonale Antikörper eingesetzt, die gegen ICAM-1, α4-MAdCAM sowie CD44V7 gerichtet waren.

Tabelle 13.1.
Antikörper gegen Zytokine

Antikörper	Tiermodelle
Anti-IFN-γ	CD45-Transfer
Anti-TNFα	CD45-Transfer, TNBS
Anti-IL-12	CD-45-Transfer, TNBS, IL2-KO, IL-10-KO
Anti-IL-6 R	TNBS, IL-10-KO
Anti-IL-4	TCR-KO, Oxalozon

Zytokine

Inzwischen gelang es auch, Zytokine selbst als rekombinante Proteine herzustellen. Hier war das Interesse zunächst auf die Zytokine gerichtet, die wie IL-10 zahlreiche Lymphozyten- und Makrophagenfunktionen hemmen. IL-10 als TH2-Typ-Zytokin hemmt insbesondere die Produktion von IL-2 und IFNγ (Feagan u. Fedorak 1997; Sands 2000; van Deventer 2000).

IL-11 wurde ursprünglich zur Erhöhung der Thrombozyten im Rahmen von Chemotherapien eingesetzt. Pilotstudien ließen dann eine Beeinflussung der Darmmukosa vermuten (Qiu et al. 1996; Sands et al. 1999; Sands 2000).

Tierexperimentell wurde auch schon versucht, mit Hilfe des adenoviralen Gentransfers Zytokine lokal zu exprimieren (Hogaboam et al. 1997).

Antisense-Oligonukleotide

Ein neuer Weg der Immunmodulation ist die Applikation von Antisense-Oligonukleotiden. Dabei werden Oligonukleotide synthetisiert, welche die m-RNA im Zytosol der Zellen blockieren und somit spezifisch eine Proteinsynthese unterdrücken können. Es konnte im Tiermodell gezeigt werden, dass dieser Blockadeeffekt auch längere Zeit nach der Gabe der Oligonukleotide anhält (Yacyshyn 1997, 1998). Ein Vorteil ist der nur passagere Effekt dieser Immunmodulation.

Klinische Studien

Die Zytokine IL-10 und IL-11

Nach einer ersten erfolgreichen Pilotstudie bei MC mit intravenös gegebenem Zytokin IL-10 wurde eine Dosisfindungsstudie gegen Plazebo mit einer täglichen subkutanen Gabe des Zytokins durchgeführt, die eine Dosis von 5 µg/kg/Tag als wirksam erbrachte. Leider konnte dann in der folgenden Studie bei Patienten mit chronisch aktivem MC kein signifikanter Unterschied zu Plazebo nachgewiesen werden (Sands 2000; Schreiber et al. 1989, 1998; van Deventer et al. 1996, 1997). Somit kann diese Therapie gegenwärtig nicht empfohlen werden, wobei es offen bleibt, ob dem IL-10 mit einer geänderten Applikation und in Kombination mit anderen Prinzipien nicht doch ein Stellenwert zukommt.

Gegenwärtig noch intensiv untersucht wird die Therapie des MC mit IL-11. Nachdem auch hier eine Pilotstudie auf die Wirksamkeit schließen ließ, zeigte eine größere klinische Studie die Wirksamkeit der Gabe von 15 µg/kg IL-11 einmal wöchentlich bei Patienten mit akutem Schub eines MC (Qiu et al. 1996; Sands et al. 1999; Sands 2000). Zurzeit läuft eine ähnliche Studie in Deutschland.

Antikörper gegen TNF und Rezeptorfusionsproteine

Die gegenwärtig größten Erfahrungen bei dem Einsatz einer immunolatorischen Therapie liegen für den chimären monoklonalen Antikörper cA2 gegen TNF-α vor (D'Haens 1998; Sands 2000; van Deventer 2000). Bereits 1997 wurde die erste große klinische Studie publiziert, die ein Ansprechen der Therapie in Form einer einmaligen Infusion bei 65% der Patienten gegenüber 17% unter Plazebo zeigen konnte (Targan et al. 1997). Dabei wurden mit einer Dosis von 5 mg/kg die besten Ergebnisse erzielt. In einer Anschlussstudie konnte gezeigt werden, dass bei weiteren Antikörperinfusionen, verglichen mit Plazebo, die Remission bei einer signifikant größeren Zahl von Patienten bis zur 44. Woche nach Behandlungsbeginn aufrechterhalten werden konnte (Rutgeerts 1999). Die Beobachtung, dass es unter der Therapie auch zur Heilung von Fisteln kam, führte zu einer weiteren Studie mit dem Ziel, durch insgesamt drei Infusionen in Woche 0, 2 und 6 einen Verschluss von Fisteln zu erreichen. Verglichen mit Plazebo (26%) erreichten unter 5 mg/kg (68%) bzw. 10 mg/kg (56%) signifikant mehr Patienten den Studienendpunkt (Verschluss von 50% der Fisteln; Present et al. 1999).

Neben unspezifischen Nebenwirkungen wie Myalgien, Arthralgien und Fieber wurden auch vermehrt Infektionen und Abszesse beschrieben. Nach wiederholten Anwendungen von Infliximab nach längerem Intervall traten Überempfindlichkeitsreaktionen auf (Hanauer et al. 1999). Auch die Entwicklung von Malignomen unter der Therapie mit Infliximab wird diskutiert. Bei insgesamt 6 Patienten (4 mit Rheumatoid-Arthritis, 1 mit MC, 1 mit AIDS) kam es zu einer lymphoproliferativen Erkrankung (Bickston et al. 1999; Sands 2000). In einer Übersicht unter Einbeziehung von Patienten mit Rheumatoid-Arthritis war keine Häufung schwerer Nebenwirkungen gegenüber den Kontrollen sichtbar (Tabelle 13.2; Kavanaugh et al. 1999). Es muss jedoch hervorgehoben werden, dass spätere Folgen wie gerade eine höhere Rate von Malignomen nach einer mehr-

Tabelle 13.2. Klinische Studien zum Einsatz von Infliximab. (Modifiziert nach Neurath u. Schürmann 2000)

	RA Studie		Alle Studien	
	Plazebo	Infliximab	Plazebo	Infliximab
Patienten	133	556	192	770
Todesfälle				
Todesfälle	3	10	3	12
Todesfälle/Jahr	0,031	0,013	0,019	0,010
Malignome				
Patientenjahre	97,8	789,8	156,6	1244,0
Malignome	0	9	1	13
Malignome/Jahr	0,000	0,011	0,006	0,010
Schwere Infektionen				
Patientenjahre	63,3	359,3	87,5	516,5
Schwere Infektionen	6	18	7	26
Schwere Infektionen/Jahr	0,095	0,050	0,080	0,050

fachen Gabe des Präparates bei der kurzen Anwendungszeit noch nicht absehbar sind. Daher sollte die Gabe von Infliximab auf Patienten mit M. Crohn beschränkt werden, die mit der bisher eingesetzten Standardtherapie, insbesondere auch dem Azathioprin, nicht erfolgreich behandelt werden können. Empfehlungen zum Einsatz des Infliximab wurden inzwischen von einer Expertengruppe publiziert (Lochs et al. 1999). Auch bei dem Krankheitsbild der Rheumatoid-Arthritis wurde der Anti-TNF-α-Antikörper cA2 bereits erfolgreich eingesetzt, wie eine klinische Studie zeigen konnte.

Die Kombinationstherapie mit Infliximab und Methotrexat war der Therapie mit Methotrexat allein überlegen (Antoni u. Kalden 1999).

Die Wirkung des humanisierten Anti-TNF-α-Antikörpers CDP571 wurde in einer kontrollierten klinischen Studie bei Patienten mit aktivem MC untersucht (Stack et al. 1997). Dabei führte eine einmalige Infusion von 5 mg/kg nach zwei Wochen zu einer signifikanten Differenz gegenüber Plazebo hinsichtlich des Ansprechens der Therapie. Weitere Studien müssen zeigen, ob dieser Antikörper hinsichtlich des Nebenwirkungsprofils günstiger ist als der Antikörper cA2.

Bei der Rheumatoid-Arthritis wurde bereits das neue TNF-α-Rezeptorfusionsprotein (Etanercept) erfolgreich eingesetzt (Pisetsky 2000; Weinblatt et al. 1999). Hier stehen Studien bei MC noch aus.

Beeinflussung von Adhäsionsmolekülen

Die Substanz ISIS-2302 war das erste Beispiel der Anwendung des Prinzips der Antisense-Strategie in einer klinischen Studie. Mit diesem Oligonukleotid sollte die Expression des Adhäsionsmoleküls ICAM-1 gehemmt werden. Nach einer ersten erfolgreichen Pilotstudie wurden größere kontrollierte klinische Studien begonnen, die jedoch bisher keinen sicheren Nachweis einer Wirkung liefern konnten (Yacyshyn 1997, 1998).

Zur Blockade des α4-Integrins werden gegenwärtig humanisierte Antikörper eingesetzt. Erste Untersuchungen sowohl bei MC als auch bei UC waren Erfolg versprechend (Gordon et al. 1999).

Beeinflussung von Transkriptionsfaktoren mit Antisense-Oligonukleotiden

Es konnte tierexperimentell gezeigt werden, dass der Transkriptionsfaktor NF-κB bei der Regulation der mit der Entzündung verbundenen Genexpression eine wichtige Rolle spielt. Daher wurde auch dieser Faktor als therapeutisches Ziel gewählt (Neurath et al. 1996, 1998; Neurath u. Schürmann 2000).

Toleranzinduktion

Die bisher angeführten Therapieprinzipien können zwar die Entzündungsreaktion reduzieren, jedoch keine dauerhafte Remission einleiten. So müssen z.B. die Anti-TNF-α-Antikörper bei chronisch aktivem MC wiederholt gegeben werden.

Von der Pathogenese her erscheint es sinnvoll, eine Toleranz gegenüber den luminalen Antigenen zu erzeugen, welche die chronische Entzündung induzieren. Mehrere Mechanismen stehen dazu zur Verfügung (Pleyer et al. 2000). Eine der Möglichkeiten der Toleranzinduktion ist die Gabe von Anti-CD4-Antikörpern. In tierexperimentellen Modellen der Transplantation konnte mit diesen Antikörpern vermutlich über eine Beeinflussung des Zytokinspektrums Toleranz induziert werden (Lehmann et al. 1992; Siegling et al. 1994). Das Prinzip der Anti-CD4-Antikörper wurde auch schon bei chronisch entzündlichen Darmerkrankungen in Pilotstudien erfolgreich eingesetzt. Hier läge ein zukünftiges Potential, wenn es gelingt, in dieser Richtung wirksame Antikörper zu entwickeln.

Literatur

Antoni C, Kalden JR (1999) Combination therapy of the chineric monoclonal anti-tumor necrosis factor α antibody (infliximab) with methotrexate in patients with rheumatoid arthritis. Clin Exp Rheumatol 17: S73–S77

Bickston SJ, Lichtenstein GR, Arseneau KO, Cohen RB, Cominelli F (1999) The relationship between infliximab treatment and lymphoma in Crohn's disease. Gastroenterology 117: 1433–1437

Boirivant M, Fuss IJ, Chu A, Strober W (1998) Oxazolone colitis: a murine model of T helper cell type 2 colitis treatable with antibodies to interleukin 4. J Exp Med 188: 1929–1939

Buhlmann JE, Noelle RJ (1996) Therapeutic potential for blockade of the CD40 ligand, gp39. J Clin Immunol 16: 83–89

D'Haens G, Geboes K, Peeters M, Beart F (1998) Early lesions of recurrent Crohn's disease caused by infusion of intestinal contents in excluded ileum. Gastroenterology 114: 262

D'Haens GR, van Deventer SJH, Van Hogezand R et al. (1998) Anti-TNFα monoclonal antibody (cA2) produces endoscopic healing in patients with treatment-resistant, active Crohn's disease (abstract). Am J Gastroenterol 114: 964

Duchmann R, Zeitz M (1999) Crohn's disease. In: Ogra P, Strober W (eds) Handbook of mucosal immunology. Academic Press, San Diego, p 1055

Elson CO, McCabe RP. The immunology of inflammatory bowel disease. In : Kirsner JB, Shorter RG (eds). Inflammatory bowel disease. Baltimore, Williams & Wilkins 1995; 203–251

Elson CO, Sartor RB, Tennyson GS, Riddell RH (1995) Experimental models of inflammatory bowel disease. Gastroenterology 109: 1344

Emmrich J, Seyfarth M, Fleig WE, Emmrich F (1991) Treatment of inflammatory bowel disease with anti- CD4 monoclonal antibody. Lancet 338: 570–571

Emmrich J, Seyfarth M, Liebe S, Emmrich F (1995) Anti-CD4 antibody treatment in inflammatory bowel disease without a long $CD4^+$-cell depletion. Gastroenterology 108: A815

Emmrich J (1999) Anti-T cell strategies. In: Stallmach A, Zeitz M, Strober W (eds) Kluwer Academic Publishers, Dordrecht, pp 313–320

Feagan BG, Fedorak RN (1997) Recombinant interleukin-10 (rHuIL-10) improves qualitiy of life (QOL) with active Crohn's disease (abstract). Am J Gastroenterol 92: 368

Fuss IJ, Marth T, Neurath MF, Pearlstein GR, Jain A, Strober W (1999) Anti-interleukin 12 treatment regulates apoptosis of cells in experimental colitis in mice. Gastroenterology 117: 1078–1088

Gordon FH, Lai CWY, Hamilton MI et al. (1999) Randomised double-blind placebo-controlled trial of recombinant humanised antibody to a4 integrin (antegren) in active Crohn's disease (abstr). Gastroenterology 116: A726

Hanauer SB, Rutgeets PJ, D'Haens G et al. (1999) Delayed hypersensitivity to infliximab (remicade) re-infusion after 2–4 year interval without treatment. Gastroenterology 116: A731

Hogaboam CM, Vallance BA, Kumar A et al. (1997) Therapeutic effects of interleukin-4 gene transfer in experimental inflammatory bowel disease. J Clin Invest 100: 2766–2776

Kavanaugh A, Schaible T, DeWoody K, Marsters P, Dittrich K, Harriman G, Malvern PA (1999) Long-term follow-up of patients treated with infliximab (Anti-TNFα Antibody) in clinical trials. Arthritis Rheum: 1979
Lehmann M, Sternkopf F, Metz F et al. (1992) Induction of long-term survival of rat skin allografts by a novel, highly efficient anti-CD4 monoclonal antibody. Transplantation 54: 959–962
Lochs H, Adler G, Beglinger C et al. (1999) Anti-TNF antibody in Crohn's disease – status of information, comments and recommendations of an international working group. Z Gastroenterol 37:509–512
MacDermott R, Sanderson I, Reinecker H (1998) The central role of chemokines chemotactic cytokines) in the immunopathogenesis of ulcerative colitis and Crohn's disease. Inflamm Bowel Dis 4:54
Neurath MF, Pettersson S, Buschenfelde KHM, Strober W (1996) Local administration of antisense phosphorothioate oligonucleotides to the p65 subunit of NF-kappaB abrogates established experimental colitis in mice. Nat Med 2:998–1004
Neurath MF, Becker C, Barbulescu K (1998) Role of NF-kappaB in immune and inflammatory responses in the gut. Gut 43:856
Neurath MF, Schürmann G (2000) Zur Immunpathogenese der chronisch entzündlichen Darmerkrankungen. Chirurg 71:30–40
Picarella D, Hurlbut P, Rottmann J, Shi X, Butcher E, Ringler DJ (1997) Monoclonal antibodies specific for beta 7 integrin and mucosal addressin cell adhesion molecule-1 (MAdCAM-1) reduce inflammation in the colon of scid mice reconstituted with CD45RBhigh CD4$^+$ T cells. J Immunol 158:2099–2106
Pisetsky DS (2000) Tumor necrosis factor blockers in rheumatoid arthritis. New Engl J Med 342:810–812
Pleyer U, Ritter T, Volk HD (2000) Immune tolerance and gene therapy. Immunol Today 21:12–14
Podolsky DK (1991) Inflammatory bowel disease (1). N Engl Med 325:928–937
Powrie F (1995) T cells in inflammatory bowel disease: Protective and pathogenetic roles. Immunity 3:171–174
Present DH, Rutgeerts P, Targan S et al. (1999) Infliximab for the treatment of fistulas in patients with Crohn's disease. N Engl J Med 340:1398–1405
Qiu BS, Pfeiffer CJ, Keith JC Jr (1996) Protection by recombinant human interleukin-11 against experimental TNB-induced colitis in rats. Dig Dis Sci 41:1625–1630
Rutgeerts P (1999) Reciew article: efficacy of infliximab in Crohn's disease – induction an maintenance of remission. Aliment Pharmacol Ther 13:9–15
Rutgeerts P, D'Haens G, Targan S et al. (1999) Efficacy and safety of retreatment with anti-tumor necrosis factor antibody (infliximab) to maintain remission in Crohn's disease. Gastroenterology 117:761–769
Sands BE (1997) Biologic therapy for inflammatory bowel disease. Inflam Bowel Dis 3:95–113
Sands BE, Bank S, Sninsky CA et al. (1999) Prelimary evaluation of safety and activity of recombinant human interleukin 11 in patients with active Crohn's disease. Gastroenterology 117:58–64
Sands BE (2000) Therapy of inflammatory bowel disease. Gastroenterology 118:S68–S82
Sartor RB (1994) Cytokines in intestinal inflammation. Pathophysiological and clinical considerations. Gastroenterology 106:533–599
Scallon BJ, Moore MA, Trinh H, Knight DM, Ghrayeb J (1995) Chemeric anti-TNF monoclonal antibody cA2 binds recombinant Transmembrane TNF-alpha and activates immune effector functions. Cytokine 7:251–259
Schreiber S, Fedorak RN, Wild G et al. (1998) Safety and tolerance of rHuIL-10 treatment in patients with mild/moderate active ulcerative colitis (abstract). Am J Gastroenterol :1080
Schreiber S, Fedorak RN, Nielsen OH et al. (1998) A safety and efficacy study of recombinant human interleukin-10 (rHuIL-10) treatment in 329 patients with chronic active Crohn's disease. Gastroenterology 114:A1080
Siegel SA, Shealy DJ, Nakada MT et al. (1995) The mouse/human chimeric monoclonal antibody cA2 neutralizes TNF in vitro and protects transgenic mice from cachexia and TNF lethality in vivo. Cytokine 7:251–259

Siegling A, Lehmann M, Riedel H et al. (1994) A non-depleting anti-rat CD4 monoclonal antibody that suppresses T helper-1-like but not T helper-2-like intragraft lymphokine secretion induces long-term survival of renal allografts. Transplantation 57:464–466

Stack WA, Mann SD, Roy AJ et al. (1997) Randomised controlled trial of CDP571 antibody to tumour necrosis factor-α in Crohn's disease. Lancet 349:521–524

Stallmach A, Wittig B, Giese T et al. (1999) Protection of trinitrobenzene sulfonic acid-induced colitis by an interleukin 2-IgG2b fusion protein in mice. Gastroenterology 117:866–876

Stronkhorst A, Radema S, Yong S-L, Bijl H, ten Berge IJM, Tytgat GNJ, van Deventer SJH (1997) CD4 antibody treatment in patients with active Crohn's disease: a phase 1 dose finding study. Gut 40:320–327

Targan SR, Hanauer SB, Deventer v SJH et al. (1997) A short-term study of chimeric monoclonal antibody cA2 to tumor necrosis factor alpha for Crohn's disease. Crohn's disease cA2 Study Group. N Engl J Med 337:1029–1035

van Deventer SJH, Elson CO, Fedorak RN (1996) Safety, tolerance, pharmocokinetics and pharmacodynamics of recombinant interleukin-10 (SCH 52000) in patients with steroid refractory Crohn's disease (abstract). Gastroenterology

van Deventer SJH, Elson CO, Fedorak RN (1997) Multiple doses of intravenous interleukin 10 in steroid-refractory Crohn's disease. Gastroenterology 113:383–389

van Deventer SJH (2000) Immunotherapy of Crohn's disease. Scand J Immunol 51:18–22

van Dullemen H, van Deventer SJ, Hommes DW, Bijl HA, Jansen J, Tytgat GN, Woody J (1995) Treatment of Crohn's disease with anti-tumor necrosis factor chimeric monoclonal antibody (cA2). Gastroenterology 109:129–135

Weinblatt ME, Kremer JM, Bankhurst AD et al. (1999) A trial of etanercept, a recombinant tumor necrosis factor receptor: Fc fusion protein in patients with rheumatoid arthritis receiving methotrexate. N Engl J Med 340:253–259

Yacyshyn B, Woloschuk B, Yacyshyn MB et al. (1997) Efficacy and safety to ISIS 2302 (ICAM-1 antisense oligonucleotide) treatment of steroid-dependent Crohn's disease. Gastroenterology 112:A1123

Yacyshyn BC, Bowen-Yachshyn MB, Jewell L et al. (1998) A placebo-controlled trial of ICAM-I antisense oligonucleotide with treatment of Crohn's disease. Gastroenterology 114:1133–1142

Galenik der Mesalazine – Klinische Relevanz?

J. KELLER · P. LAYER

Einleitung

Mesalazinpräparate (5-Aminosalicylsäure, 5-ASA) gehören zur modernen Standardtherapie chronisch entzündlicher Darmerkrankungen (Hanauer 1996). Ihr genauer Wirkmechanismus ist bislang unklar. Wahrscheinlich beruht die therapeutische Wirkung auf einer Kombination unterschiedlicher antiinflammatorischer Effekte, da 5-ASA auf mehreren Ebenen in die Entzündungskaskade eingreift (Liu et al. 1995; MacDermott et al. 1989; Miyachi et al. 1987; Stevens et al. 1995; Nielsen et al. 1987). Klar hingegen ist, dass der weitaus größte Teil der antiinflammatorischen Effekte topisch vermittelt wird. Deshalb sind ausreichende intraluminale Wirkstoffkonzentrationen am Ort der Entzündung erforderlich. Bei der Mehrzahl der Patienten betrifft dies den distalen Dünndarm und/oder den Dickdarm.

Hohe intraluminale 5-ASA-Konzentrationen im unteren Dünn- und Dickdarm lassen sich durch die orale Applikation von ungeschützter 5-ASA nicht erzeugen, da diese rasch und fast vollständig im Bereich des oberen Gastrointestinaltraktes resorbiert und vorwiegend durch Azetylierung inaktiviert wird. Deshalb sind besondere galenische Zubereitungen erforderlich, um eine hohe intraluminale Bioverfügbarkeit in den distalen Darmabschnitten zu gewährleisten.

Mesalazinsuppositorien, -klysmen und -schäume

Bei distaler Kolitis besteht durch die rektale Applikation von 5-ASA eine vergleichsweise einfache und therapeutisch effektive Möglichkeit (Marshall u. Irvine 1997), hohe Wirkstoffkonzentrationen in den betroffenen Darmabschnitten zu erzielen. Mit Hilfe von Suppositorien werden in der Regel nur das Rektum und ggf. das distale Sigma erreicht (Williams et al. 1987). Klysmen mit niedrigem Volumen (40–50 ml) breiten sich bis in das Colon descendens aus (van Buul et al. 1989). Klysmen mit hohem Volumen (100 ml) und 5-ASA-Schaum erreichen hingegen bei den meisten Patienten die linke Flexur, bei einigen das Colon ascendens (Campieri et al. 1992; Kruis et al. 1982). Die rektale 5-ASA-Applikation besitzt außerdem den Vorteil einer geringen systemischen Resorption mit niedrigeren 5-ASA- und Acetyl-5-ASA-Plasmaspiegeln und damit einer geringeren Nebenwirkungswahrscheinlichkeit (Norlander et al. 1989). Nach rektaler Applikation werden 10–15% der Dosis resorbiert und renal eliminiert (Almer et al. 1991; Jacobsen et al. 1991; Norlander et al. 1989), nach oraler Gabe unterschiedlicher Mesalazinpräparate hingegen zwischen 20 und 45% der Dosis (Klotz 1999).

Orale Mesalazinpräparate

Mittels oraler Applikation spezieller galenischer Zubereitungen soll die gezielte Freisetzung von 5-ASA im distalen Dünndarm und Dickdarm bei Patienten mit ausgedehntem Dickdarmbefall oder Dünndarmbeteiligung bei M. Crohn gewährleistet werden. Im Wesentlichen werden hierfür drei unterschiedliche galenische Prinzipien verwendet (Leopold 1999):

Enzymkontrollierte Freisetzung von 5-ASA

Einerseits kann durch die Kopplung von 5-ASA an ein Trägermolekül die Resorption und Metabolisierung des Wirkstoffes im oberen Gastrointestinaltrakt verhindert werden. Das ungespaltene Molekül („Prodrug") wird im oberen Gastrointestinaltrakt nicht resorbiert und ist inert. Der Wirkstoff wird im Kolon mittels Spaltung durch spezifische Enzyme der bakteriellen Flora freigesetzt. Bei dem Trägermolekül kann es sich entweder um ein inertes Molekül handeln oder es kann eigene pharmakologische Wirksamkeit besitzen.

SASP

Dieses Prinzip wird seit der Einführung von Salazosulphapyridin (SASP, Azulfidine) in die Therapie chronisch entzündlicher Darmerkrankungen durch Nana Swartz in den 30er Jahren verwirklicht (Azad et al. 1977). SASP besteht aus 2 Komponenten: 5-ASA, der eigentlichen Wirksubstanz, und einem Sulfonamid (Sulphapyridin), die über eine Azoverbindung kovalent aneinander gebunden sind. Die Spaltung des Moleküls durch das bakterielle Enzym Azoreduktase findet fast ausschließlich im Kolon statt, sodass es hier zur Freisetzung großer Mengen 5-ASA kommt. Sulphapyridin, die Sulfonamidkomponente von SASP, besitzt keine wesentliche eigene antiinflammatorische Wirkung bei chronisch entzündlichen Darmerkrankungen, ist aber für die meisten unerwünschten Arzneimittelwirkungen verantwortlich, die dosisabhängig in 13–60% aller Patienten auftreten (Bachrach 1988).

Olsalazin

Sulphapyridin-freie Carriersysteme, die dennoch eine gezielte Freisetzung von 5-ASA im Kolon erlauben, wurden zur Vermeidung dieser Nebenwirkungen entwickelt, beispielsweise durch die Kopplung von zwei Molekülen 5-ASA aneinander. Das 5-ASA-Dimer Olsalazin (Dipentum) ist im oberen Gastrointestinaltrakt stabil und wird analog zu SASP nach Erreichen des Zäkums durch die bakterielle Azoreduktase in 2 Moleküle 5-ASA gespalten.

Balsalazin und Balsalazid

Weitere pharmakologisch inerte Moleküle sind 4-Aminobenzoyl-β-Alanin (demnächst: Colazide) und p-Aminobenzoesäure, die als Trägermoleküle des Balsalazid bzw. Benzalazin dienen. Diese beiden Mesalazinpräparate befinden sich in Deutschland derzeit allerdings nicht im Handel.

pH-abhängige, verzögerte Freisetzung von 5-ASA

Der Überzug von 5-ASA mit den pH-sensitiven Polymeren Eudragit L (Freisetzung bei pH > 6: Salofalk, Claversal 250 mg), Eudragit S (Freisetzung bei pH > 7: Asacol) oder Gemischen aus diesen beiden Polymeren (Freisetzung bei pH > 6,2: Claversal 500 mg) verhindert die Freisetzung der Wirksubstanz im sauren Milieu des Magens. Im Verlauf des intestinalen Transits kommt es bei von proximal nach distal steigenden pH-Werten zur zunehmenden Freisetzung von 5-ASA (Goebell et al. 1993).

Zeitabhängige, kontrollierte Freisetzung von 5-ASA

Eine kontrollierte Freisetzung von 5-ASA sowohl im Kolon als auch bereits während des Dünndarmtransits kann außerdem mit Hilfe komprimierter 5-ASA-Mikrogranula erzielt werden, die einzeln mit einer semipermeablen Ethylzellulosemembran überzogen sind (Pentasa). Dies führt zum Zerfall der Tablette im Magen und zur osmotisch bedingten Freisetzung von 5-ASA (Brynskov u. Rasmussen 1996).

Bedeutung der Galenik für die Bioverfügbarkeit von 5-ASA

Die verschiedenen galenischen Zubereitungsformen der einzelnen Präparate lassen eine unterschiedliche luminale Verfügbarkeit von 5-ASA erwarten, die zur Differentialtherapie bei unterschiedlichem Befallsmuster genutzt werden könnte. Theoretisch sollte nach Gabe eines enzymabhängig freigesetzten Präparates eine relevante Freisetzung erst mit Eintritt in das Kolon beginnen; intrakolonisch sind hohe Wirkstoffkonzentrationen zu erwarten. Die Freisetzung aus pH-abhängigen Präparaten sollte im Dünndarm bei von pH 6 auf pH 7 bis 8 steigenden pH-Werten von proximal nach distal zunehmen und überwiegend im Kolon erfolgen (Goebell et al. 1993). Bei zeitabhängigen Präparaten ist eine relativ gleichmäßige Freisetzung der Wirksubstanz während des gastrointestinalen Transits zu erwarten. Unter anderem wegen des langsameren Kolontransits sollte auch bei diesen Präparaten der überwiegende Teil der Wirkstoffmenge das Kolon erreichen.

Indirekte Schlüsse auf das tatsächliche Freisetzungsmuster können anhand mehrerer Studien gezogen werden, die die systemische Resorption sowie die renale und fäkale Ausscheidung von 5-ASA und ihres Hauptmetaboliten Acetyl-5-ASA nach Applikation verschiedener Mesalazinpräparate verglichen haben.

Systemische Resorption und Elimination unterschiedlicher Mesalazinpräparate bei Patienten mit chronisch entzündlichen Darmerkrankungen

Von besonderem Interesse für die Behandlung der Colitis ulcerosa sind die im Kolon vorherrschenden Konzentrationen der aktiven Wirksubstanz 5-ASA. Vergleichende Messungen unter „Steady-state"-Bedingungen bei Patienten mit Colitis ulcerosa ergaben annähernd doppelt so hohe intraluminale 5-ASA-Konzentrationen nach Gabe von Olsalazin im Vergleich zu Salofalk und Pentasa (Staerk et al. 1990), während durch Asacol gleiche intrakolonische Wirkstoffkonzentrationen erzielt wurden wie durch Olsalazin. Die intraluminale Konzentration des inaktiven Hauptmetaboliten Acetyl-5-ASA stellt möglicherweise ein Maß für die in proximalen Darmabschnitten in die Mukosa aufgenommene und vor Azetylierung und Rückdiffusion in das Lumen antiinflammatorisch wirksame Wirkstoffmenge dar (Goebell et al. 1993). Sie war nach Gabe von Pentasa und Salofalk am höchsten. Die systemische Resorption war am geringsten unter Olsalazin und Pentasa, signifikant höher unter Salofalk und Asacol.

Diese Daten stehen im Einklang mit den theoretischen Eigenschaften der verschiedenen galenischen Zubereitungsformen, die eine bereits im Dünndarm gleichmäßig stattfindende bzw. von proximal nach distal zunehmende 5-ASA-Freisetzung aus Pentasa und Salofalk erwarten lassen, während das 5-ASA-Dimer Olsalazin erst mit Erreichen des Kolons gespalten wird und hier besonders hohe intraluminale 5-ASA-Konzentrationen erzeugt. Die Auflösung von Asacol findet im Vergleich zu Salofalk erst bei einem höheren intraluminalen pH-Wert und somit weiter distal statt. Dies erklärt vermutlich die höheren intrakolonischen 5-ASA-Konzentrationen.

Christensen et al. (1990) untersuchten die fäkale Ausscheidung unterschiedlicher Mesalazinpräparate (Asacol, Pentasa und Claversal) bei Colitis-ulcerosa-Patienten mit Ileostoma im Vergleich zu Gesunden. Diese Daten liefern somit einen Anhalt, wieviel Wirksubstanz aus den einzelnen Präparaten in Lösung, gebunden oder bereits azetyliert nach dem Dünndarmtransit in das Kolon übertritt und wieviel nach dem Kolontransit fäkal ausgeschieden wird. Die unterschiedlichen galenischen Formulierungen hatten keinen signifikanten Einfluss auf die Menge freier oder gebundener 5-ASA im Ileostomaeffluat, die höhere Acetyl-5-ASA-Ausscheidung unter Pentasa und Claversal deutet jedoch wiederum auf eine weiter proximal beginnende Wirkstofffreisetzung hin. Von allen Präparaten wurden insgesamt ca. 50% der Dosis im Ileostomaeffluat ausgeschieden. Auch im Stuhl gesunder Probanden unterschieden sich die Mengen an freier und gebundener 5-ASA unter den einzelnen Präparaten nicht, die Acetyl-5-ASA-Ausscheidung war wiederum unter Pentasa am höchsten. Die fäkale Wiederfindungsrate lag insgesamt zwischen 18,9% für Claversal und 27,3% für Pentasa. Wenn man mögliche Veränderungen der Bioverfügbarkeit von 5-ASA bei kolektomierten Patienten durch adaptative Prozesse vernachlässigt, ergibt sich, dass ca. 30% der Wirksubstanz im Kolon resorbiert wurden. Diese Rechnung wird allerdings dadurch in Frage gestellt, dass die Gesamtwiederfindungsrate nur 50–80% bei den kolektomierten Patienten und ca. 60% bei den Gesunden betrug.

Einfluss von Diarrhoen auf die Bioverfügbarkeit von Mesalazinpräparaten

Diarrhoen stellen ein Kardinalsymptom bei Patienten mit chronisch entzündlichen Darmerkrankungen dar und können die zur Freisetzung von 5-ASA erforderliche Zeit durch Beschleunigung des gastrointestinalen Transits erheblich verkürzen (Rijk et al. 1992). Bei dem Vergleich der Bioverfügbarkeit unterschiedlicher Mesalazinpräparate bei CED-Patienten ohne und mit Diarrhoen unter „Steady-state"-Bedingungen zeigt sich für die enzymabhängig freigesetzten Präparate SASP und Olsalazin eine erhebliche Zunahme der fäkalen Ausscheidung des ungespaltenen, therapeutisch unwirksamen Moleküls von 5–15% bei Patienten ohne Diarrhoen auf 40–50% bei Patienten mit Diarrhoen (Rijk et al. 1992). Die Bioverfügbarkeit pH-abhängig bzw. zeitabhängig freigesetzter Präparate wird durch Diarrhoen weniger stark beeinflusst, allerdings fand sich bei Asacol und Salofalk eine Abnahme des Anteils von Acetyl-5-ASA im Stuhl bei gleichzeitiger Zunahme der 5-ASA-Ausscheidung. Da die Menge an Acetyl-5-ASA möglicherweise ein Maß für die in proximalen Darmabschnitten in die Mukosa aufgenommene und vor Azetylierung und Rückdiffusion in das Lumen antiinflammatorisch wirksame Wirkstoffmenge darstellt (Goebell et al. 1993), könnte dies auf eine geringere Verfügbarkeit im Dünndarm und proximalen Dickdarm bei Patienten mit Diarrhoen deuten. Für Pentasa bestanden diese Unterschiede nicht. Zu ähnlichen Ergebnissen kamen Untersuchungen an gesunden Probanden mit artefizieller Induktion von Diarrhoen (Christensen et al. 1987; Rijk et al. 1989).

Bedeutung der Galenik für die luminale Verfügbarkeit von 5-ASA im Dünndarm

Obwohl die oben aufgeführten Studien wertvolle Hinweise auf das Freisetzungsmuster unterschiedlicher Mesalazinpräparate liefern, erlauben sie keine hinreichenden Aussagen zur Verfügbarkeit von 5-ASA in verschiedenen Dünndarmabschnitten und im proximalen Kolon, die für die Einschätzung der zu erwartenden Wirksamkeit von Mesalazinpräparaten bei vielen Patienten mit M. Crohn oder Patienten mit einer ausgedehnten Colitis ulcerosa von besonderer Bedeutung ist. Wir haben deshalb die luminale 5-ASA-Freisetzung aus 2 unterschiedlichen galenischen Zubereitungen, nämlich einer pH-abhängig freisetzenden Formulierung (Salofalk) und einem zeitabhängig freisetzenden Präparat (Pentasa) durch direkte Messung der intraluminalen 5-ASA und Acetyl5-ASA-Konzentrationen in verschiedenen Dünndarmabschnitten untersucht (Goebell et al. 1993; Keller et al. 1998; Layer et al. 1995) und berechnet, welcher Anteil der Dosis jeweils das proximale Kolon erreicht (Keller et al. 1998; Layer et al. 1995). Hierzu wurden 12 gesunde Probanden mit einer oro-ilealen Multilumensonde intubiert. Alle erhielten eine standardisierte, mit Phenolrot (PSP) markierte Testmahlzeit zusammen mit 500 mg 5-ASA in Form von 2-mal 250 mg Salofalk (n = 6) oder 2-mal 250 mg Pentasa (n = 6). Anschließend wurden Chymusproben in regelmäßigen Abständen über 10 bzw. 7 h postprandial aus dem Duodenum, Jejunum und Ileum gewonnen sowie Plasma- und Urinproben gesammelt.

Diese Untersuchungen zeigen, dass 5-ASA nach Applikation von Salofalk zusammen mit einer Testmahlzeit während der digestiven Periode nicht freige-

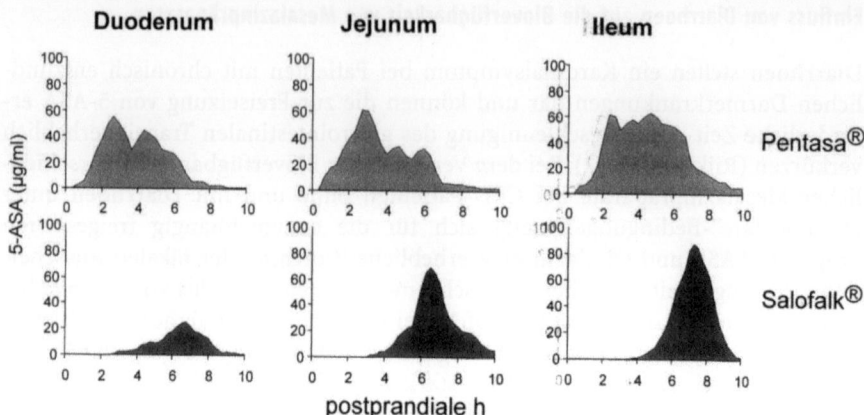

Abb. 14.1. Intraluminale 5-ASA-Konzentrationen in Duodenum, Jejunum und Ileum nach Gabe von 500 mg 5-ASA in Form von 2 Tabletten Pentasa 250 mg (n = 6, *oben*) oder 2 Tabletten Salofalk 250 mg (n = 6, *unten*) zusammen mit einer Testmahlzeit zum Zeitpunkt 0 h. Dargestellt sind gleitende Mittelwerte (über 3 Werte)

setzt und resorbiert wird, sondern erst während der anschließenden interdigestiven Periode. Im Dünndarmlumen werden ab etwa 4 Stunden postprandial von proximal nach distal ansteigende Konzentrationen an freier Wirksubstanz erreicht (Abb. 14.1). Das Duodenum passieren kumulativ nur ca. 3 %, das terminale Ileum hingegen ca. 30 % der verabreichten Dosis in Lösung (Tabelle 14.1). Im Gegensatz dazu finden sowohl Magenentleerung als auch Dünndarmtransit von 5-ASA aus Ethylzellulose überzogenen Mikrogranula (Pentasa) hauptsächlich während der digestiven Periode statt (s. Abb. 14.1), und kumulativ befinden sich in allen Dünndarmabschnitten vergleichbare Raten an 5-ASA, nämlich etwa 20 % der verabreichten Menge, in Lösung (s. Tabelle 14.1).

Aus diesen Daten lässt sich errechnen, dass sowohl nach Applikation von Salofalk als auch nach Gabe von Pentasa der weitaus größte Teil der verabreichten

Tabelle 14.1. Kumulative 5-ASA-Freisetzung in unterschiedlichen Darmabschnitten. Werte in % der Dosis (2-mal 250 mg Salofalk oder Pentasa)

	Salofalk (n = 6)		Pentasa (n = 6)	
	5-ASA	Ac-5-ASA	5-ASA	Ac-5-ASA
Duodenum	1,5	1,4	14,1	8,2
Jejunum	5,7	11,7	7,7	11,9
Ileum	12,7	17,9	7,2	10,6
Urin	0,2	7,3	<0,1	3,5
Kolon	75	15	85	10
gebunden	60	–	75	–
in Lösung	15	–	10	–

Gesamtmenge an 5-ASA, nämlich jeweils ca. 90%, das Kolon erreicht. Nur ein geringer Teil hiervon (10–15% der Dosis) wird vor Eintritt in das Kolon durch mukosale Azetylierung inaktiviert, während der größere Teil in Form der therapeutisch aktiven 5-ASA entweder in Lösung (10–15%) oder noch in gebundener Form (zwischen 60 und 75%) vorliegt (s. Tabelle 14.1). Allerdings wird auch bei dieser Rechnung vernachlässigt, dass bei fast allen Untersuchungen die Gesamtwiederfindungsrate von 5-ASA deutlich unter 100% liegt, ohne dass der Grund hierfür klar ist.

Bedeutung der Magenentleerung für die Bioverfügbarkeit unterschiedlicher Mesalazinpräparate

Die unterschiedlichen Freisetzungsmuster von 5-ASA aus Salofalk und Pentasa spiegeln die physiologischen gastralen Entleerungsmechanismen beim Menschen wider. Während der digestiven Periode werden Partikel nur bis zu einem Durchmesser von etwa 2 mm zusammen mit flüssigen Nahrungsbestandteilen aus dem Magen entleert. Größere Partikel werden durch antrale Kontraktionen mit nahezu vollständigem Verschluss des Pylorus zurückgehalten bis zur weiteren Verdauung oder bis zum Auftreten der ersten postprandialen antralen Phase-III-Motilität, die die gastrale Entleerung unverdaulicher Partikel bewirkt. Dies erklärt, weshalb von Ethylzellulose überzogene Mikrogranula (Pentasa) während der prandialen Periode aus dem Magen entleert und 5-ASA frühzeitig im Dünndarmlumen freigesetzt wird, während die säureresistente monolithische Tablette (Salofalk) bei gleichzeitiger Applikation einer Mahlzeit während der prandialen Periode im Magen retiniert und ausschließlich interdigestiv im Verlauf von Dünn- und Dickdarmtransit freigesetzt wird (Ewe et al. 1992; Goebell et al. 1993). Die Dauer zwischen der Einnahme von Salofalk mit der Testmahlzeit und der Magenentleerung der Tabletten betrug im Mittel ca. 4 Stunden. Sie ist allerdings von Art, Menge und Zubereitung der Nahrung abhängig und kann bei Aufnahme großer Mengen vorwiegend fester Nährstoffe diesen Zeitraum deutlich überschreiten (Ouyang et al. 1989). Bei häufigen und über den Tag verteilten Mahlzeiten können säureresistente 5-ASA-Tabletten über viele Stunden im Magen zurückgehalten und erst nachts bei Wiederauftreten des interdigestiven Motilitätsmusters als „Bolus" entleert werden (De Mey u. Meineke 1992). Dies hat Einfluss auf die intraluminalen Wirkstoffkonzentrationen und die zu erwartenden Plasmaspiegel.

Bedeutung von Nährstoffen für die Bioverfügbarkeit unterschiedlicher Mesalazinpräparate

Das Ausmaß der systemischen Absorption von 5-ASA und ihres wichtigsten Metaboliten Acetyl-5-ASA unterscheidet sich innerhalb der ersten 7–10 Stunden postprandial für Pentasa und Salofalk deutlich. Die Freisetzung der Wirksubstanz im proximalen Dünndarm, der eine hohe Resorptionskapazität für 5-ASA besitzt, ist bei Gabe von Pentasa weitaus größer als nach Salofalk. Trotzdem werden nach Gabe von Pentasa wesentlich niedrigere Acetyl-5-ASA- und insbesondere 5-ASA-Plasmaspiegel erreicht als nach Applikation von Salofalk (Abb. 14.2). Die gerin-

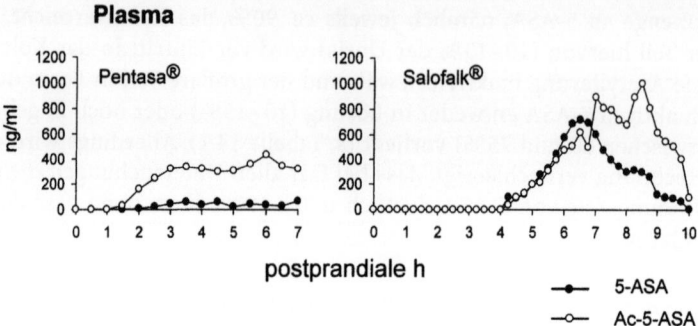

Abb. 14.2. 5-ASA und Ac-5-ASA-Konzentrationen im Plasma nach Gabe von 500 mg 5-ASA in Form von 2 Tabletten Pentasa 250 mg (n = 6, *links*) oder 2 Tabletten Salofalk 250 mg (n = 6, *rechts*) zusammen mit einer Testmahlzeit zum Zeitpunkt 0 h. Die Messzeit betrug bei Pentasa 7 h, bei Salofalk 10 h postprandia

gere intestinale Resorption von 5-ASA trotz höherer Exposition des proximalen Dünndarms kann ebenfalls durch das prandiale Freisetzungsmuster von 5-ASA aus Pentasa erklärt werden, da die gleichzeitige Anwesenheit von Nährstoffen die intestinale Resorption von 5-ASA vermindert (Yu et al. 1990). Entsprechend wurde bei unseren Studien (Goebell et al. 1993; Layer et al. 1995) innerhalb der jeweils etwa 6-stündigen Beobachtungsdauer nach Beginn der Freisetzung von 5-ASA im Duodenallumen nach Gabe von Salofalk etwa doppelt so viel 5-ASA (ca. 10% der Dosis) renal ausgeschieden wie nach Gabe von Pentasa (<3,5%; s. Tabelle 14.1).

Veränderte Bioverfügbarkeit von 5-ASA bei Patienten mit chronisch entzündlichen Darmerkrankungen? – Mögliche Mechanismen

Bereits bei Gesunden wurde bezüglich der Freisetzungskinetik einzelner Mesalazinpräparate eine große interindividuelle Variabilität beobachtet (Norlander et al. 1991). Mehrere pathophysiologische Mechanismen können die Bioverfügbarkeit von 5-ASA bei Patienten mit chronisch entzündlichen Darmerkrankungen zusätzlich beeinflussen.

Veränderungen des gastrointestinalen Transits

Die Bedeutung der physiologischen Magenentleerungsmechanismen für die Freisetzung der Wirksubstanz aus unterschiedlichen Mesalazinpräparaten wurde bereits diskutiert (s. oben). Zur Häufigkeit einer verzögerten Magenentleerung bei Patienten mit chronisch entzündlichen Darmerkrankungen gibt es unterschiedliche Daten (Annese et al. 1995; Sagar et al. 1983). Eine kürzlich durchgeführte eigene Untersuchung zeigt eine pathologische Verzögerung der Magenentleerung fester Substanzen bei 40–50% der Patienten mit M. Crohn und Colitis ulcerosa im Vergleich zu Gesunden (Keller et al. 2000). Dies könnte zu einer verstärkten Retention säurefester Tabletten im Magen (De Mey u. Meineke 1992) oder auch zu einer höheren bereits gastral stattfindenden Freisetzung des Wirkstoffes aus Mikrogranula führen.

Die Beschleunigung des intestinalen Transits durch Diarrhoen (Rijk et al. 1992; Allison et al. 1987) hat erhebliche Auswirkungen auf die Freisetzung von 5-ASA (s. oben), insbesondere bei Verwendung von „Prodrugs". Allerdings wurde bei Patienten mit aktiver Colitis ulcerosa auch ein normaler bzw. in einzelnen Abschnitten sogar verzögerter intestinaler Transit beschrieben (Rao et al. 1987). Bei M.-Crohn-Patienten kann es zudem zu einer erheblichen Behinderung des intestinalen Transits durch Stenosen kommen.

Veränderte intraluminale pH-Werte

Die Datenlage hierzu ist ebenfalls unbefriedigend und widersprüchlich. Während neuere Studien normale intraluminale pH-Werte bei M.-Crohn- und Colitis-ulcerosa-Patienten beschreiben (Ewe et al. 1999; Press et al 1998), wurde in anderen Studien eine erhebliche Reduktion des intrakolonischen pH-Wertes bei aktiver Kolitis von normalerweise ca. pH 7 auf minimal pH 2,3 gefunden (Fallinborg et al. 1993; Roediger et al. 1984). Eine solche Reduktion des pH-Wertes sollte vor allem Auswirkung auf die 5-ASA-Freisetzung aus pH-abhängigen Präparaten haben.

Weitere Mechanismen

Die Bioverfügbarkeit oraler Mesalazinpräparate könnte außerdem durch eine erhöhte intraluminale Nährstoffkonzentration bei Malabsorption (Yu et al. 1990) und eine z. B. postoperativ oder prästenotisch auftretende Fehlbesiedlung mit Keimen der Kolonflora, die eine vorzeitige Spaltung von „Prodrugs" bewirken könnte, verändert werden.

Inwieweit diese Mechanismen die Freisetzung oraler Mesalazinpräparate beeinflussen und ob sie darüber hinaus klinisch relevant sind, ist ungeklärt.

Klinische Relevanz

Die einzelnen Mesalazinpräparate unterscheiden sich hinsichtlich ihrer luminalen Freisetzung und Bioverfügbarkeit. Dies gilt selbstverständlich für orale und rektale Applikationsformen. 5-ASA-Klysmen und -Suppositorien eignen sich besonders für die Behandlung der linksseitigen Colitis ulcerosa (Suppositorien nur bei auf Rektum und distales Sigma begrenztem Befall) und sind bei dieser Indikation topischen Steroiden überlegen. Dieses Ergebnis der Metaanalyse von Marshall et al. (1997) deutet auf das prinzipielle therapeutische Potential, das 5-ASA bei Erreichen hoher intraluminaler Wirkstoffkonzentrationen hat.

Auch die oralen Mesalazinpräparate haben aufgrund ihrer jeweiligen galenischen Zubereitung unterschiedliche Freisetzungsmuster, die möglicherweise differentialtherapeutisch genutzt werden könnten. Am deutlichsten ist der Unterschied zwischen den enzymabhängig freisetzenden „Prodrugs" wie SASP und Olsalazin einerseits und den pH-abhängig (Salofalk, Claversal, Aacol) bzw. zeitkontrolliert (Pentasa) freisetzenden Präparaten andererseits. Eine relevante Wirkstofffreisetzung aus der ersten Präparategruppe beginnt erst mit Eintritt in das Kolon, und hier werden hohe intraluminale 5-ASA-Konzentrationen erreicht. Dementsprechend war SASP in der Metaanalyse Mesalazinpräparaten zur Remissionserhaltung bei Colitis ulcerosa überlegen (Sutherland et al. 1993). In einer einzelnen Studie wurde auch eine Überlegenheit des Prodrug-Präparates Balsalazid gegenüber einem mit Eudragit S überzogenen Mesalazinpräparat bei aktiver Kolitis gesehen (Green et al. 1998), für SASP fand sich in der Metaanalyse hingegen kein Vorteil gegenüber Mesalazin bei aktiver Colitis ulcerosa (Sutherland et al. 1993). Dies ist möglicherweise durch die reduzierte Wirkstofffreisetzung aus „Prodrugs" bei Diarrhoen bedingt (Rijk et al. 1992).

Die Freisetzung von 5-ASA aus pH- (z.B. Salofalk) und zeitabhängigen Präparaten (Pentasa) findet nicht nur im Kolon statt, sondern es finden sich bereits im (distalen) Dünndarm erhebliche Wirkstoffmengen. Dies bildet die Grundlage für die Wirksamkeit dieser Präparate auch bei M. Crohn mit Dünndarmbefall (Bayless 1996; McLeod et al. 1995; Singleton et al. 1993), vorausgesetzt, es werden ausreichende Dosen appliziert. Aufgrund des spezifischen Freisetzungsmusters eignet sich Salofalk möglicherweise besonders bei vorwiegendem Befall des terminalen Ileums. Zusätzlich zu dieser Indikation erscheint Pentasa auch bei ausgeprägtem Dünndarmbefall, der den proximalen Dünndarm einschließt, besonders geeignet. Klinische Studien, die diese Annahmen belegen, wurden bislang allerdings nicht durchgeführt.

Literatur

Allison MC, Dick R, Pounder RE (1987) A controlled study of faecal distribution in ulcerative colitis and proctitis. Scand J Gastroenterol 22:1277–1280

Almer S, Norlander B, Strom M, Osterwald H (1991) Steady-state pharmacokinetics of a new 4-gram 5-aminosalicylic acid retention enema in patients with ulcerative colitis in remission. Scand J Gastroenterol 26:327–335

Annese V, Bassotti G, Napolitano G et al. (1995) Gastric emptying of solids in patients with nonobstructive Crohn's disease is sometimes delayed. J Clin Gastroenterol 21:279–282

Azad KA, Piris J, Truelove SC (1977) An experiment to determine the active therapeutic moiety of sulphasalazine. Lancet 2:892–895

Bachrach WH (1988) Sulfasalazine: I. An historical perspective. Am J Gastroenterol 83:487–496

Bayless TM (1996) Maintenance therapy for Crohn's disease [editorial]. Gastroenterology 110:299–302

Brynskov J, Rasmussen SN (1996) Clinical pharmacology in gastroenterology: development of new forms of treatment of inflammatory bowel disease. Scand J Gastroenterol [Suppl] 216:175–180

Campieri M, Corbelli C, Gionchetti P et al. (1992) Spread and distribution of 5-ASA colonic foam and 5-ASA enema in patients with ulcerative colitis. Dig Dis Sci 37:1890–1897

Christensen LA, Fallingborg J, Abildgaard K et al. (1990) Topical and systemic availability of 5-aminosalicylate: comparisons of three controlled release preparations in man. Aliment Pharmacol Ther 4:523–533

Christensen LA, Slot O, Sanchez G et al. (1987) Release of 5-aminosalicylic acid from Pentasa during normal and accelerated intestinal transit time. Br J Clin Pharmacol 23:365–369

De Mey C, Meineke I (1992) Prandial and diurnal effects on the absorption of orally administered enteric coated 5-aminosalicylic acid (5-ASA). Br J Clin Pharmacol 33:179–182

Ewe K, Press AG, Oestreicher M (1992) The effect of food intake on the gastric emptying of gastric juice-resistant tablets and capsules. Dtsch Med Wochenschr 117:287–290

Ewe K, Schwartz S, Petersen S, Press AG (1999) Inflammation does not decrease intraluminal pH in chronic inflammatory bowel disease. Dig Dis Sci 44:1434–1439

Fallingborg J, Christensen LA, Jacobsen BA, Rasmussen SN (1993) Very low intraluminal colonic pH in patients with active ulcerative colitis. Dig Dis Sci 38:1989–1993

Goebell H, Klotz U, Nehlsen B, Layer P. Oroileal transit of slow release 5-aminosalicylic acid [see comments]. Gut 1993; 34:669–675

Green JR, Lobo AJ, Holdsworth CD et al. (1998) Balsalazide is more effective and better tolerated than mesalamine in the treatment of acute ulcerative colitis. The Abacus Investigator Group [see comments]. Gastroenterology 114:15–22

Hanauer SB (1996) Inflammatory bowel disease [published erratum appears in N Engl J Med 335(2):143]. N Engl J Med 334:841–848

Jacobsen BA, Abildgaard K, Rasmussen HH et al. (1991) Availability of mesalazine (5-aminosalicylic acid) from enemas and suppositories during steady-state conditions. Scand J Gastroenterol 26:374–378

Keller J, Goebell H, Klotz U, Layer P (1998) Significance of galenic preparations for luminal release of 5-aminosalicylic acid in human small intestinal lumen. Med Klin 93:294–299

Keller J, Melle U, Schneider M et al. (2000) Delayed gastric emptying of solids in Crohn's disease and ulcerative colitis. Gastroenterology, in press (Abstract)

Klotz U (1999) Pharmacokinetic data for different 5-aminosalicylic acid and budesonide preparations. Med Klin 94 [Suppl 1]:16–22

Kruis W, Bull U, Eisenburg J, Paumgartner G (1982) Retrograde colonic spread of sulphasalazine enemas. Scand J Gastroenterol 17:933–938

Layer PH, Goebell H, Keller J, Dignass A, Klotz U (1995) Delivery and fate of oral mesalamine microgranules within the human small intestine. Gastroenterology 108:1427–1433

Leopold CS (1999) „Targeted delivery" in the gastrointestinal tract. Med Klin 94 [Suppl 1]:6–11

Liu ZC, McClelland RA, Uetrecht JP (199) Oxidation of 5-aminosalicylic acid by hypochlorous acid to a reactive iminoquinone. Possible role in the treatment of inflammatory bowel diseases. Drug Metab Dispos 23:246–250

MacDermott RP, Schloemann SR, Bertovich MJ, Nash GS, Peters M, Stenson WF (1989) Inhibition of antibody secretion by 5-aminosalicylic acid. Gastroenterology 96:442–448

Marshall JK, Irvine EJ (1997) Rectal corticosteroids versus alternative treatments in ulcerative colitis: a meta-analysis. Gut 40:775–781

McLeod RS, Wolff BG, Steinhart AH et al. (1995) Prophylactic mesalamine treatment decreases postoperative recurrence of Crohn's disease [see comments]. Gastroenterology 109:404–413

Miyachi Y, Yoshioka A, Imamura S, Niwa Y (1987) Effect of sulphasalazine and its metabolites on the generation of reactive oxygen species. Gut 28:190–195

Nielsen OH, Bukhave K, Elmgreen J, Ahnfelt-Ronne I (1987) Inhibition of 5-lipoxygenase pathway of arachidonic acid metabolism in human neutrophils by sulfasalazine and 5-aminosalicylic acid. Dig Dis Sci 32:577–582

Norlander B, Gotthard R, Strom M (1989) Pharmacokinetics of a 5-aminosalicylic acid enteric-coated tablet and suppository dosage form. Aliment Pharmacol Ther 3:333–342

Norlander B, Gotthard R, Strom M (1991) Steady-state pharmacokinetics of enteric coated 5-amino-salicylic acid tablets in healthy volunteers and in patients with Crohn's disease or ulcerative colitis. Aliment Pharmacol Ther 5:291–300

Ouyang A, Sunshine AG, Reynolds JC (1989) Caloric content of a meal affects duration but not contractile pattern of duodenal motility in man. Dig Dis Sci 34:528–536

Press AG, Hauptmann IA, Hauptmann L et al. (1998) Gastrointestinal pH profiles in patients with inflammatory bowel disease. Aliment Pharmacol Ther 12:673–678

Rao SS, Read NW, Brown C, Bruce C, Holdsworth CD (1987) Studies on the mechanism of bowel disturbance in ulcerative colitis. Gastroenterology 93:934–940

Rijk MC, van Hogezand RA, van Schaik A, van Tongeren JH (1989) Disposition of 5-aminosalicylic acid from 5-aminosalicylic acid-delivering drugs during accelerated intestinal transit in healthy volunteers. Scand J Gastroenterol 24:1179–1185

Rijk MC, van Schaik A, van Tongeren JH (1992) Disposition of mesalazine from mesalazine-delivering drugs in patients with inflammatory bowel disease, with and without diarrhoea. Scand J Gastroenterol 27:863–868

Roediger WE, Lawson MJ, Kwok V, Grant AK, Pannall PR (1984) Colonic bicarbonate output as a test of disease activity in ulcerative colitis. J Clin Pathol 37:704–707

Sagar S, Grime JS, Little W et al. (1983) Technetium-99m labelled bran: a new agent for measuring gastric emptying. Clin Radiol 34:275–278

Singleton JW, Hanauer SB, Gitnick GL et al. (1993) Mesalamine capsules for the treatment of active Crohn's disease: results of a 16-week trial. Pentasa Crohn's Disease Study Group [see comments]. Gastroenterology 104:1293–1301

Staerk LL, Stokholm M, Bukhave K, Rask-Madsen J, Lauritsen K (1990) Disposition of 5-aminosalicylic acid by olsalazine and three mesalazine preparations in patients with ulcerative colitis: comparison of intraluminal colonic concentrations, serum values, and urinary excretion. Gut 31:1271–1276

Stevens C, Lipman M, Fabry S et al. (1995) 5-Aminosalicylic acid abrogates T-cell proliferation by blocking interleukin-2 production in peripheral blood mononuclear cells. J Pharmacol Exp Ther 272:399–406

Sutherland LR, May GR, Shaffer EA (1993) Sulfasalazine revisited: a meta-analysis of 5-aminosalicylic acid in the treatment of ulcerative colitis [see comments]. Ann Intern Med 118:540–549

van Buul MM, Mulder CJ, Wiltink EH, van Royen EA, Tytgat GN (1989) Retrograde spread of therapeutic enemas in patients with inflammatory bowel disease. Hepatogastroenterology 36:199–201

Williams CN, Haber G, Aquino JA (1987) Double-blind, placebo-controlled evaluation of 5-ASA suppositories in active distal proctitis and measurement of extent of spread using 99mTc-labeled 5-ASA suppositories. Dig Dis Sci 32:71S–75S

Yu DK, Elvin AT, Morrill B et al. (1990) Effect of food coadministration on 5-aminosalicylic acid oral suspension bioavailability. Clin Pharmacol Ther 48:26–33

Teil III
Neue Aspekte der bildgebenden Diagnostik und therapeutischen endoskopischen Intervention bei chronisch entzündlichen Darmerkrankungen

Teil III

Kapitel 15

Stellenwert der CT und MRT in der kolorektalen Diagnostik

W. Pegios · Th. J. Vogl

„Entzündliche Dickdarmerkrankungen"

Der Begriff „entzündliche Dickdarmerkrankungen" umfasst im Wesentlichen 2 Formen einer chronischen, idiopathischen Darmentzündung: die Colitis ulcerosa und den M. Crohn. Diese machen ca. 90% aller chronischen Darmentzündungen aus. Die exakte Ursache dieser beiden Krankheitsbilder ist weiterhin unbekannt, sodass sie aufgrund pathologischer, radiologischer, klinischer und endoskopischer Veränderungen empirisch definiert werden.

Computertomographie (CT)

Die CT eignet sich besonders zur Feststellung von Darmverdickung, extraintestinalen Manifestationen wie Abszesse und Phlegmonen, Proliferation des mesenterialen Fettgewebes und Lymphknotenvergrößerungen (Antes 1998). Die Ausbreitung von Fisteln zum Retroperitoneum, Mesenterium und zur Bauchdecke können mit der CT gut erkannt werden (Abb. 15.1).

Eine lückenlose und gute orale Darmkontrastierung, vorzugsweise auch eine rektale und intravenöse Kontrastmittelgabe, sind entscheidend für die diagnostische Qualität der CT. In speziellen Fragestellungen kann der Einsatz der Hydro-CT sehr hilfreich sein.

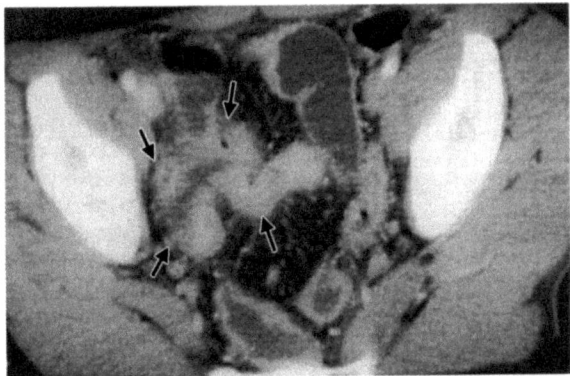

Abb. 15.1.
M. Crohn. Die Computertomographie zeigt multiple komplexe innere Fisten im Bereich des Messenteriums (→) bis zum rektosigmoidalen Übergang

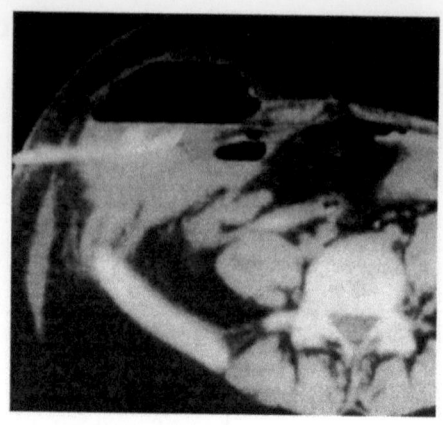

Abb. 15.2.
M. Crohn. Erfolgreiche CT-gesteuerte perkutane Drainage bei einem Abszess zwischen Zökum und Bauchwand

Der Einsatz der CT beim M. Crohn ist sehr hilfreich, insbesondere im proliferativen Stadium. Die begleitende Darmverdickung, die Lumeneinengung sowie die Proliferation des Fettgewebes können mit der CT diagnostiziert werden. Weitere wichtige Vorteile der CT in der bildgebenden Diagnostik sowie im Verlauf des M. Crohn sind der Auschluss von extraluminalen Komplikationen sowie die präoperative Anwendung bei operationspflichtigem Ileus und Subileus. Bei extraintestinalen Manifestationen (z. B. Abszessen) erlaubt die CT als schnelles bildgebendes Verfahren die Einbringung einer perkutanen Drainage im Rahmen einer Intervention (Abb. 15.2).

Die Colitis ulcerosa ist eine idiopathische akut/chronisch ulzerative Entzündung des Rektums und Kolons mit einem Wechsel von Exazerbation und Remission.

Das früheste röntgenologische Zeichen im präulzerativen, kongestiven Stadium ist eine Hyperämie und eine feingranuläre Schleimhautzeichnung. In der CT imponiert die Schleimhaut aufgetrieben und mit einer deutlichen KM-Anreicherung nach i.v.-KM-Applikation (Abb. 15.3).

Der Auschluss von extraluminalen Komplikationen, die präoperative Anwendung bei operationspflichtigem Ileus und Subileus sowie der Verlauf der Colitis

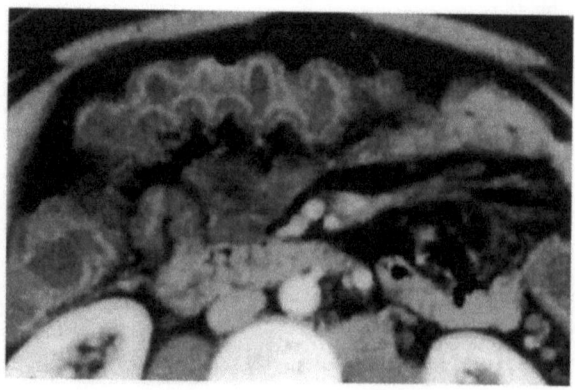

Abb. 15.3.
Colitis ulcerosa. Hydro-Spiral-Computertomographie. Die KM-Applikation i.v. zeigt eine deutliche hyperämische Schleimhaut. Angedeutete Verdickung der übrigen Darmwandschichten

KAPITEL 15 Stellenwert der CT und MRT in der kolorektalen Diagnostik

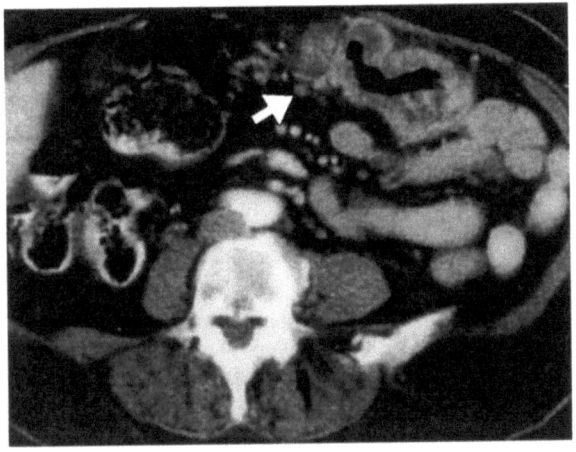

Abb. 15.4.
Patient mit einem Kolon-Ca (T3N1) auf dem Boden einer langjährigen Colitis ulcerosa. Der Tumor infiltriert das parakolische Fettgewebe; zusätzlich der Nachweis eines parakolisch gelegenen positiven Lymphknotens (*Pfeil*)

ulcerosa sind Aufgaben der CT in der bildgebenden Diagnostik. Ein Karzinom auf dem Boden der Colitis ulcerosa (in 0,5–13% der Fälle) kann die CT ebenfalls erkennen (Abb. 15.4).

Magnetresonanztomographie (MRT)

Die MRT war vor der Einführung schneller Bildgebungstechniken wegen starker Bewegungsartefakte und der fehlenden Verfügbarkeit oraler Kontrastmittel für die Darmdiagnostik nicht geeignet. Die schnellen Sequenzen mit Atemstillstandsmessungen machten es möglich, mit der Verfügbarkeit diverser negativer und positiver oraler Kontrastmittel die Effizienz der MRT in der Diagnostik chronisch entzündlicher Darmerkrankungen neu zu überprüfen (Abb. 15.5a–b).

In einer Studie konnte die Dünndarm-MRT im Vergleich mit dem konventionellen Enteroklysma 95,8% der befallenen Segmente und 94,7% der Stenosen bei Patienten mit M. Crohn identifizieren (Holzknecht et al. 1998). Die MRT des Abdomens in Kombination mit der Enteroklyse weist im Vergleich zur CT einige

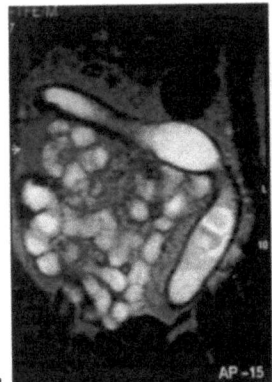 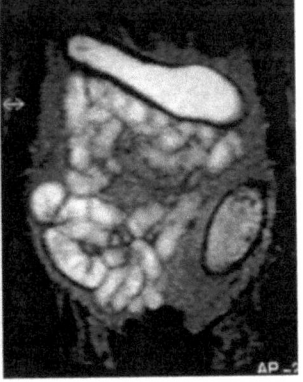

Abb. 15.5a, b.
Colitis ulcerosa. Sellink-MRT nach Applikation des oralen sowie intravenösen paramagnetischen Kontrastmittels Gd-DTPA. Veränderungen eines Spätstadiums wie Schrumpfung und Einengung des Kolons („Gartenschlauch")

Vorteile auf. Die MRT zeichnet sich primär durch einen hohen Gewebekontrast und eine fehlende Strahlenbelastung aus und ist damit für den Einsatz auf diesem Gebiet geeignet (Rieber et al. 1998). Die Voraussetzungen für eine technisch gut beurteilbare MRT des Dünndarms ist eine ausreichende Verdünnung des oralen Gd-DTPA und die orale Applikation eines großen Volumens (min. 2000 ml).

Die MRT, deren Potential zur Darstellung der Befundkonstellation bei M. Crohn durch zahlreiche Studien belegt ist, erlaubt offensichtlich eine genauere Aktivitätsbeurteilung des M. Crohn als klinische (CDAI) oder laborchemische (CRP) Parameter und lässt dabei insbesondere die für das therapeutische Vorgehen wichtige Differenzierung zwischen aktiven und inaktiven (narbigen) Darmveränderungen zu (Schunk et al. 2000).

Anale Fisteln

Als Goldstandard diente bis jetzt die Endosonographie in der Diagnostik und Beurteilung von perianalen Fisteln. Die MRT bzw. die endorektale MRT hat sich in den letzten Jahren als ein weiteres Verfahren in der Diagnostik und Einteilung der perianalen Fisteln etabliert (Abb. 15.6). In einer Studie bei 28 Patienten mit

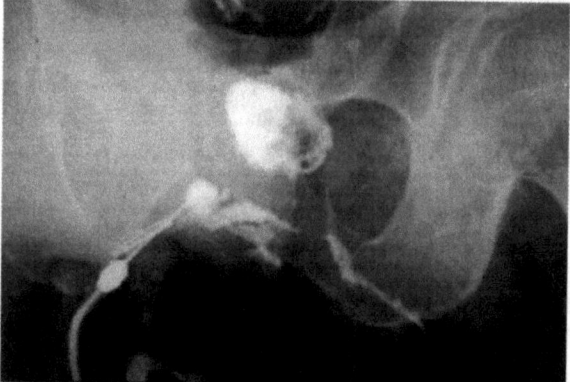

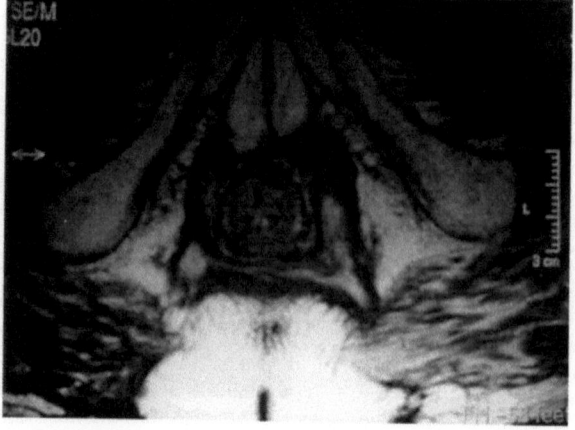

Abb. 15.6 a–d.
Perianale Fisteln. a Konventionelle Fisteldarstellung mit der Knopfsonde. Darstellung von zwei Fistelgängen perianal bds., die im Verlauf eine Verbindung untereinander zeigen. KM-Nachweis im Analkanal über den linken Fistelgang. b MRT, T2-gewichtete Sequenz (TSE, TR/TE = 4.000/100 ms) in axialer Orientierung. Die perianale Fisteln bds. mit hoher Signalintensität. Dokumentation der Querverbindung der beiden Hauptfistelgänge im Sinne einer Hufeisen-Fistel

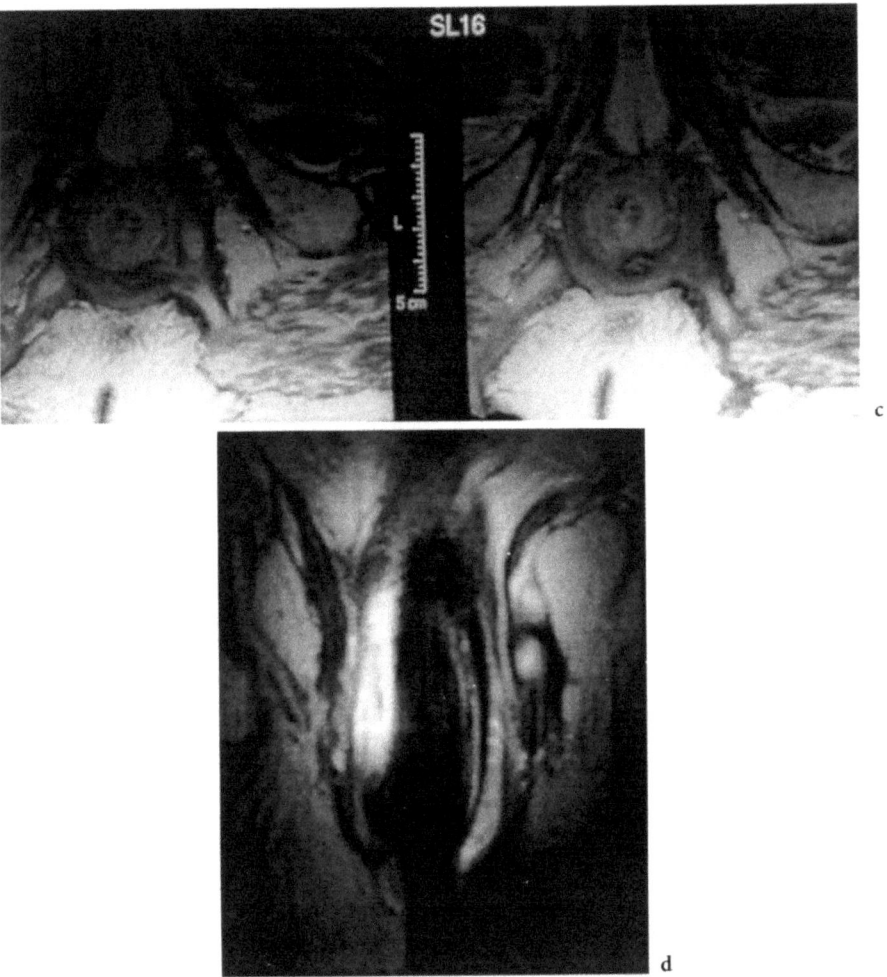

Abb. 15.6 c, d *(Fortsetzung)* c MRT, T1-gewichtete Sequenz (TR/TE = 800/15 ms) nach KM-Aplikation i.v. von 0,1 mmol/kg Gd-DTPA. Nachweis eines weiteren Fistelganges, der entlang des M. sphincter externus verläuft (transsphinktäre Fistel). **d** Endorektale MRT, T2-gewichtete Sequenz (TSE, TR/TE = 4.000/100 ms) in koronarer Schichtorientierung. Exakte Darstellung der zusätzlichen transsphinktären Fistelkomponente entlang des M. sphincter externus

perianalen Fisteln wurde die Endosonographie mit der endorektalen MRT verglichen und die Befunde mit der OP korreliert (Stoker et al. 1996). Die endorektale MRT wies eine Überlegenheit gegenüber der Endosonographie bezogen auf die Diagnostik und insbesondere die exakte Klassifikation der analen Fisteln auf. Von den operativ bestätigten 16 (57%) intersphinkterischen analen Fisteln konnte die MRT 12 (42%) gegenüber der Endosonographie 10 (36%) identifizieren. Bei den transphinkterischen analen Fisteln, 9 (32%), zeigte die MRT ebenfalls eine Überlegenheit (10/36%) gegenüber der Endosonographie (5/18%).

Virtuelle Endoskopie

Die virtuelle Endoskopie ist eine neu entwickelte Nachverarbeitungstechnik für Schnittbilder. Im Gegensatz zu konventionellen 3D-Rekonstruktionen vermitteln diese Bilder eine Perspektive, die bei starker Vergrößerung den Eindruck einer echten endoskopischen Aufnahme vermittelt.

Dünndarm

Trotz der Fortschritte in der Fiberoptikendoskopie ist der überwiegende Teil des Dünndarms noch immer unzugänglich geblieben. Auch wenn die extrem kleinen Endoskope, die jüngst entwickelt wurden, eine echte Endoskopie des Duodenums und des proximalen Jejunums erlauben, stellt der konventionelle Doppelkontrasteinlauf des Dünndarms derzeit das einzig zuverlässige Verfahren zu Beurteilung des Dünndarms dar; es fehlt aber die bildliche Darstellung des umgebendes Gewebes. Die optimale virtuelle Endoskopie des Dünndarms setzt eine optimale gleichmäßige Füllung des Dünndarms mit einem oralen Kontrastmittel voraus. Eine mögliche Lösung besteht in einer Vorbereitungstechnik für den Dünndarm, wie sie bei der konventionellen Doppelkontrast-Enteroklyse angewendet wird: Über eine Duodenalsonde, deren Spitze hinter dem Treitz-Band (Rogalla et al. 1998) platziert wird, wird ein Gemisch aus Methylzellulose und einem oralen KM appliziert. Durch Rekonstruktionen von mehreren Ansichten entlang eines manuell gezogenen Pfades durch den Dünndarm sind „intrinsische" Pathologien wie Stenosen, Fisteln, Polypen sowohl auf den axialen als auch auf den virtuellen Bildern zu sehen (Abb. 15.7). „Extrinsische" Veränderungen wie Lymphknoten,

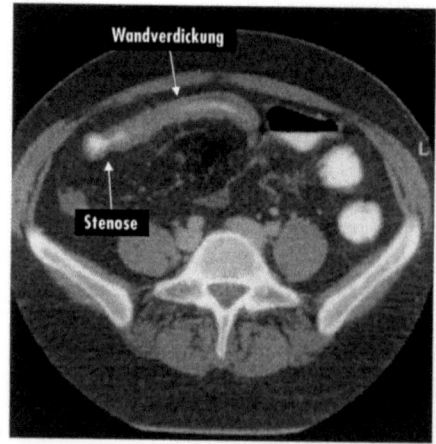 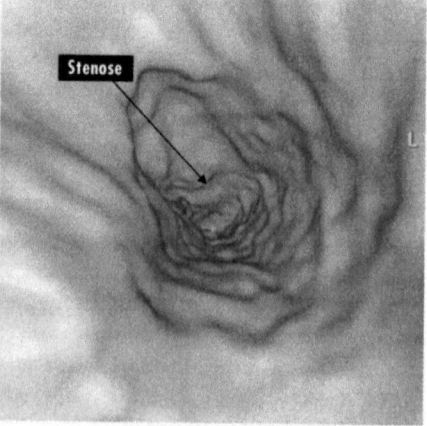

Abb. 15.7a, b. Axiale Spiral-CT-Schicht in Höhe des präterminalen Ileums bei einem Patienten mit lange bestehendem M. Crohn. Ausgeprägte Wandverdickung des präterminalen Ileums (a); Applikation von oralem KM. b Das entsprechende virtuelle Bild, das die Stenose innerhalb des Ileums belegt

Kapitel 15 Stellenwert der CT und MRT in der kolorektalen Diagnostik

Pseudozysten, Abszesse usw. sind durch die virtuelle Technik allein nicht erfassbar, die Beurteilung erfolgt auf den 2D-Schichtbildern des primären Datensatzes der Untersuchung.

Aufgrund der relativ dünnen Schichtdicke von 3 mm wird das Bildrauschen zu einer Einflussgröße und lässt sich auf den rekonstruierten Bildern erkennen. Durch eine Erhöhung des Röhrenstroms würde sich die Bildqualität zwar verbessern, gleichzeitig würde sich jedoch die Strahlenbelastung des Patienten erhöhen, was die Anwendungsmöglichkeiten dieser Verfahrensweise einschränkt. Die Verwendung eines weicheren Rekonstruktionsfilters würde das Bildrauschen auf Kosten der räumlichen Auflösung innerhalb der Untersuchungsebene reduzieren. Weitere Verbesserungen der nächsten CT-Generationen wie eine hohe Abtastgeschwindigkeit, eine höhere Detektorempfindlichkeit, schärfere Schichtempfind-

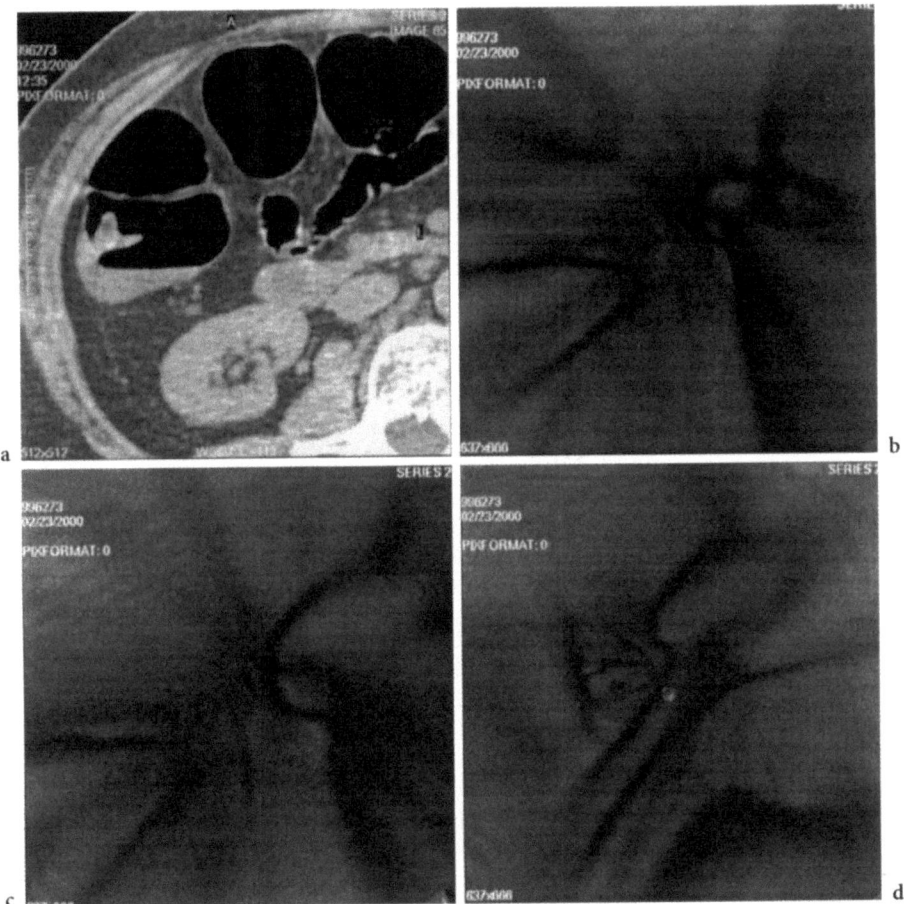

Abb. 15.8 a–d. Axiales Bild vom 2D-Datensatz. Polyp von 8 mm im Zökum (**a**). Der Polyp wurde endoskopisch entfernt, histologisch zeigte sich eine maligne Transformation. Virtuell endoskopischer Blick von proximal (**b, c**) und von ventral (**d**) mit dem virtuellen Endoskop

lichkeitsprofile usw. können die virtuelle Endoskopie des Dünndarms als wertvolle Begleitmaßnahme für bildgebende Verfahren des Abdomens etablieren.

Dickdarm

Die virtuelle Kolonoskopie war und ist bereits Gegenstand mehrerer Studien (Hara et al. 1997; Dachmann et al. 1997). Die meisten Autoren verwenden eine primäre Schichtdicke von 3–5 mm; die Tischgeschwindigkeit liegt zwischen 5 und 8 mm/s. Ein solches Protokoll erlaubt einen zuverlässigen Nachweis von Polypen mit einer Größe, die nicht unterhalb der primären Schichtdicke liegt. Die Patienten werden wie zu einer konventionellen Koloskopie vorbereitet. Hierzu wird am Tag vor der Untersuchung ein Abführmittel mit 2–4 l Flüssigkeit verabreicht (z. B. X-Prep, Mundipharma). Anschließend werden mindestens 6 Stunden vor der Untersuchung zur zuverlässigen Säuberung des Darms noch 4 l Macrogol (z. B. Klean-Prep, Norgine) verabreicht. Über eine rektale Sonde werden dem Patienten, nach rektaler Untersuchung, zur Distension des Kolons insgesamt 1–3 l Raumluft oder Kohlendioxid insuffliert. Die meisten Autoren plädieren für eine Untersuchung in Bauchlage und in Rückenlage und nehmen dabei in Kauf, dass sich hierdurch die Strahlenexposition für den Patienten, die Anzahl der Aufnahmen und die Nachverarbeitungszeit verdoppeln. Verbleibende Flüssigkeitsspiegel stellen ein weiteres Problem dar, da Polypen „unter der Oberfläche" verborgen sein können und daher bei der virtuellen Kolonoskopie eventuell nicht sichtbar werden. In einer ersten Bewertung der Sensitivität und Spezifität der virtuellen Kolonoskopie stellten Hara et al. (1997) eine Sensitivität von 75 % und Spezifität von 90 % für Polypen mit einer Größe von 10 mm oder mehr sowie eine Sensitivität von 66 % und eine Spezifität von 63 % für 5–10 mm große Polypen fest. Dachman

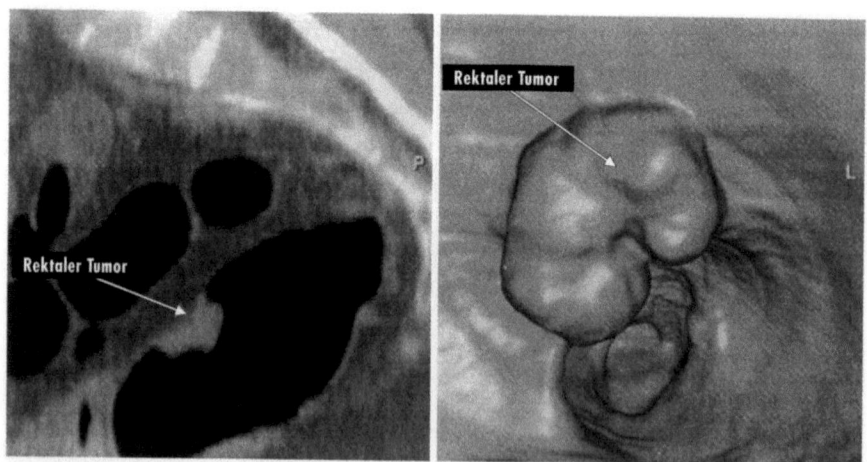

Abb. 15.9 a, b. Axiales Bild (Schichtdicke 3 mm), das einen polypoiden Tumor von 2 cm Größe ohne Nachweis von transmuralen Wachstum zeigt (**a**). Die virtuelle Kolonoskopie erlaubt die zusätzliche Darstellung der makroskopischen Tumorform (**b**)

et al. (1997) beschrieben eine Sensitivität von 83% für stimulierte Polypen von 8 mm Größe.

Ein Screening-Verfahren wird als Untersuchung von Personen mit erhöhtem Risiko vor Entwicklung von Symptomen definiert. Trotz der viel versprechenden Ergebnisse, die in der Literatur für die virtuelle Kolonoskopie als Screening-Verfahren bei kolorektalem Krebs beschrieben werden, muss die Zuverlässigkeit der Methode noch weiter untersucht werden. Von Interesse ist weiterhin, ob die beschriebenen Nachweisraten für Polypen bei einer Population mit einer niedrigen Polypenprävalenz, wie im Rahmen von Screening-Untersuchungen zu erwarten ist, reproduziert werden können.

Die Kolonoskopie kann sowohl mit der CT als auch mit der MRT durchgeführt werden. Mit Einführung der Multidetektortechnologie scheint zumindest in Bezug auf die Auflösung und Schnelligkeit die CT-Kolonoskopie der MR-Kolonoskopie überlegen zu sein. Dennoch stellen manche Autoren die Zukunft der CT-Kolonoskopie ernsthaft in Frage: Die Untersuchung ist mit einer erheblichen Strahlenexposition verbunden, die gerade bei regelmäßiger Wiederholung von Vorsorgeuntersuchungen im Abstand weniger Jahre besonders ins Gewicht fällt. Aus diesem Grund fällt das Augenmerk in letzter Zeit verstärkt auf die MR-Kolonoskopie. Bislang ist sie weniger verbreitet und im Vergleich zur CT-Kolonoskopie in der Anwendung sicher noch komplexer bzw. kostenintensiver, aber für den Patienten ohne jegliche Nebenwirkungen.

Literatur

Antes G (1998) Entzündliche Dickdarmerkrankungen. Kolonkontrasteinlauf und CT. Radiologe 38:41–48

Dachman AH, Lieberman J, Osnis RB et al. (1997) Small simulated polyps in pig colon: censitivity of CT virtual colography. Radiology 203:427–430

Hara AK, Johnson CD, Reed RE et al. (1997) Colorectal polyp detection using CT collography: initial assessment of sensitivity and specifity. Radiology 205:59–65

Holzknecht N, Helmberger T, von Ritter C, Gauger J, Faber S, Reiser M (1998) Dünndarm-MRT mit schnellen MR-Sequenzen bei M. Crohn nach Enteroklysma mit oralen Eisenpartikel. Radiologe 38:29–36

Rieber A, Wruk D, Nüssle K, Aschoff A, Reinshagen M, Adler G, Brambs H, Tomczak R (1998) MRT des Abdomens in Kombination mit der Enteroklyse bei M. Crohn unter Verwendung von oralen und intravenösen Gd-DTPA. Radiologe 38:23–28

Rogalla P, Werner-Rustner M, Huitema A et al. (1998) Virtual endoscopy of the small bowel: phantom study and preliminary clinical results. Eur Radiol 8:563–567

Schunk K, Kern A, Heußel CP, Kalden P, Mayer I, Orth Th, Wanitschke R (2000) Beurteilung der entzündlichen Aktivität des M. Crohn mit der Hydro-MRT. Fortschr Röntgenstr 172:153–160

Stoker J, Hussain SM, Van Kempen D, Elevelt AJ, Lameris JS (1996) Endoanal coil in MR imaging of anal fistulas. Amer J Roentgenol 166:360–362

KAPITEL 16

Konventionelle Sonographie und Dopplersonographie bei CED

D. LUDWIG

Konventionelle Sonographie

Die abdominelle Sonographie und Dopplersonographie sind nichtinvasive diagnostische Verfahren, unabdingbar in der Primärdiagnostik wie in der Verlaufsbeurteilung chronisch entzündlicher Darmerkrankungen. Die in den letzten Jahren deutlich verbesserte Gerätetechnik mit hochauflösenden Schallköpfen ermöglicht die präzise Darstellung der Entzündungsausdehnung im Bereich des Darmes sowie intestinaler und extraintestinaler Komplikationen (Limberg 1999; Tabelle 16.1).

In mehr als 70% der Patienten mit aktiver Erkrankung können entzündliche Darmveränderungen mit hoher Spezifität im Rahmen der Primärdiagnostik nachgewiesen werden (Limberg 1989; Maconi et al. 1996). Zur Verlaufsbeurteilung der Längsausdehnung der entzündlichen Veränderungen bei Colitis ulcerosa ist die Sonographie das Verfahren der Wahl (Stange et al. 1999), da eine korrekte Aussage in 74% der Fälle möglich ist (Maconi et al. 1999). Abhängig vom Entzündungsgrad sind die Wandschichten des Darmes sonographisch betont und verdickt darstellbar („Kokarde", „target lesion"); bei transmuraler Entzündung kann die Schichtung komplett aufgehoben sein. Auch wenn die Veränderungen bei M. Crohn und Colitis ulcerosa unterschiedlich sind, lassen sich die beiden Erkrankungen nicht in allen Fällen durch sonomorphologische Kriterien sicher unterscheiden. Verminderte Echogenität, Verdickung der Darmwand und aufgehobene Haustrierung sind eher unspezifische Kriterien. Ein diskontinuierliches Muster (fließender Übergang von erhaltener bis zu aufgehobener Wandschichtung) und eng gestellte Segmente mit prästenotischer Dilatation sind crohntypische Veränderungen, eine homogen betonte Darmwand im Verlauf des Kolonrah-

Tabelle 16.1. Sonographisch feststellbare Komplikationen bei CED

Intestinale Komplikationen	Extraintestinale Komplikationen
Konglomerattumor	Nephrolithiasis
Abszess	Hydronephrose
Stenose	Cholezystolithiasis
Fistel	Leberabszess
Ileus/Subileus	PSC
Azites	Differentialdiagnose Ikterus
Megakolon	Entzündliche Gelenkerkrankungen

Tabelle 16.2. Sonomorphologische Kriterien bei M. Crohn und Colitis ulcerosa

	M. Crohn	Colitis ulcerosa
Darmwand	Echoarm, verdickt	Echoarm, gering verdickt
Wandschichtung	(Teilweise) aufgehoben	Akzentuiert erhalten
Haustrierung	(Teilweise) aufgehoben	Aufgehoben
Vaskularisation	Vermehrt	Unterschiedlich
Komplikationen	Fast immer erkennbar	Selten
Ausdehnung	Ileozäkal + Kolon gut beurteilbar	Gut beurteilbar

mens und der eventuelle Nachweis von Pseudopolypen sprechen eher für eine Colitis ulcerosa (Limberg 1999; Tabelle 16.2).

Graduierungen der entzündlichen Veränderungen und Korrelationen zu klinischen Aktivitätsindizes sind mit der reinen B-Bild-Darstellung nur bedingt möglich. Besonders jedoch bei Patienten mit Colitis ulcerosa ist die Abnahme der Darmwanddicke unter Therapie mit einem guten klinischen Therapieerfolg assoziiert (Maconi et al. 1999). In der postoperativen Verlaufsbeurteilung des M. Crohn sollte die Ultraschalluntersuchung der Endoskopie vorgeschaltet werden, da entzündliche Veränderungen des neoterminalen Ileums sonographisch mit einem positiv prädiktiven Wert von 96% sicher diagnostiziert werden können (Andreoli et al. 1998). Die meisten der typischen Komplikationen bei CED lassen sich sonographisch ebenfalls gut darstellen (s. Tabelle 16.1). Besonders Stenosen, Fisteln und Abszesse konnten in einer neueren prospektiven Untersuchung präoperativ mit sehr hoher Sensitivität und Spezifität durch die alleinige sonographische Untersuchung nachgewiesen werden (Gasche et al. 1999). Eine trotz klinischer Remission nachweisbare Darmwandverdickung ist dabei häufig mit einer operationspflichtigen narbigen Stenose assoziiert (Maconi et al. 1996).

Endosonographie

Perianale und pararektale Fisteln und Abszesse sind der Oberflächensonographie nicht ausreichend zugänglich, können jedoch sensitiv durch die Endosonographie erfasst werden. Eine genaue anatomische Zuordnung ist essentiell für die Planung der weiteren Therapie. Die Endosonographie ist das genaueste Verfahren zur Beurteilung trans- und intersphinktärer Fisteln. CT und MRT liefern vergleichbare Ergebnisse in der Diagnostik perianorektaler Abszesse, sind der Endosonographie allerdings in der Analyse supralevatorischer Abszesse und Infiltrationen des pararektalen Fettgewebes deutlich überlegen (Schäfer et al. 1994; Schratter-Sehn et al. 1993). Bei Patienten mit M. Crohn korreliert die endosonographisch gemessene Wanddicke mit der klinischen und histologischen Aktivität, bei Colitis ulcerosa eher mit dem endoskopischen Schweregrad (Soweid et al. 1999). Zusätzlich scheint bei Patienten mit M. Crohn das Ausmaß der Wandverdickung mit dem Krankheitsverlauf in direkter Beziehung zu stehen (Gast u. Belaiche 1999). Die Aufhebung der physiologischen Wandstruktur, hinweisend auf die transmurale Entzündung bei Patienten mit M. Crohn (Dagli et al. 1999), kann als zusätzliches Entscheidungskriterium vor ileoanaler Pouchanlage herangezogen werden (Hildebrandt et al. 1992). Eine zusätzliche Differenzierung gelingt durch die Analyse submukosaler Gefäße (vermehrt bei akutem M. Crohn) und die Anzahl pathologischer pararektaler und sigmoidaler Lymphknoten (vermehrt bei akuter Colitis ulcerosa; Gast u. Belaiche 1999). Letztere scheinen außerdem eine gewisse Differenzierung zu akuten infektiösen Kolitiden zu ermöglichen, bei denen pathologisch vergrößerte Lymphknoten endosonographisch nicht nachweisbar sind (Gast 1999).

Dopplersonographie

Die Dopplersonographie erlaubt die nichtinvasive Analyse des Blutflusses in verschiedenen Gefäßsystemen. Durch Messung der Streuung der Ultraschallwellen an den Erythrozyten kann der Blutfluss sichtbar gemacht und quantifiziert werden. Ungenauigkeiten, bedingt durch zu große Dopplerwinkel, Gefäßwandbewegungen und unpräzise Querschnittsmessungen sind durch Standardisierung des Messverfahrens mit intraindividuellen Kontrollen und Verwendung winkelunabhängiger Indizes (Pulsatilitätsindex, PI; Widerstandsindex, RI) zu minimieren (Bolondi et al. 1991; De Vries et al. 1991). So kann durch Analyse der postprandialen Hyperämie (zweifache Messung unter Nüchternbedingungen und 30 Minuten nach Gabe einer standardisierten Reizmahlzeit) die Varianz für wiederholte Messungen auf unter 10% gesenkt werden (Ludwig et al. 1998).

Im experimentellen Kolitismodell wie auch bei CED lässt sich eine Steigerung des splanchnischen Blutflusses um das Zwei- bis Sechsfache im Vergleich zu Kontrollen nachweisen (Hulten et al. 1977; Sekizuka et al. 1988). Frühe histopathologische und angiographische Untersuchungen zeigten allerdings nur bei M. Crohn, nicht aber bei Colitis ulcerosa einen relevanten Anstieg des mukosalen und submukosalen Blutflusses im akuten Schub (Hulten et al. 1977). Der Pathomechanismus dieser Entzündungshyperämie ist noch ungeklärt. Mögliche Mediatoren sind Histamin, NO und Prostaglandine (Kimura et al. 1998; Knutson et al. 1990), möglicherweise in Kombination mit einer verstärkten arteriovenösen Shuntdurchblutung (Guslandi et al. 1995).

In unserem Zentrum wurden in einem Zeitraum von 30 Monaten 152 Patienten mit chronisch entzündlicher Darmerkrankung (Morbus Crohn n = 67, Colitis ulcerosa n = 85), 6 Patienten mit bakterieller Kolitis und zwanzig gesunde Kontrollen dopplersonographisch untersucht. Prä- und postprandiale Flussmessungen in der A. mesenterica superior, inferior, hepatica und der V. portae wurden mit klinischen (CDAI, Truelove-Index), laborchemischen und endoskopischen Parametern des Schweregrades verglichen. Bei 21 Patienten mit M. Crohn, 27 Patienten mit Colitis ulcerosa und 6 Patienten mit infektiöser Kolitis erfolgten Mehrfachmessungen im akuten Schub und nach Erreichen der klinischen Remission. Der klinische Verlauf dieser Patienten über weitere sechs Monate wurde zu den initial erhobenen Flussänderungen in Beziehung gesetzt (Ludwig et al. 1999a, b).

Bei Patienten mit chronisch entzündlichen Darmerkrankungen, wie auch mit infektiöser Kolitis, war die mesenteriale Durchblutung in Abhängigkeit von der Krankheitsaktivität gesteigert. Für Patienten mit M. Crohn erwiesen sich post-

KAPITEL 16 Konventionelle Sonographie und Dopplersonographie bei CED

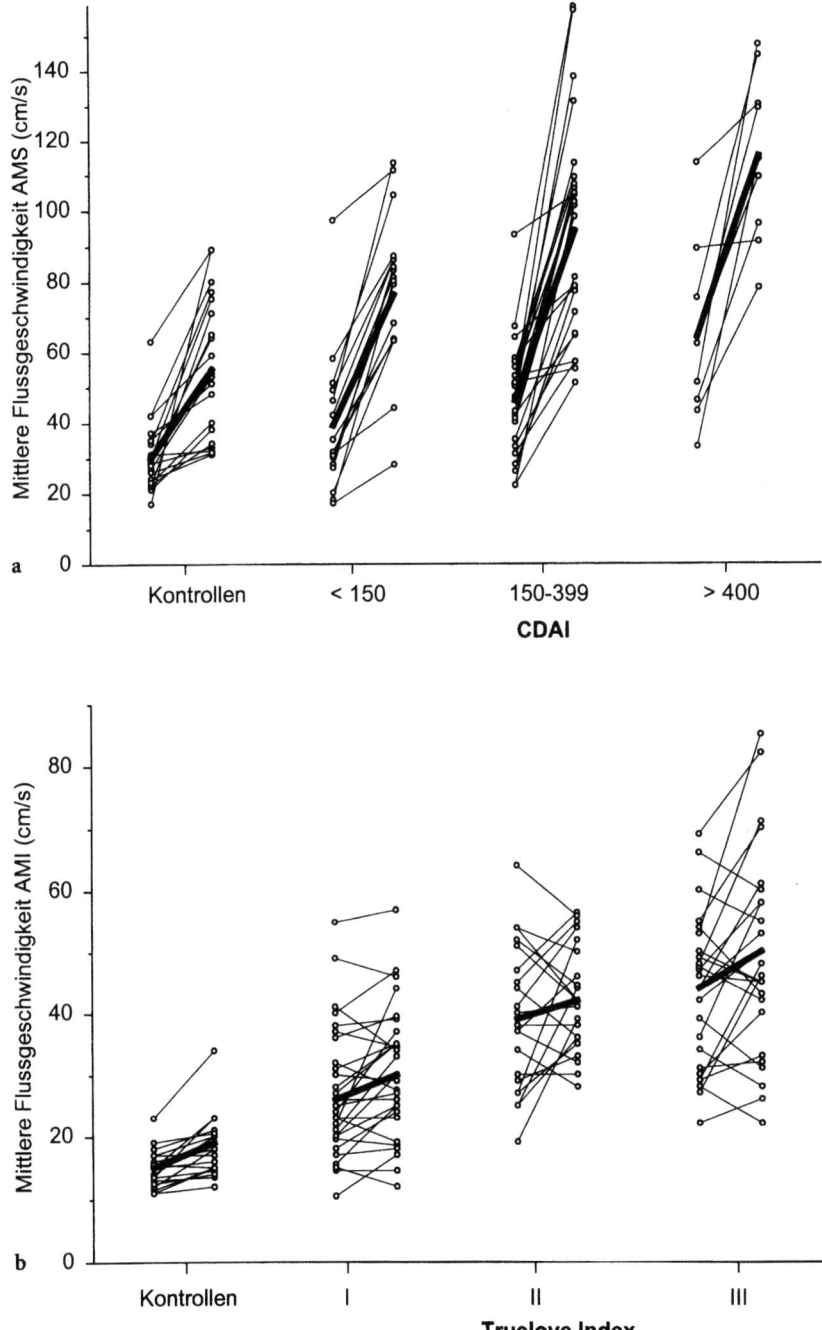

Abb. 16.1a, b. Mittlere Flussgeschwindigkeit in der A. mesenterica superior bei Patienten mit M. Crohn (**a**) und in der A. mesenterica inferior bei Patienten mit Colitis ulcerosa (**b**). Prä- und postprandiale Mittelwerte der jeweiligen Gruppe sind durch eine *Linie in Fettdruck* hervorgehoben

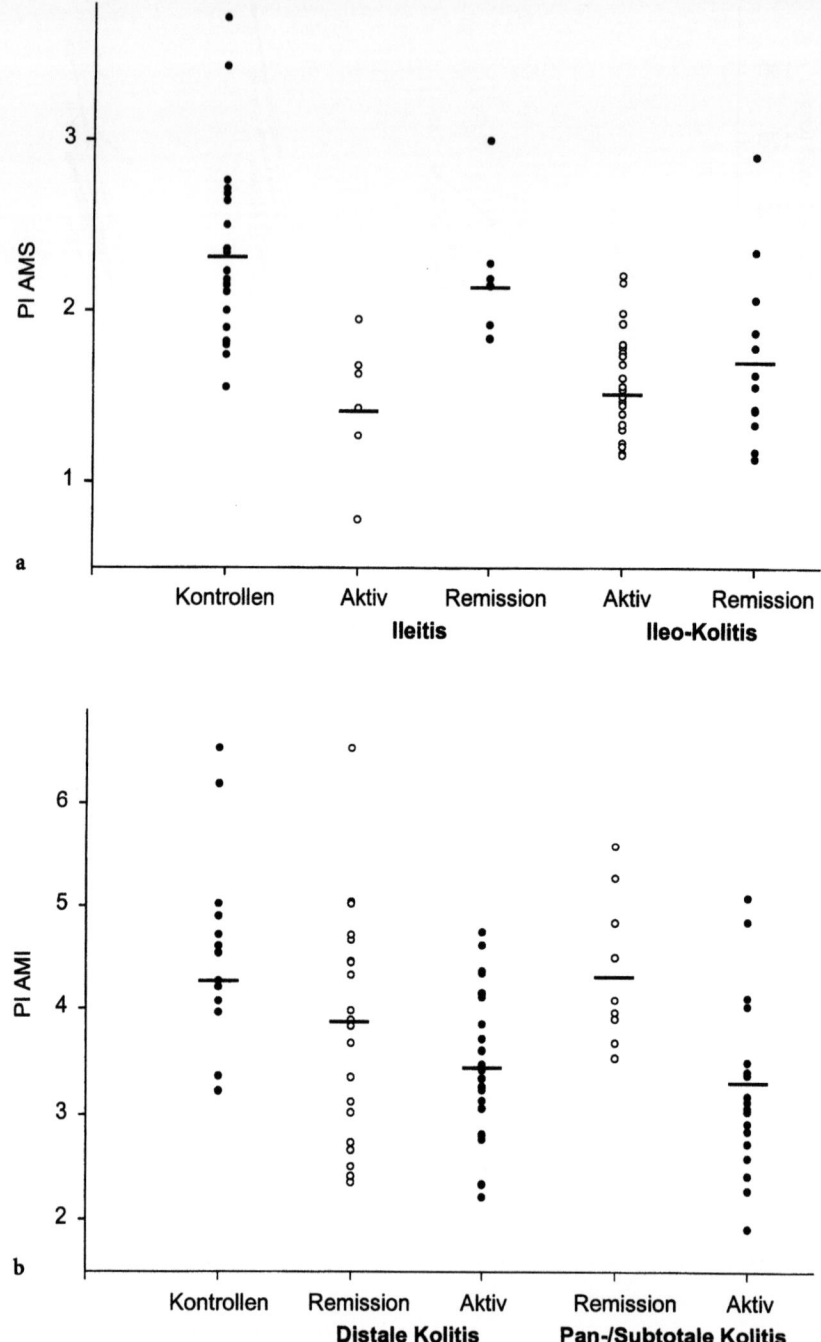

Abb. 16.2a, b. Beziehung des postprandialen PI der A. mesenterica superior bei M. Crohn (a) und des basalen PI der A. mesenterica inferior bei Colitis ulcerosa (b) zur Lokalisation und endoskopischen Aktivität der jeweiligen Erkrankung. Die Mittelwerte der jeweiligen Gruppe sind durch *horizontale Linien* gekennzeichnet

prandiale Flussmessungen in der A. mesenterica superior, für Patienten mit Colitis ulcerosa dagegen Basalflussmessungen in der A. mesenterica inferior als die sensitivsten Parameter im Hinblick auf Korrelationen mit der klinischen, laborchemischen und endoskopischen Aktivität (Abb. 16.1 und 16.2). Die Absolutwerte wiesen allerdings erhebliche Überlappungen zwischen den einzelnen Gruppen auf (Ludwig et al. 1999 a, b).

Bei Messungen im Verlauf hatten alle Patienten mit M. Crohn und anhaltender Remission über 6 Monate im Vergleich zur Erstbestimmung einen Anstieg des postprandialen Pulsatilitätsindexes (PI) der A. mesenterica superior (Abb. 16.3 a), während Patienten mit frühzeitigem Rezidiv oder notwendiger Operation aufgrund von Komplikationen in der Mehrzahl (11/12) einen erniedrigten PI-Wert im Vergleich zur Initialmessung hatten (Abb. 16.3 b). Ebenso hatten alle Patienten mit Colitis ulcerosa und anhaltender Remission sowie Patienten mit infektiöser Kolitis einen Anstieg des basalen PI der A. mesenterica inferior bei der wiederholten Messung (Abb. 16.4 a). Bei frühzeitigem Rezidiv oder notwendiger operativer Intervention hatte auch hier die Mehrzahl der Patienten (11/13) erniedrigte PI-Werte bei der zweiten Messung in klinischer Remission (Abb. 16.4 b; Ludwig et al. 1999 a, b).

Es konnte somit erstmalig gezeigt werden, dass wiederholte Messungen des Pulsatilitätsindexes der Mesenterialarterien eine hohe prognostische Aussagekraft im Hinblick auf den 6-monatigen Krankheitsverlauf besitzen. Diese Erkenntnis ist um so bedeutsamer, als bis heute noch kein verlässlicher nichtinvasiver Parameter zur Beurteilung des Ansprechens auf eine spezifische Therapie oder zur Abschätzung der Rezidivrate zur Verfügung steht (Modigliani et al. 1990; Travis et al. 1996). Die koloskopische Beurteilung der Schleimhaut ist bei Patienten mit M. Crohn nur nach Ileumteilresektion sinnvoll, da hier bei Nachweis schwerer entzündlicher Veränderungen ein frühes klinisches Rezidiv droht (McLeod et al. 1997; Rutgeerts et al. 1990). Bei der Colitis ulcerosa dagegen sind unvollständige endoskopische und histologische Remissionen grundsätzlich mit einer gesteigerten Rezidivrate assoziiert (Schäfer et al. 1994). Pathologisch erhöhte Werte für BSG, α_1-Glykoprotein und α_2-Globulin im Serum und eine vermehrte Sekretion proinflammatorischer Zytokine (TNFα, Il-1β) durch mononukleäre Zellen der Lamina propria scheinen bei Patienten mit M. Crohn in Remission auf ein Rezidiv innerhalb von 12–18 Monaten hinzudeuten (Brignola et al. 1986; Schreiber et al. 1999). Patienten mit Colitis ulcerosa in Remission, aber mit hohem Rezidivrisiko können eventuell durch den Nachweis erhöhter Prostaglandin-E$_2$-Konzentrationen im Rektumdialysat frühzeitig erkannt werden (Lauritsen et al. 1988).

Die Ursache anhaltend hoher Flusswerte bei Patienten mit frühzeitigem Rezidiv ist noch unerklärt. Möglicherweise findet sich bei diesen Patienten eine fortbestehende, aber klinisch asymptomatische Inflammation der intestinalen Mukosa. Für diese Hypothese spricht auch eine erhöhte Darmpermeabilität für das normalerweise nicht resorbierbare Disacchrid Laktulose bei Patienten mit MC und frühzeitigem Rezidiv (Wyatt et al. 1993). Bei der Colitis ulcerosa liegen ebenfalls Permeabilitätsstörungen vor, wahrscheinlich bedingt durch eine unzureichende Kapazität der Fettsäureoxydation in den Kolonozyten (Den Hond et al. 1998). Auch bei der einheimischen Sprue im fortgeschrittenen Stadium liegt eine

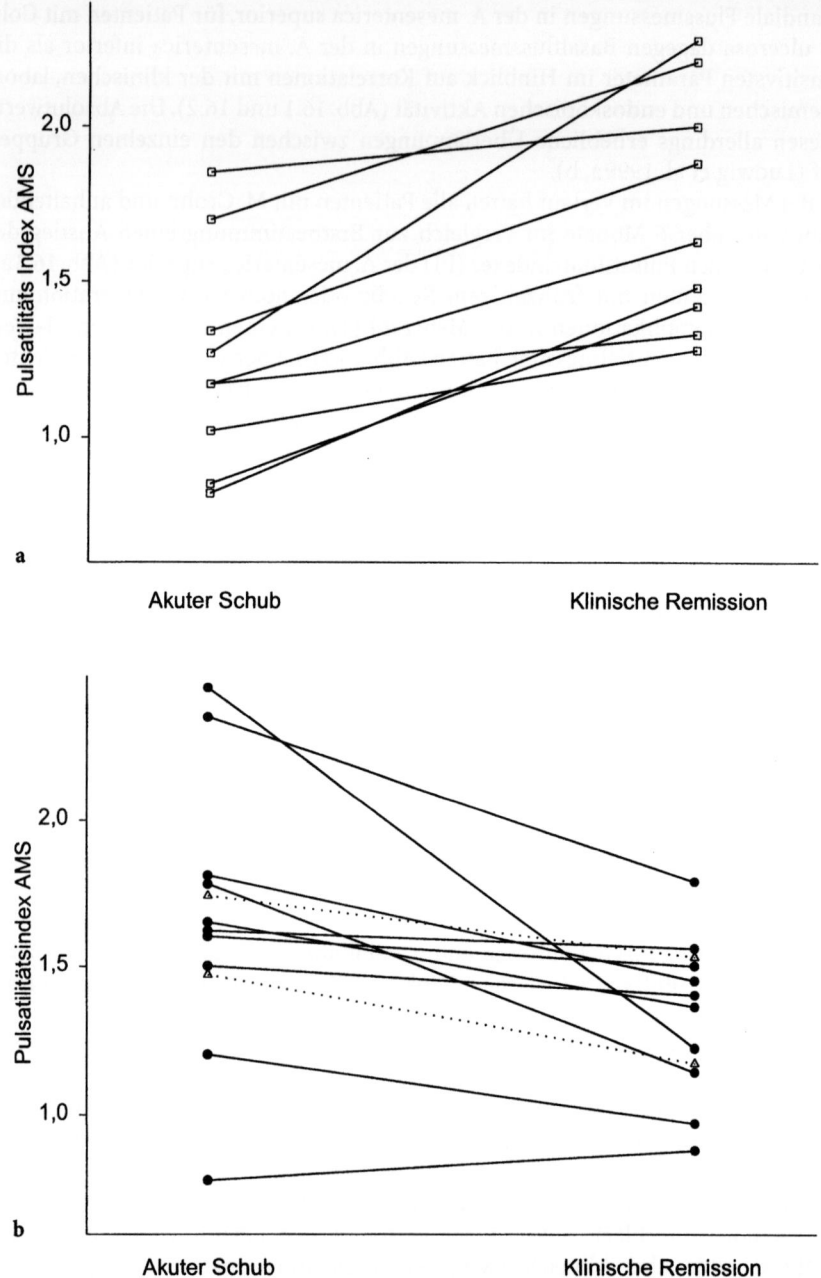

Abb. 16.3a, b. Postprandialer PI der Art. mesenterica superior, gemessen im akuten Schub und nach Erreichen der klinischen Remission bei Patienten mit anhaltender Remission (a) und bei frühzeitigem Rezidiv (●) oder Operation (△) (b) innerhalb von 6 Monaten

KAPITEL 16 Konventionelle Sonographie und Dopplersonographie bei CED 151

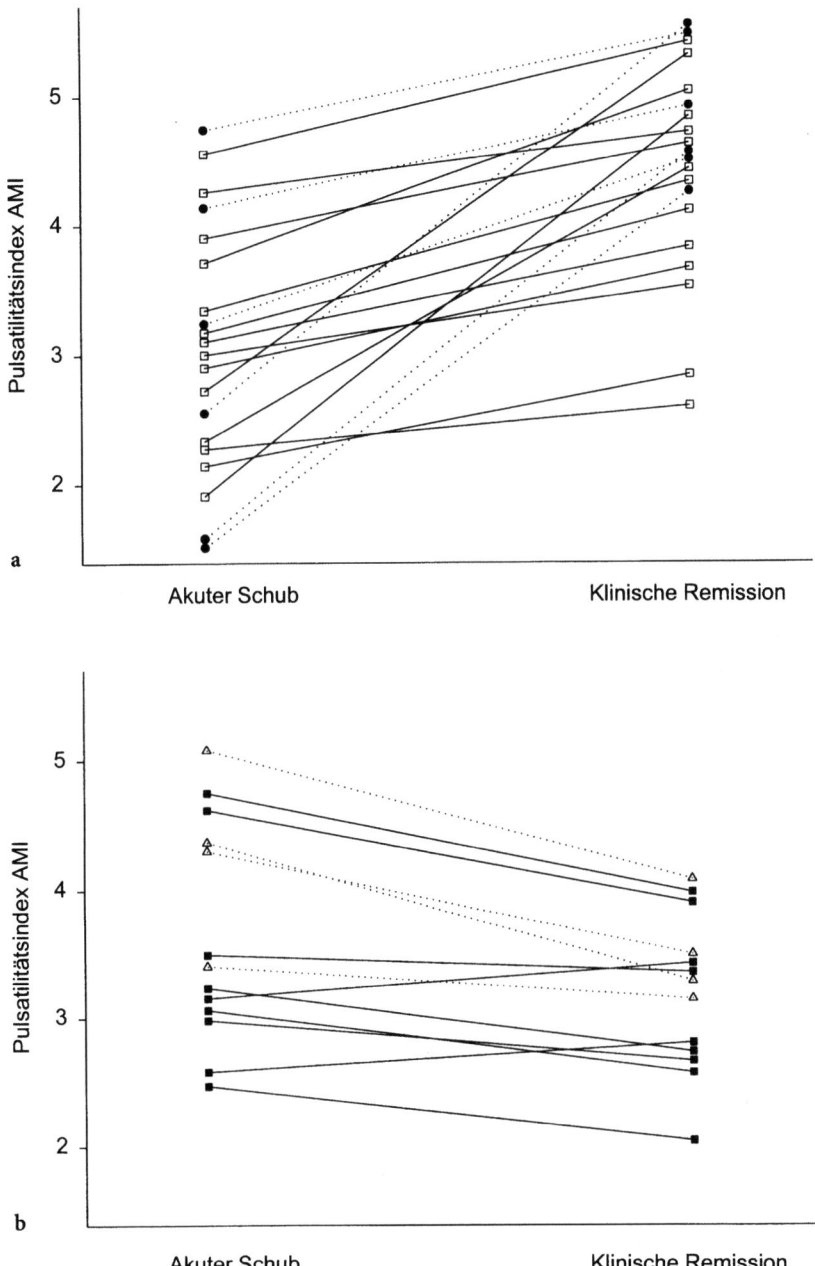

Abb. 16.4a, b. Basaler PI der A. mesenterica inferior, gemessen im akuten Schub und nach Erreichen der klinischen Remission bei (**a**) Patienten mit Colitis ulcerosa und anhaltender Remission (□), Patienten mit infektiöser Kolitis (●) und (**b**) Patienten mit CU und frühzeitigem Rezidiv (■) oder Operation (△) innerhalb von 6 Monaten

verstärkte Durchlässigkeit der Dünndarmmukosa vor, die sich unter glutenfreier Diät normalisiert (Smecuol et al. 1997). Parallel dazu findet sich auch bei dieser Erkrankung eine signifikante Flussbeschleunigung in der A. mesenterica superior, die nach Behandlung deutlich abnimmt (Arienti et al. 1996). Letztendlich fügt sich auch der durchgängig festgestellte Anstieg des PI der A. mesenterica inferior nach Ausheilung einer akuten infektiösen Kolitis gut in das Konzept eines persistierenden Mukosaschadens bei früh rezidivierenden Patienten ein.

Zusammenfassend ist die Dopplersonographie der Mesenterialgefäße eine sensitive Methode, den klinischen und entzündlichen Schweregrad chronisch entzündlicher Darmerkrankungen zu erfassen. Die Kombination mit einer Reizmahlzeit und Analyse postprandialer Flussparameter in der A. mesenterica superior bringt bei Patienten mit M. Crohn einen diagnostischen Zugewinn, während bei Patienten mit Colitis ulcerosa die Messung des Basalflusses in der A. mesenterica inferior meistens ausreicht. Es bleibt abzuwarten, ob diese Erkenntnisse zukünftig Einfluss auf therapeutische Entscheidungen (z. B. frühzeitigere Immunsuppression) nehmen und damit dem Patienten nützen können.

Literatur

Andreoli A, Cerro P, Falasco G, Giglio LA et al. (1998) Role of ultrasonography in the diagnosis of postsurgical recurrence of Crohn's disease. Am J Gastroenterol 93:1117-1121

Arienti V, Califano C, Brusco G et al. (1996) Doppler ultrasonographic evaluation of splanchnic blood flow in coeliac disease. Gut 39:369-373

Bolondi L, Gaiani S, Barbara L (1991) Accuracy and reproducibility of portal flow measurement by Doppler US. J Hepatol 13:269-273

Brignola C, Campieri M, Bazzocchi G et al. (1986) A laboratory index for predicting relapse in asymptotic patients with Crohn's disease. Gastroenterology 91:1490-1494

Dagli U, Over H, Tezel A et al. (1999) Transrectal ultrasound in the diagnosis and management of inflammatory bowel disease. Endoscopy 31:152-157

Den Hond E, Hiele M, Evenepoel P et al. (1998) In vivo butyrate metabolism and colonic permeability in extensive ulcerative colitis. Gastroenterology 115:584-590

De Vries PJ, Van Hattum J, Hoekstra JBL et al. (1991) Duplex doppler measurements of portal venous flow in normal subjects. J Hepatol 13:358-363

Gasche C, Moser G, Turetschek K et al. (1999) Transabdominal bowel sonography for the detection of intestinal complications in Crohn's disease. Gut 44:112-117

Gast P, Belaiche J (1999) Rectal endosonography in inflammatory bowel disease: differential diagnosis and prediction of remission. Endoscopy 31:158-166

Gast P (1999) Endorectal ultrasound in infectious colitis may predict development of chronic colitis. Endoscopy 31:265-268

Guslandi M, Sorghi S, Polli D et al. (1995) Rectal blood flow in ulcerative colitis. Am J Gastroenterol 90:597-580

Hildebrandt U, Kraus J, Ecker KW et al. (1992) Endosonographic differentiation of mucosal and transmural nospecific inflammatory bowel disease. Endoscopy 1992; 24 [Suppl 1]:359-63

Hulten L, Lindhagen J, Lundgren O et al. (1977) Regional intestinal blood flow in ulcerative colitis and Crohn's disease. Gastroenterology 72:388-396

Kimura H, Hokari R, Miura S et al. (1998) Increased expression of an inducible isoform of nitric oxide synthase and the formation of peroxynitrite in colonic mucosa of patients with active ulcerative colitis. Gut 42:180-187

Knutson L, Ahrenstedt O, Odlind B et al. (1990) The jejunal secretion of histamine is increased in active Crohn's disease. Gastroenterology 98:849-854

Lauritsen K, Laursen LS, Bukhave K et al. (1988) Use of colonic eicosanoid concentrations as predictors of relapse in ulcerative colitis: double blind placebo controlled study on sulphasalazine maintenance treatment. Gut 29:1316-1321

Limberg B (1989) Diagnosis of acute ulcerative colitis and colonic Crohn's disease by colonic sonography. J Clin Ultrasound 17:25-31

Limberg B (1999) Diagnostik von chronisch entzündlichen Darmerkrankungen durch Sonographie. Z Gastroenterol 37:495-508

Ludwig D, Schwarting K, Korbel CM et al. (1998) The postprandial portal flow is related to the severity of portal hypertension and liver cirrhosis. J Hepatol 28:631-638

Ludwig D, Wiener S, Brüning A (1999a) Mesenteric blood flow is related to disease activity and risk of relapse in Crohn's disease: a prospective follow-up study. Am J Gastroenterol 94:2942-2950

Ludwig D, Wiener S, Brüning A et al. (1999b) Mesenteric blood flow is related to disease activity and risk of relapse in ulcerative colitis: a prospective follow-up study. Gut 45:546-552

Maconi G, Parente F, Bollani S et al. (1996) Abdominal ultrasound in the assessment of extent and activity of Crohn's disease: clinical significance and implication of bowel wall thickening. Am J Gastroenterol 91:1604-1609

Maconi G, Ardizzone S, Parente F et al. (1999) Ultrasonography in the evaluation of extension, activity, and follow-up of ulcerative colitis. Scand J Gastroenterol 34:1103-1107

McLeod RS, Wolff BG, Steinhart AH et al. (1997) Risk and significance of endoscopic/radiological evidence of recurrent Crohn's disease. Gastroenterology 113:1823-1827

Modigliani R, Mary JY, Simon JF et al. (1990) Clinical, biological and endoscopic picture of attacks of Crohn's disease: evolution on prednisolone. Gastroenterology 98:811-818

Riley SA, Mani V, Goodman MJ et al. (1991) Microscopic activity in ulcerative colitis: what does it mean? Gut 32:174-178

Rutgeerts P, Geboes K, Vantrappen G et al. (1990) Predictability of the postoperative course of Crohn's disease. Gastroenterology 99:956-963

Schäfer A, Enck P, Fürst G et al. (1994) Anatomy of the anal sphinkters. Comparison of anal endosonography to magnetic resonance imaging. Dis Colon Rectum 37:777-781

Schratter-Sehn AU, Lochs H, Vogelsang H et al. (1993) Endoscopic ultrasonography versus computed tomography in the differential diagnosis of perianorectal complications in Crohn's disease. Endoscopy 25:582-586

Schreiber S, Nikolaus S, Hampe J et al. (1999) Tumour necrosis factor alpha and interleukin-1 beta in relapse of Crohn's disease. Lancet 353:451-461

Sekizuka E, Grisham MB, Li M et al. (1988) Inflammation-induced intestinal hyperemia in the rat: role of neutrophils. Gastroenterology 95:1528-1534

Smecuol E, Bai JC, Vazquez H et al. (1997) Gastrointestinal permeability in celiac disease. Gastroenterology 112:1129-1136

Soweid AM, Chak A, Katz JA et al. (1999) Catheter probe assisted endoluminal US in inflammatory bowel disease. Gastrointest Endosc 50:41-46

Stange EF et al. (1999) Konsensuskonferenz zur Diagnostik und Therapie der Colitis ulcerosa. Lübeck

Travis SPL, Farrant JM, Ricketts C et al. (1996) Predicting outcome in severe ulcerative colitis. Gut 38:905-910

Wakefield AJ, Sawyerr AM, Dhillon AP et al. (1993) Pathogenesis of Crohn's disease: Multifocal gastrointestinal infarction. Lancet 2:1057-1062

Wyatt J, Vogelsang H, Hübl W et al. (1993) Intestinal permeability and the prediction of relapse in Crohn's disease. Lancet 341:1437-1439

KAPITEL 17

Fortschritte in der Diagnostik epithelialer Dysplasien im Kolon

K. ZUMBUSCH

Einleitung

Das Risiko, an einem kolorektalen Karzinom zu erkranken, ist für Patienten mit einer chronisch entzündlichen Darmerkrankung im Vergleich zur Normalbevölkerung um das 2-4fache erhöht. Für Patienten mit einer 8-10 Jahre bestehenden ausgedehnten Colitis ulcerosa wird die Inzidenz für kolorektale Karzinome auf 0,5% pro Jahr geschätzt. Deshalb wird international eine regelmäßige endoskopische Überwachung der Patienten empfohlen. In den Leitlinien der DGVS werden für Patienten mit mehr als 8 Jahre bestehender Pankolitis bzw. bei mehr als 15 Jahre bestehender Linksseitenkolitis jährliche endoskopische Kontrollen mit zwei bis vier Biopsien alle 10-12 cm empfohlen. Zusätzlich sollten aus allen makroskopisch auffälligen Arealen Biopsien entnommen werden. Für Patienten mit einem M. Crohn gibt es keine eindeutige Festlegung. Allerdings besteht Konsens darüber, dass bei langjähriger ausgedehnter Colitis Crohn eine Überwachungsstrategie, die der bei Colitis ulcerosa empfohlenen entspricht, sinnvoll ist. Damit werden für die Tumorvorsorge mindestens 32 Biopsien pro Koloskopie empfohlen. Problematisch ist dabei, dass bei diesen Erkrankungen häufig in flacher Mukosa Dysplasien auftreten, die insbesondere bei chronisch entzündlichen Veränderungen makroskopisch nicht erkennbar sind. Dabei hat der Nachweis von Dysplasien große prognostische Bedeutung und therapeutische Konsequenzen. Beim Nachweis von hochgradigen Dysplasien weisen bereits bis zu 42% der Patienten ein Karzinom auf oder entwickeln es innerhalb kurzer Zeit. Bis zu 19% der Patienten mit niedriggradigen Dysplasien haben zum Zeitpunkt des Nachweises der Dysplasien bereits ein Karzinom oder entwickeln später eines. Bei hochgradigen Dysplasien sollte die Kolektomie erfolgen, beim Nachweis von niedriggradigen Dysplasien zumindest eine engmaschige endoskopische Kontrolle (Ahnen 1999; Bond 1999; Levin 1999; Macrae u. Bhatal 1997; Porschen u. Strohmeyer 1992; Schmiegel et al. 2000).

Da Dysplasien häufig makroskopisch nicht erkannt werden können, wird mit der Vielzahl der Biopsien die Wahrscheinlichkeit erhöht, Dysplasien zu erfassen. Eine Verbesserung der endoskopischen Erkennbarkeit von Dysplasien und damit die Möglichkeit zur gezielten Biopsie ist jedoch wünschenswert.

In den letzten Jahren wurden verschiedene Methoden zu diesem Zweck entwickelt.

Die *Chromoendoskopie* verwendet Farbstoffe, um das Schleimhautrelief zu betonen und Strukturunterschiede sichtbar zu machen. Im Kolon werden überwiegend Indigokarmin und Methylenblau nach lokaler bzw. oraler Gabe benutzt.

Bei der *Vergrößerungsendoskopie* werden hochauflösende Endoskope mit einer konventionellen und einer vergrößernden Optik verwendet, die eine differenzierte Beurteilung der Schleimhautstruktur ermöglichen. Insbesondere die Kombination beider Methoden scheint zur Erfassung flacher Adenome, zur Differenzierung von adenomatösen und hyperplastischen Polypen, zum Nachweis von Foki aberranter Krypten, aber auch zur Beurteilung der Invasionstiefe eingesenkter Frühkarzinome geeignet. Bei der Colitis ulcerosa ist eine dem histologischen Befund entsprechende Beurteilung des Entzündungsgrades und eine bessere Erfassung flacher Schleimhautpolypen möglich (Ahnen 1999; Fleischer 1999; Saitoh et al. 1998).

Die *Fluoreszenzendoskopie* versucht über die Messung von Fluoreszenzspektren Gewebe zu differenzieren. Dabei werden entweder gewebeeigene Fluorophore wie Kollagen, NADH, NADPH, Flavine, Tryptophan oder Elastin durch Laserlicht zum Fluoreszieren gebracht, oder Fluoreszenzspektren werden nach Applikation eines Fluoreszenzfarbstoffes gemessen (LIF – laserinduzierte Fluoreszenzspektroskopie). Über die gezielte Verwendung bestimmter Wellenlängen können die Eindringtiefe in das Gewebe und das entstehende Fluoreszenzlicht beeinflusst werden. Die Erfassung und/oder Differenzierung von Läsionen ist dann über den direkten Vergleich von Fluoreszenzspektren bzw. von Fluoreszenzintensitäten bei ausgewählten Wellenlängen möglich. Es ist z. B. bekannt, dass die Autofluoreszenz mit ihrem Maximum bei 490 nm für maligne und prämaligne Gewebe im Vergleich zu normalem Gewebe reduziert ist.

Nach Applikation eines Fluoreszenzfarbstoffes können über die gezielte Bestimmung der Farbstofffluoreszenz Konzentrationsunterschiede des Farbstoffes in verschiedenen Arealen sichtbar gemacht werden. So kann z. B. die vermehrte Anreicherung von Porphyrinen in Tumorgewebe zur Kontrastierung zur umgebenden normalen Mukosa genutzt werden (Svanberg et al. 1998; Bohorfoush 1996).

Prinzipiell ist es möglich, eine mit dem bloßen Auge und damit visuell auswertbare Fluoreszenz (laserinduzierte Fluoreszenzendoskopie – LIFE) oder aber eine ggf. nicht sichtbare, aber messbare Fluoreszenz hervorzurufen, die üblicherweise normalisiert und dann weiter per Computer bearbeitet und ausgewertet wird (LIF).

Nachfolgend sollen beispielhaft Ergebnisse und stark vereinfacht auch die Methoden einiger Arbeitsgruppen vorgestellt werden.

Fluoreszenzspektroskopie

Richards-Kortum et al. beschreiben in ihrer 1991 publizierten Studie an Resektionspräparaten von Patienten mit familiärer adenomatöser Polyposis die spektroskopische Differenzierung von adenomatöser und normaler Mukosa in vitro. Die Arbeitsgruppe verwendete Exzitations-Emissions-Matrizen (EEM), bei denen die Fluoreszenzintensität als Funktion von Anregungs- und Emissionslicht dargestellt wird. Serien von Emissionsspektren unter Verwendung von Anregungslicht von 250–500 nm in 10-nm-Schritten wurden verwendet, um durchschnittliche EEM normaler Kolonmukosa und adenomatöser Mukosa zu erstellen. Durch Bildung des Quotienten bzw. der Differenz dieser Durchschnitts-EEM wurden die Anregungswellenlängen mit den größtmöglichen Unterschieden in den resultierenden Emissionsspektren von normaler bzw. adenomatöser Mukosa bestimmt. Als optimal für die Differenzierung wurden die Anregungswellenlängen 330 nm, 370 nm und 430 nm bestimmt. Ein Vergleich der Fluoreszenzintensität bei 480 nm nach Anregung mit 370 nm unter Verwendung einer Intensität von 0,003 als Diskriminator ergab in 96 % von 26 Proben die richtige Diagnose Adenom bzw. normale Mukosa (Richards-Kortum et al. 1991).

In der 1996 veröffentlichten Studie von Cothren et al. wird über eine verblindete Studie zur Erkennung von Dysplasie bei der Koloskopie berichtet. In vivo, also während der Koloskopie, wurden Fluoreszenzspektren von Polypen sowie benachbarter makroskopisch unauffälliger Mukosa nach Anregung mit 370 nm gewonnen. Nach Polypektomie bzw. Biopsie und der histologischen Beurteilung wurden Modellspektren der jeweiligen Gewebetypen durch Berechnung der normalisierten durchschnittlichen Spektren ermittelt. Aufgrund dieser Daten wurde das mathematische Modell einer wahrscheinlichkeitsbasierten Artdiagnose unter Nutzung der Verteilung der Fluoreszenzintensität bei 460 nm sowie der Ratio der Fluoreszenzintensität bei 680 und 600 nm entwickelt. Unter Nutzung dieses Modells wurden blind, d. h. ohne Kenntnis des endoskopischen und histologischen Befundes, normale Schleimhaut in 97 %, hyperplastische Polypen in 50 % und Adenome in 94 % richtig klassifiziert. Damit gelang die spektroskopische Differenzierung von hyperplastischen und adenomatösen Polypen nicht in optimaler Weise. Allerdings war eine verblindete erneute histologische Beurteilung bei hyperplastischen Polypen auch nur in 46 % übereinstimmend mit der initialen histologischen Diagnose (Cothren et al. 1996).

Die Arbeit von Zonios und Cothren et al. versucht ein morphologisches Modell der menschlichen Kolongewebsfluoreszenz zu erstellen. Sie konnten zeigen, dass die reduzierte Fluoreszenzintensität der Adenome bei dem Autofluoreszenzmaximum von 460 nm durch

- eine reduzierte Kollagenfluoreszenz aufgrund der Vergrößerung der Krypten, die die Lamina propria verlagert,
- einen erhöhten Hämoglobingehalt, der eine vermehrte Absorption bedingt, und
- eine bei Adenomen praktisch nicht nachweisbare Fluoreszenz der Submukosa, durch die erhöhte Schleimhautdicke eines Polypen, verursacht wird.

Bei normaler Schleimhaut sind nahezu 50 % der messbaren Autofluoreszenz durch die Submukosa verursacht. Außerdem konnten sie eine vermehrte Fluoreszenz von Adenomen im roten Bereich (600–700 nm) messen, die vermutlich durch eine erhöhte Konzentration von Porphyrinen hervorgerufen wird (Zonios et al. 1996).

Römer et al. konnten an mikroskopischen Präparaten zeigen, dass das Zytoplasma dysplastischer epithelialer Kolonzellen eine grün-blaue Fluoreszenz aufweist, die normales Kolonepithel nicht emittiert. Außerdem produziert die Lamina propria von Adenomen weniger Kollagenfluoreszenz als im Bereich normaler Schleimhaut. Die Verschiedenartigkeit der Fluoreszenzspektren sowie der Fluoreszenzintensität normaler und dysplastischer Kolonschleimhaut beruhen offensichtlich nicht nur auf architekturellen, sondern auch auf intrinsischen Unterschieden (Römer et al. 1995).

In einer 1996 erschienenen Arbeit beschreiben Wang et al. eine In-vitro-Methode der Detektion von Adenomen in Kolonschleimhaut. Die Untersuchungen wurden an Resektionspräparaten von Patienten mit familiärer adenomatöser Polyposis durchgeführt, um ein Modell auch für flache Dysplasien zu verwenden. Der Mechanismus zur Differenzierung basiert auf dem Fluoreszenzintensitätsunterschied zwischen normaler und adenomatöser Schleimhaut (geringere Autofluoreszenz von Adenomen). Für jeden Bildpunkt wurde die prozentuale Fluoreszenzintensität bezogen auf die durchschnittliche Fluoreszenzintensität normaler Mukosa berechnet. Je nach gewähltem Grenzwert wurden Areale mit hoher, mittlerer und geringer Wahrscheinlichkeit des Vorliegens von Dysplasien/Adenomen mittels Falschfarben dem Videobild des Weißlichtbefundes überlagert. Für einen Grenzwert von 75 % wurden eine Sensitivität von 90 %, eine Spezifität von 92 % und ein positiver prädikativer Wert von 54 % erreicht (Wang et al. 1996).

Dieselbe Arbeitsgruppe veröffentlichte 1999 eine Studie zur In-vivo-Differenzierung von normaler Mukosa, hyperplastischen Polypen und adenomatösen Polypen. Auch hier wurden die Unterschiede der Fluoreszenzintensität von normaler Mukosa und Adenomen genutzt. Der Entscheidungsalgorithmus entsprach im Wesentlichen dem in der Arbeit von 1996 beschriebenen. Auch hier wurde ein Anregungslicht von 351 und 364 nm verwendet. Bei einem Grenzwert von 80 % wurde die maximale Sensitivität von 83 % erreicht. Allerdings führten Schleimhautfalten bei dieser Methode bei nicht optimaler Lokalisation des Endoskopes zu falsch-positiven Ergebnissen. Eine Spezifität wurde nicht berechnet (Wang et al. 1999).

Eker et al. berichten in einer 1999 erschienenen Studie über die spektrale klinische Charakterisierung von Kolonschleimhautläsionen unter Nutzung der laserinduzierten Autofluoreszenz sowie nach Gabe von 5 mg/kg KG Deltaaminolävulinsäure (5-ALA). Zur Auswertung der spektroskopischen Daten führten sie eine schrittweise multivariate lineare Regressionsanalyse (MVLR) durch. Es wurden bei 41 Patienten Spektren von 32 Adenomen, 68 normalen Schleimhautarealen sowie 14 hyperplastischen Polypen gemessen. 21 Patienten erhielten 5-ALA (5 mg/kg KG in Orangensaft gelöst, p.o.). Es wurden jeweils Spektren nach gepulster Anregung mit 337, 405 und 436 nm aufgenommen. LIF mit 337 nm Anregungslicht ergab eine Sensitivität von 100 % und eine Spezifität von 96 % unter Nutzung der MVLR zur Unterscheidung von Adenomen und normaler Mukosa. Anregungslicht von 405 bzw. 436 nm allein brachte wesentlich schlechtere Ergebnisse. Bei Verwendung eines Anregungslichtes von 436 nm nach Gabe von 5-ALA wurde eine Sensitivität 86 % bei einer Spezifität von 100 % erreicht. Nach Gabe von 5-ALA konnte – bei vergleichbar guten Ergebnissen – zur Analyse die Zahl der benutzten Wellenlängen auf 2 reduziert werden.

Unsere eigene Arbeitsgruppe misst die zeitverzögerte Fluoreszenz von Protoporphyrin IX (PPIX) nach topischer Applikation von 500 mg 5-ALA bei der Koloskopie. Nach gepulster Anregung mit Licht einer Wellenlänge von 410 nm wird unverzögert das zur Normierung dienende Spektrum aufgenommen. Nach 20 ns wird das zur Beurteilung dienende Spektrum gemessen. Zur Normierung wird der Quotient aus verzögert gemessener Fluoreszenzintensität bei 633 nm, durch unverzögerte Fluoreszenzintensität bei 599 nm gebildet. Aufgrund der unterschiedlichen Abklingzeiten von Autofluoreszenz (ca. 4 ns) und PPIX-Fluoreszenz (16 ns) entspricht die zeitverzögert gemessene Fluoreszenzintensität praktisch fast ausschließlich der PPIX-Fluoreszenz und damit indirekt der Konzentration von PPIX, die zur Differenzierung des Gewebes benutzt wird. Unter Verwendung unseres gemeinsam mit der Physikalisch Technischen Bundesanstalt Berlin entwickelten Arbeitsplatzes erreichen wir eine Sensitivität von 64% bei einer Spezifität von 84% und einem negativen prädikativen Wert von 84% bei der fluoreszenzgestützten In-vivo-Diagnostik von geringgradigen Dysplasien bei Patienten mit langjährig bestehender Colitis ulcerosa. Im Gegensatz zu der überwiegenden Zahl der vorhergehenden Arbeiten handelte es sich nicht um polypoide Adenome, sondern um flache, makroskopisch nicht erkennbare Dysplasien.

Fluoreszenzendoskopie

Im Gegensatz zu den vorhergehenden Arbeiten, bei denen per Computer eine mathematisch statistische Auswertung der gemessenen Fluoreszenzspektren verwendet wird, beschreibt Messmann in dem 1998 publizierten Tiermodell für Dysplasien im Kolon, aber auch in den 1998 und 1999 erschienenen Arbeiten zur Dysplasieerkennung bei Patienten mit Barrett-Ösophagus, Colitis ulcerosa oder adenomatösen Polypen die Nutzung der mit dem bloßen Auge erkennbaren roten Fluoreszenz von PPIX nach Anregung mit einer handelsüblichen UV/Blaulicht-Lampe (390–436 nm, D-light, Storz, Tuttlingen).

Im Tiermodell von Wistar-Ratten wird die Dosisabhängigkeit der sichtbaren Fluoreszenz beschrieben. Eine zu geringe intravenöse Gabe von 5-ALA erzeugt keine sichtbare Fluoreszenz, eine zu hohe Dosierung führt zu einer diffusen Rotfärbung des gesamten Kolons unter Blaulicht. Eine Dosierung von 75 mg/kg KG führt im Tierversuch zu einer Sensitivität von 92% und einer Spezifität von 35% bei der Erfassung von Dysplasien. Eine höhere Dosierung von 100 mg/kg KG führt zwar zu einer Sensitivität von 100%, reduziert jedoch die Spezifität auf 21%. Die geringere Dosis von 50 mg/kg KG verbessert die Spezifität auf 62%, verringert jedoch die Sensitivität auf 42%. Zu beachten ist außerdem die gewebespezifische Verteilung der Fluoreszenzintensität. Das anale Plattenepithel weist eine wesentlich höhere Intensität auf als normale Kolonschleimhaut. Verunreinigungen des Darmes mit Stuhl führen ebenfalls zu falsch-positiven Ergebnissen (Messmann et al. 1998).

Nach oraler Applikation von 20 mg/kg KG 5-ALA und Anregung mit einer in das Koloskop eingekoppelten handelsüblichen UV-Lampe werden bei einem bzw. zwei Patienten mit Colitis ulcerosa mit dem bloßen Auge sichtbare rot-fluoreszierende Areale als mit niedriggradigen Dysplasien assoziiert beschrieben. Allerdings war in Bereichen chronisch aktiver Entzündung sowie bei Stuhlverschmutzungen ebenfalls rote Fluoreszenz nachweisbar (Messmann et al. 1998, 1999).

Eine Fluoreszenzendoskopie mit Beurteilung der Autofluoreszenz beschreiben Brand et al. in der 1999 erschienenen Arbeit zur Dysplasieerkennung im Kolon. Die Arbeitsgruppe verwendet ein Koloskop mit wechselweise zu benutzender Weißlicht- oder Blaulichtquelle. Die bei Anregung mit der Blaulichtquelle

(430–470 nm) entstehende Fluoreszenz wird mittels einer CCD- Kamera aufgenommen und mit einer Bildwiederholungsrate von 4 pro Sekunde auf dem Videomonitor dargestellt. Normale Mukosa weist eine grüne Fluoreszenz auf. Eine reduzierte Intensität der Autofluoreszenz bewirkt eine rote Fluoreszenz der Schleimhaut. Nur makroskopisch suspekte Bereiche, überwiegend polypoide Areale, wurden in dieser Arbeit mittels Fluoreszenz beurteilt. Mit Weißlicht wurden alle gefundenen Dysplasien erfasst (Sensitivität 100%, Spezifität 80%), aber nur 91% der dysplastischen Areale zeigten eine reduzierte Autofluoreszenz (Sensitivität 91%, Spezifität 90%). Von 20 eingeschlossenen Patienten waren nur 5 an einer Colitis ulcerosa bzw. 1 Patient an einem M. Crohn erkrankt. Bei diesen Patienten wurden insgesamt 13 Kolonabschnitte mittels Fluoreszenz beurteilt und nur in einem Fall Dysplasien gefunden. Eingeschlossen waren drei polypoide Läsionen, von denen eine niedriggradige Dysplasien aufwies. Stärker entzündete Bereiche wurden nicht beurteilt, aber als teilweise rot fluoreszierend beschrieben (Brand et al. 1999).

Zusammenfassung

Die laserlichtinduzierte Fluoreszenz stellt eine Möglichkeit dar, makroskopisch nicht erkennbare Dysplasien sichtbar zu machen. Allerding ist die Fluoreszenzdiagnostik im Kolon mit größeren technischen Problemen behaftet als z.B. im oberen Gastrointestinaltrakt oder auch in der Blase. Anatomische Form und die häufig bestehende Restverschmutzung mit Stuhl machen eine artefaktarme Messung der laserinduzierten Fluoreszenz schwierig. Die Unterscheidung von Dysplasie und Entzündung stellt ein weiteres Problem dar.

Für den klinischen Alltag scheint besonders die mit dem bloßen Auge erkennbare Fluoreszenz nach Gabe von 5-ALA interessant. Die Methode kann ohne große Belastung für den Patienten und mit wenig apparativem Aufwand durchgeführt werden. Insbesondere auch die niedrigen Kosten erscheinen günstig. Allerdings ist diese makroskopisch sichtbare Fluoreszenz wegen des Photobleachings nur für ca. 5 min nachweisbar. Multiple oder ausgedehnte Befunde können dann nicht ausreichend erfasst und bioptiert werden. Außerdem spricht die geringe Spezifität aufgrund falsch-positiver Befunde durch Verschmutzung und Entzündung bei Untersuchung des Kolons gegen die Methode.

Bei insgesamt noch kleinen Fallzahlen sind die unterschiedlichen Techniken zur diagnostischen Nutzung der Fluoreszenzspektroskopie nicht ausreichend beurteilbar. Für die klinische Routine scheint bisher keine der oben beschriebenen Methoden geeignet.

In den nächsten Jahren wird es sicher zu einer Verbesserung der technischen Voraussetzungen für eine klinische Anwendung der Fluoreszenzendoskopie kommen. Die bisherigen Ergebnisse sind ermutigend, weitere Studien mit größeren Fallzahlen sind jedoch notwendig.

Literatur

Ahnen DJ (1999) Tissue markers of colon cancer risk. Gastrointestinal Endoscopy 49:50-59
Bohorfoush AG (1996) Tissue spectroscopy for gastrointestinal diseases. Endoscopy 28:372-380
Bond JH (1999) Colorectal surveillance for neoplasia: an overview. Gastrointestinal Endoscopy 49:35-40
Brand S, Stepp H, Ochsenkühn T et al. (1999) Detection of colonic dysplasia by light-induced fluorescence endoscopy: a pilot study. Int J Colorect Dis 14:63-68
Cothren RM, Sivak MV, Van Dam J et al. (1996) Detection of dysplasia at colonoscopy using laser induced fluorescence: a blinded study. Gastrointestinal Endoscopy 44:168-176
Eker C, Montán S, Jaramillo E et al. (1999) Clinical spectral characterisation of colonic mucosal lesions using autofluorescence and δ aminolevulinic acid sensitisation. Gut 44:511-518
Fleischer DE (1999) Chromoendoscopy and magnification endoscopy in the colon. Gastrointestinal Endoscopy 49:45-49
Levin B (1999) Risc of cancer in ulcerative colitis. Gastrointestinal Endoscopy 49:60-62
Macrae FA, Bhathal PS (1997) Colonoscopy and biopsy. Bailliére's Clinical Gastroenterology 11:65-82
Messmann H, Kullmann F, Wild T et al. (1998) Detection of dysplastic lesions by fluorescence in a model of colitis in rats after previous photosensitization with 5-aminolaevulinic acid. Endoscopy 30:333-338
Messmann H, Knüchel R, Endlicher E et al. (1998) Photodynamische Diagnostik gastrointestinaler Präkanzerosen nach Sensibilisierung mit 5-Aminolävulinsäure. Dtsch Med Wschr 123:515-521
Messmann H, Knüchel R, Bäumler W et al. (1999) Endoscopic fluorescence detection of dysplasia in patients with Barrett's esophagus, ulcerative colitis, or adenomatous polyps after 5-aminolevulinic acid-induced protoporphyrin IX sensitization. Gastrointestinal Endoscopy 49:97-101
Porschen R, Strohmeyer G (1992) Kolorektales Karzinomrisiko bei Colitis-ulcerosa-Überwachungsstrategien und Identifikation von Risikopatienten. Z Gastroenterol 30:585-593
Richards-Kortum R, Rava RP, Petras RE et al. (1991) Spectroscopic diagnosis of colonic dysplasia. Photochemistry and Photobiology 53:777-786
Römer TJ, Fitzmaurice M, Cothren RM et al. (1995) Laser-induced fluorescence mikroscopy of normal colon and dysplasia in colonic adenomas: implications for spectroscopic diagnosis. Am J Gastroenterol 90:81-87
Saitoh Y, Obara T, Watari J et al. (1998) Invasion depth diagnosis of depressed type early colorectal cancers by combined use of videoendoscopy and chromoendoscopy. Gastrointestinal Endoscopy 48:362-370
Schmiegel W, Adler G et al. (2000) Leitlinien der DGVS. Zeitschrift für Gastroenterologie 38:45-75
Svanberg K, Klintenberg C, Nilsson A et al. (1998), Laser-based spectroscopic methods in tissue characterization. Ann NY Acad Sci 838:123-129
Wang TD, Van Dam J, Crawford JM et al. (1996) Fluorescence endoscopic imaging of human colonic adenomas. Gastroenterology 111:1182-1191
Wang TD, Crawford JM, Feld MS et al. (1999) In vivo identification of colonic dysplasia using fluorescence endoscopic imaging. Gastrointestinal Endoscopy 49:447-455
Zonios GI, Cothren RM, Arendt JT et al. (1996) Morphological model of human colon tissue fluorescence. IEEE Transactions on Biomedical Engineering 43:113-122

Endoskopische Therapiemöglichkeiten der PSC

R. E. Hintze · H. Abou-Rebyeh · W. Veltzke-Schlieker · A. Adler ·
B. Wiedenmann

Einleitung

Die Primär Sklerosierende Cholangitis (PSC) ist durch eine zunehmende fibrosierende Entzündung charakterisiert, die zu Strikturen der intra- und extrahepatischen Gallenwege führt. Die PSC ist eine langsam fortschreitende Erkrankung mit einem wechselhaften Verlauf, der häufig zur biliären Leberzirrhose führt. Die Obstruktion der Gallenwege kann sowohl zur Cholestase und bakteriellen Cholangitis führen, als auch zur raschen Verschlechterung der Leberfunktion. Des Weiteren wurde festgestellt, dass etwa 8–19% der PSC-Patienten während ihres Krankheitsverlaufs ein Cholangiokarzinom entwickeln (Broome et al. 1996; Wiesner et al. 1996). Viele PSC-Patienten bleiben symptomlos, während andere an Beschwerden leiden, die als Müdigkeit, Juckreiz, Ikterus, rechtsseitiger Oberbauchschmerz oder als bakterielle Cholangitis in Erscheinung treten. Eine Erhöhung der Leberwerte im Blut kann auftreten.

Die PSC ist morphologisch durch multiple Gallengangsstrikturen charakterisiert. Ein ähnliches Bild wie PSC-Strikturen kann auch durch andere Krankheiten hervorgerufen werden, wie z.B. durch Cholangiokarzinome und Sklerosierende Fibrosierung (Verbeek et al. 1992), AIDS-assoziierte Cholangitis (Knollmann et al. 1995) und durch Ischämie-typische Biliäre Läsionen (ITBL; Sanchez-Urdazpal et al. 1993). Das Vorliegen von malignen Gallengangsstenosen sollte durch bildgebende Verfahren wie Sonographie, CT und MRT sowie durch histologische Untersuchungen ausgeschlossen werden.

Die meisten PSC-Patienten weisen multiple entzündliche Strikturen auf, die sich überwiegend in den intrahepatischen Gallengängen manifestieren. Darüber hinaus weisen 15–20% der PSC-Patienten Strikturen der großen extrahepatischen Gallengänge auf, die ein Abflusshindernis darstellen und somit zur Cholestase beitragen (Abb. 18.1). Der Ductus hepaticus rechts und links, die Hepatikusgabel sowie der Ductus hepaticus communis und der Ductus hepatocholedochus bilden anatomisch die extrahepatisch gelegenen, große Gallengänge. Symptomatische Stenosen in den großen extrahepatischen Gallengängen werden als dominante Gallengangsstenosen bezeichnet (May et al. 1985).

PSC-Strikturen können zu sekundären Veränderungen führen, die als prästenotische Dilatation, Sludge, Gallestein und bakterielle Cholangitis in Erscheinung treten und schließlich in einer sekundären destruierenden Cholangitis resultieren können. Pharmakologische, chirurgische, perkutane und transpapilläre Therapiemöglichkeiten wurden auf ihre Eignung hin untersucht, die PSC-Erkrankung erfolgreich behandeln zu können. Von den getesteten Medikamenten konnte nur

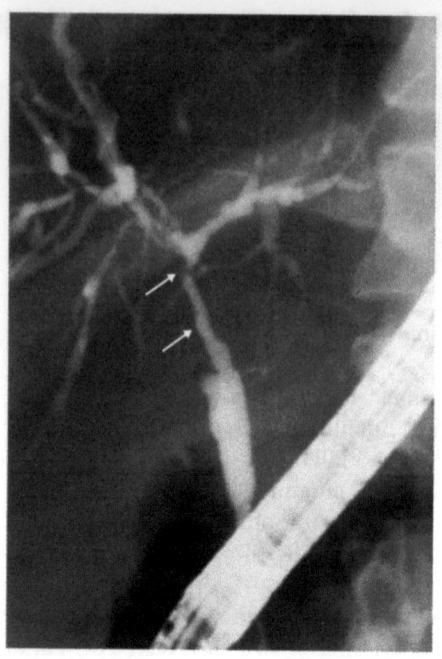

Abb. 18.1.
Dominante PSC-Gallengangsstenose im Ductus hepaticus communis (*weiße Pfeile*) mit prästenotischer Dilatation im Bereich der Hepatikusgabel und des linken Ductus hepaticus

für Ursodesoxycholsäure ein Nutzen bei der Behandlung der PSC nachgewiesen werden. Die Behandlung mit diesem Gallesäurederivat konnte zu einer Verbesserung der Leberenzymtests und zu einer verlängerten Überlebenszeit führen (Beuers et al. 1992; Stiehl et al. 1994). Chirurgische Rekonstruktionsverfahren konnten die Häufigkeit von bakteriellen Cholangitiden nicht vermindern (Johnson et al. 1991), sodass chirurgische Verfahren keinen Therapiestandard für PSC-Patienten darstellen und nur für besondere Fälle von PSC-Erkrankungen eingesetzt werden. Insbesondere wird eine potentielle Lebertransplantation durch eine bilio-digestive Anastomose erschwert und komplizierter durchführbar (LaRusso et al. 1984).

Verschiedene Techniken von perkutanen und transpapillären Gallengangsinterventionen wurden veröffentlicht (Ismail et al. 1991; May et al. 1985; Mueller et al. 1986). Als entscheidender Nachteil der perkutanen transhepatischen Cholangiographie (PTC) erwies sich zum einen die schwierige Punktionstechnik in verengten Gallengängen und zum anderen die Notwendigkeit, das Gallengangssystem im rechten und linken Leberlappen über verschiedene perkutane Zugänge zu erreichen.

Transpapilläre Techniken umfassen die Sphinkterotomie der Majorpapille (Skolkin et al. 1989), die Ballondilatation (Cotton u. Nickl 1991), die Stenteinlage (Grijm et al. 1986) und die Anlage nasobiliärer Sonden (Gaing et al. 1993). Mehrere Autoren publizierten ihre Erfahrungen mit der transpapillären Therapie von PSC-Strikturen (Cotton u. Nickl 1991; Gaing et al. 1993; Lee et al. 1995; Ponsioen et al. 1999; Van Milligen de Wit et al. 1996; Wagner et al. 1996).

Bisher gibt es kein allgemein akzeptiertes Therapieprotokoll zur Behandlung von PSC-Patienten mit dominanten Gallengangsstenosen. Daher haben wir die Therapieergebnisse bei den PSC-Patienten an unserer Klinik untersucht, die eine endoskopische Behandlung von dominanten Gallengangsstenosen erhalten hatten.

Material und Methoden

In einer retrospektiven Studie untersuchten wir Patienten, die an einer PSC erkrankt waren und in unserer Endoskopieabteilung eine ERC erhielten. In einem Zeitraum von 9 Jahren zwischen August 1990 und März 1999 untersuchten wir 72 an einer PSC erkrankte Patienten. Die klinischen Merkmale sowie Alter, Geschlecht und Art der Symptome wurden ausgewertet.

Alle PSC-Patienten erhielten eine Basistherapie mit Ursodesoxycholsäure. Endoskopische Untersuchungen wurden mit Standard-Seitblickendoskopen (JF100, TJF100, Olympus, Tokio, Japan) unter Röntgendurchleuchtung durchgeführt. Die Cholangiogramme zeigten sowohl die Lokalisation und das Ausmaß von PSC-Läsionen als auch deren Veränderungen im Laufe der Zeit. Alle Untersuchungen wurden als selektive ERC ausgeführt, sodass eine Kontrastierung des Pankreashauptganges stets vermieden werden konnte.

Um hochgradige dominante Strikturen (Abb. 18.2a) zu überwinden, verwendeten wir spezielle Führungsdrähte (Abb. 18.2b; Jag-wire, Zebra-wire, Boston Scientific, Watertown, MA, USA). Endoskopische Behandlungen umfassten die Sphinkterotomie (Papillotom Typ Erlangen, Storz, Deutschland), die Bougierung (Abb. 18.2c; Dilatationskatheter für Führungsdraht 0,035 inch, Durchmesser: 6–8 Fr., 200 cm Länge, MTW, Wesel, Deutschland), die Ballondilatation (Abb. 18.2d; Max Force biliary balloon dilation catheter, Durchmesser: 4–8 Fr., Boston Scientific, Watertown, MA, USA), die Stenteinlage (Gallengangsstent-Set, Durchmesser: 10 Fr., Länge 4–12 cm, Wilson-Cook Medical Inc., Winston-Salem, NC, USA) und die Gallensteinextraktion mittels Korbkatheter.

In Abhängigkeit von der Anzahl und der Länge der Strikturen führten wir einen oder mehrere Dilatationsschritte während einer Intervention aus. Die Dilatationszeit betrug 2 Minuten für jede Stenose. Des Weiteren wurden die klinischen Ergebnisse analysiert. Wir versuchten, eine Verbesserung der klinischen Beschwerden sowie eine Verbesserung der Blutwerte zu erreichen, was zumeist innerhalb von 1 bis 2 Wochen gelang. Nach der Initialtherapie erfolgten Kontrolluntersuchungen mittels ERC nach 3, 6 und 12 Monaten und danach in jährlichen Abständen. In Fällen von klinischer Verschlechterung bzw. raschem Anstieg der Cholestaseparameter wurde unverzüglich eine ERC-Untersuchung durchgeführt.

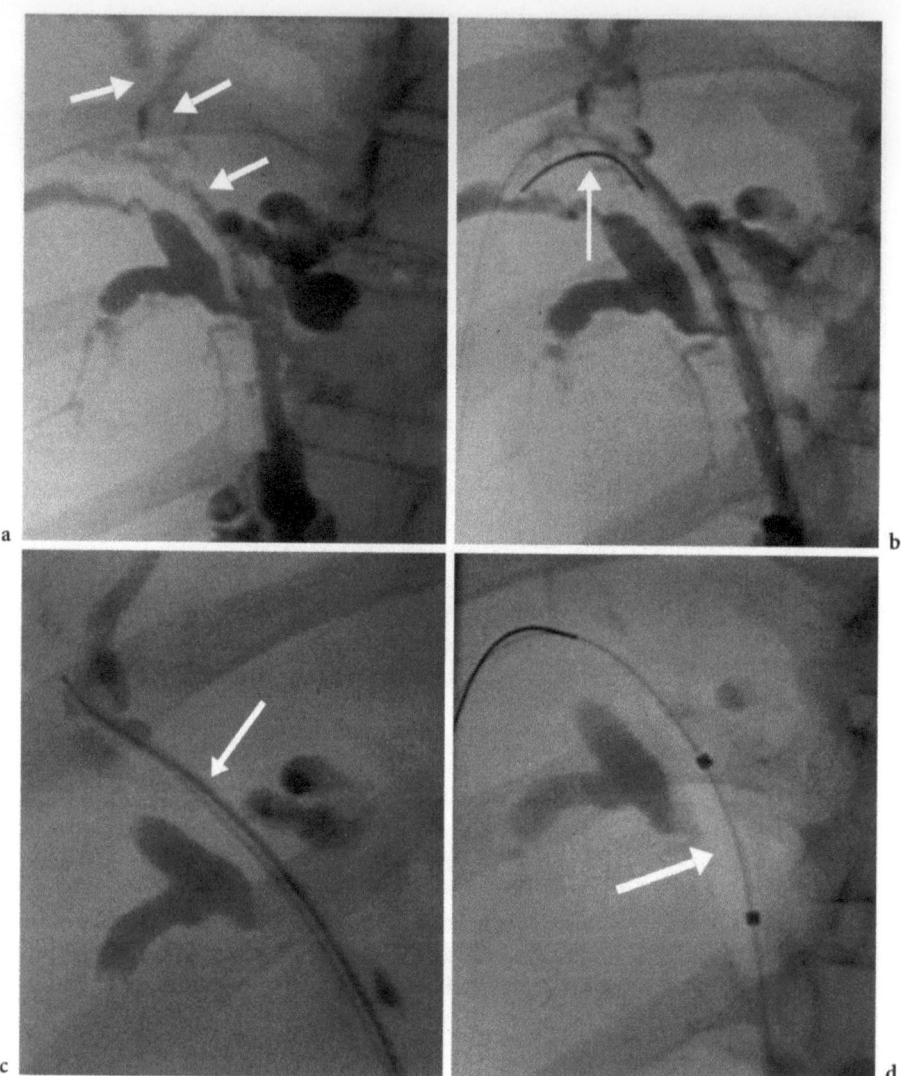

Abb. 18.2a–e. Endoskopische Therapie dominanter PSC-Stenosen. **a** Dominante PSC-Stenose vor Endotherapie: ausgeprägte dominante PSC-Stenose im rechten D. hepaticus (*Pfeil*) mit fehlender Kontrastierung proximaler Gangabschnitte (*Pfeile*). **b** Führungsdrahtpassage der dominanten PSC-Stenose im rechten D. hepaticus. **c** Bougierung der dominanten PSC-Stenose (*Pfeil*) im rechten D. hepaticus. **d** Ballondilatation (*Pfeil*) der dominanten PSC-Stenose im rechten D. hepaticus

Abb. 18.2 e *(Fortsetzung)*
e Dominante PSC-Stenose nach Endotherapie: Die dominante Stenose im rechten D. hepaticus erscheint nach Endotherapie geweitet (*Pfeil*), sodass jetzt eine gute Kontrastierung der proximalen Gangabschnitte möglich ist

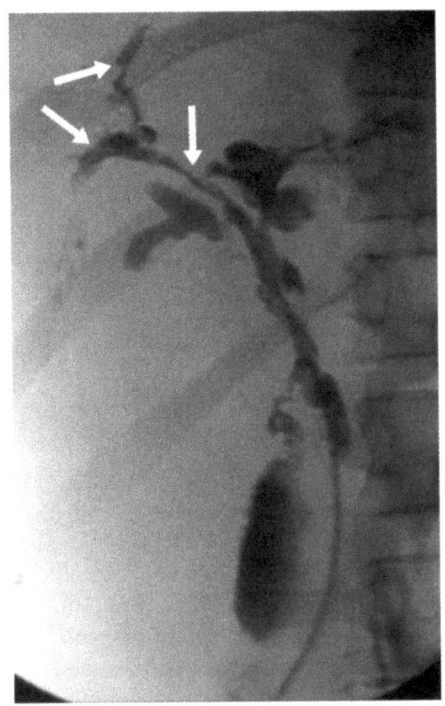

Ergebnisse

72 Patienten (21 Frauen, 51 Männer), die an einer PSC erkrankt waren, wurden bei uns mittels ERC untersucht. Die Indikation bestand meistens in den Symptomen Cholestase und bakterieller Cholangitis (Tabelle 18.1). 31 der 72 Patienten (43%) zeigten nur intrahepatische PSC-Läsionen, während 41 Patienten (57%) extrahepatische PSC-Stenosen mit oder ohne intrahepatischer Beteiligung aufwiesen. Dominante Stenosen der extrahepatischen Gallenwege wiesen 24 Patienten (33%) auf. Diese 24 Personen wurden nach Diagnosestellung endoskopisch therapiert. Die Nachbeobachtungszeit der endoskopisch behandelten Patienten betrug durchschnittlich 28,6 ± 21,1 Monate und variierte von 3–75 Monaten.

Tabelle 18.1. Patientenmerkmale

Studien-Zeitraum:	9 Jahre, (August 1990 bis August 1999)
PSC-Patienten untersucht:	72
PSC-Patienten mit dominanten Gallengangsstrikturen:	33,3% (24 von 72)
Geschlecht:	51 Männer, 21 Frauen
Alter (bei der initialen Endotherapie):	41,2 + 14,3 Jahre
Nachbeobachtung:	28, 6 + 21,1 Monate (von 3 bis zu 75 Monaten)

Tabelle 18.2. Verbesserung der Cholestasewerte nach Endotherapie von dominanten Gallengangsstrikturen

Cholestasewerte	Endotherapie		Mittlere Reduktion
	vor	nach	
AST	73 ± 66 U/l	35 ± 22 U/l	52%
ALT	131 ± 157 U/l	54 ± 55 U/l	59%
AP	502 ± 119 U/l	400 ± 208 U/l	20%
γGT	133 ± 103 U/l	114 ± 73 U/l	14%
Bilirubin	6,1 ± 6,4 U/l	1,1 ± 0,6 U/l	78%

AST Aminosuccinattransferase, *ALT* Aminolactattransferase, *AP* Alkalische Phosphatase, *γGT* γ-Glutamyl-Transpeptidase, *Bilirubin* Gesamt-Bilirubin.

Bisher wurden bei uns 95 ERC-Interventionen bei 24 PSC-Patienten mit dominanten Gallengangsstenosen durchgeführt, was einer durchschnittlichen Anzahl von 3,4 Interventionen pro Patient entspricht. Die endoskopische Therapie umfasste stets die Sphinkterotomie und die Dilatationstherapie sowie in Abhängigkeit vom Befund die Bougierung, eine Stenteinlage sowie eine Stein- bzw. Sludgeextraktion. Bei 6 von 24 Patienten (25%) konnten die dominanten Stenosen durch Ballondilatation nicht ausreichend gedehnt werden, sodass zusätzlich ein Gallengangsstent kurzzeitig für 1–3 Monate implantiert wurde.

Nach endoskopischer Therapie kam es zum deutlichen Abfall der erhöhten Cholestasewerte (Tabelle 18.2). Als bester Indikator für das Therapieergebnis erwies sich die Bilirubinkonzentration im Blut, die nach Endotherapie der dominanten Stenosen durchschnittlich um 78% (s. Tabelle 18.2) abfiel. Der cholangiographisch erfasste Stenosedurchmesser korrelierte nicht mit dem Verlauf der biochemischen Cholestaseparameter. Im Gegensatz dazu korrelierten die biochemischen Cholestasewerte gut mit dem klinischen Ergebnis.

Während der Nachbeobachtungszeit verschlechterte sich bei 4 von 24 Patienten (37,5%) mit dominanten PSC-Stenosen die Leberfunktion und der Allgemeinzustand progredient, sodass schließlich eine Lebertransplantation durchgeführt werden musste. Weitere 5 der 24 PSC-Patienten (20,8%) entwickelten ein Cholangiokarzinom, bevor eine Lebertransplantation indiziert war. Bei 3 Patienten konnte das Cholangiokarzinom frühzeitig entdeckt werden, sodass eine chirurgische Resektion durchgeführt werden konnte. Hingegen lag bei 2 Patienten bereits ein fortgeschrittener und somit inoperabler Klatskin-Tumor vor, sodass bei diesen Patienten eine endoskopische Palliation durchgeführt wurde. Hingegen konnten 41,6% (10 von 24) der mit Ursodesoxycholsäure und endoskopischer Dilatationstherapie behandelten Patienten in gutem Allgemeinzustand stabilisiert werden.

Nach 95 ERC-Interventionen traten insgesamt 11 Komplikationen auf, womit die Komplikationsrate bei 11,6% lag. Die Komplikationen manifestierten sich in Form einer Post-ERC-Pankreatitis (4,2%), einer bakteriellen Cholangitis (3,2%) oder einer Führungsdrahtperforation (4,2%; Tabelle 18.3). Alle Komplikationen bildeten sich unter konservativer Therapie innerhalb von 1–2 Wochen wieder

Tabelle 18.3. Post-ERCP Komplikationen in PSC-Patienten (nach 95 ERC-Interventionen)

Komplikationen	n	%	Verlauf
Post-ERCP-Pankreatitis	4/95	4,2%	Mild
Perforation von Gallengängen	3/95	3,2%	Mild
Post-ERCP-Cholangitis	4/95	4,2%	Mild
Gesamt	11/95	11,6%	Mild

zurück. Da keine chirurgischen oder endoskopischen Interventionen erforderlich wurden und auch keine Spätfolgen zurückblieben, wurden alle Komplikationen als milde klassifiziert.

Diskussion

Die ERC ist in der Lage, die typische Morphologie der PSC in Form von multiplen entzündlichen Gallengangsstenosen darzustellen. Daher wird die ERC nach wie vor als Goldstandard in der Diagnostik der PSC betrachtet. In den letzten Jahren hat sich die MRCP als eine alternative bilio-hepatische Untersuchungstechnik etabliert und könnte in den nächsten Jahren die diagnostische ERC weitgehend ersetzen (Franklin et al. 1999; Oberholzer et al. 1998). Die MRCP ist eine nichtinvasive Untersuchungstechnik, welche die typischen PSC-assoziierten Läsionen nachweisen kann. Darüber hinaus erscheint die MRCP auch ein geeignetes Verfahren zur Verlaufsbeobachtung von PSC-Patienten zu sein. Jedoch sind weitere Studien erforderlich, um den Nutzen der MRCP für die PSC-Diagnostik besser einschätzen zu können. Für PSC-Patienten, die eine endoskopische Gallengangstherapie benötigen, bleiben ERC-Interventionen jedoch auch weiterhin als Therapeutikum unverzichtbar und können zusätzlich auch funktionelle und dynamische Informationen über die Gallengangsstenosen liefern. Therapeutische Interventionen können direkt im Anschluss an eine diagnostische ERC-Untersuchung angeschlossen werden.

Endoskopische Therapiemaßnahmen sollten auf ausgewählte PSC-Patienten beschränkt werden, die mit großer Wahrscheinlichkeit von einer endoskopischen Behandlung profitieren können. Jene PSC-Patienten, die an dominanten Gallengangsstenosen leiden, sind geeignete Kandidaten für eine endoskopische Dilatationstherapie (Wagner et al. 1996; Stiehl et al. 1997). Auch Patienten, die intrahepatische PSC-Stenosen aufweisen, können von einer Dilatationstherapie der extrahepatischen dominanten Gallengangsstenosen profitieren. Somit stellen intrahepatische PSC-Stenosen keine Kontraindikation zur Dilatationsbehandlung extrahepatischer Gallengangsstenosen dar. Auch jene PSC-Patienten, die für eine Lebertransplantation vorgesehen sind, können von einer endoskopischen Dilatationstherapie profitieren und durch einen verbesserten Galleabfluss in einen präoperativ verbesserten Allgemeinzustand gebracht werden. So wie andere Arbeitsgruppen führen auch wir Ballondilatationen nach vorangehender Sphinkterotomie durch (Cotton u. Nickl 1991; Gaing et al. 1993; Lee et al. 1995; Stiehl et al. 1997; Wagner et al. 1996). Einige Patienten litten an hochgradigen dominanten Stenosen, die auch mit den dünnsten Ballonkathetern nicht passiert werden konnten. In diesen Fällen musste zunächst eine Bougierung durchgeführt werden, bevor eine anschließende Ballondilatation möglich wurde. Nur im Falle von dominanten PSC-Stenosen, die auf eine Dilatationstherapie nicht ausreichend ansprachen, führten wir wie auch andere Autoren für wenige Wochen bis Monate eine kurzzeitige Stenteinlage durch (Cotton u. Nickl 1991; Stiehl et al. 1997; Wagner et al. 1996). Durch ausgiebige endoskopische Gallengangsspülung bei jeder ERC-Intervention konnte potentiell okkludierendes Material wie Sludge, abgeschilferte Gewebsreste oder Steine entfernt werden, wodurch die Anlage einer nasobiliären Sonde vermieden werden konnte (Gaing et al. 1993; Lee et al. 1995; Ponsioen et al. 1999; Van Milligen De Wit et al. 1996; Wagner et al. 1996).

Die initialen ERC-Interventionen wurden im Abstand von wenigen Tagen so lange wiederholt, bis ein deutlicher Abfall der Cholestasewerte erreicht werden konnte. In den meisten Fällen wurde das initiale Behandlungsziel nach ein oder mehreren Interventionen innerhalb von ein bis zwei Wochen erreicht, so wie es auch von anderen Zentren berichtet wurde (Wagner et al. 1996).

Um der Restenosierung nach erfolgreicher initialer Dilatationstherapie vorzubeugen, wurden regelmäßige Nachsorge-ERC-Untersuchungen nach 3, 6 und 12 Monaten und dann jährlich durchgeführt. Ähnliche Nachsorgeprotokolle wurden auch von anderen Zentren beschrieben (Cotton u. Nickl 1991; Stiehl et al. 1997; Wagner et al. 1996). Die außerplanmäßige ERC-Untersuchung war indiziert, wenn sich bilio-obstruktive Symptome verschlechterten oder ein rascher Anstieg der Cholestaseparameter auftrat. Die Komplikationsrate der endoskopischen Therapie betrug in unserem Patientenkollektiv 11,6 %, was im Bereich der publizierten Komplikationsraten von 12–15 % lag (Lee et al. 1995; Stiehl et al. 1997). Als Besonderheit traten bakterielle Cholangitiden und Führungsdraht-Perforationen infolge von erschwerten endoskopischen Manövern auf, die zur Passierbarkeit von hochgradigen Stenosen gelegentlich erforderlich wurden.

Cholangiokarzinome stellen ein Hauptproblem in der Betreuung von PSC-Patienten mit multiplen Strikturen dar. Die Prävalenz für diese Erkrankung liegt bei etwa 8 % (Broome et al. 1996). Diese Prävalenzrate kann in Transplantationszentren bis auf 19 % (Wiesner et al. 1996) ansteigen, was auch bei uns mit einer Prävalenz von 20 % der Fall war. Die Diagnose eines Cholangiokarzinoms ist schwierig anhand von Cholangiogrammen, die mittels ERC bzw. MRCP erstellt wurden. Daher sollte die Bürstenzytologie in das Nachsorgeprogramm mit eingeschlossen werden. Des Weiteren sollten auch die intraduktale Biopsie und die transduktale Feinnadelbiopsie als Hilfsmittel in Betracht gezogen werden. Das Vorliegen eines Cholangiokarzinoms wird im Allgemeinen als Kontraindikation zur Lebertransplantation betrachtet. Daher werden operable Cholangiokarzinome chirurgisch reseziert und fortgeschrittene inoperable Fälle mit einer endoskopischen bzw. perkutanen Palliation versorgt.

Die endoskopische Therapie ist nicht in der Lage, die spontane Progression der PSC oder der intrahepatischen Strikturen zu verhindern. Dennoch kann die endoskopische Behandlung der extrahepatischen dominanten Gallengangsstenosen den Allgemeinzustand symptomatischer Patienten deutlich verbessern. Darüber hinaus können sekundäre Läsionen, wie sie als Folge von bakterieller Cholangitis auftreten können, vermieden oder zumindest gelindert werden, sodass der Spontanverlauf bei manchen Patienten aufgehalten bzw. verzögert werden kann.

Zusammenfassung

Patienten mit einer symptomatischen PSC-Erkrankung sollten auf das Vorliegen von dominanten extrahepatischen Gallengangsstenosen hin untersucht werden. Bei Patienten mit dominanten Gallengangsstrikturen sollte der Versuch einer endoskopischen Therapie unternommen werden. Der Erfolg einer endoskopischen Therapie kann den Allgemeinzustand von PSC-Patienten dauerhaft verbessern oder präoperativ bis zu einer geplanten Lebertransplantation stabilisieren.

Literatur

Beuers U, Spengler U, Kruis W et al. (1992) Ursodeoxycholic acid for treatment of primary sclerosing cholangitis: a placebo controled trial. Hepatology 16:707–714

Broome U, Olsson R, Loof L et al. (1996) Natural history and prognostic factors in 305 Swedish patients with primary sclerosing cholangitis. Gut 38:610–615

Cotton PB, Nickl N (1991) Endoscopic and radiologic approaches to therapy in primary sclerosing cholangitis. Semin Liver Dis 11:40–48

Franklin KJ, Fulcher AS, Turner MA, Allison MC, Sterling RK, Christian J, Allison K, Shiffman ML (1999) Magnetic resonance cholangiography (MRC) vs. endoscopic retrograde cholangiography (ERC) for diagnosis of primary sclerosing cholangitis (PSC). A blinded case control study (Abstract). Gastroenterology A 837

Gaing AA, Geders JM, Cohen SA, Siegel JH (1993) Endosopic managment of primary sclerosing cholangitis: review, and report of an open series. Am J Gastroenterol 88:2000–2008

Grijm R, Huibregtse K, Bartelsman J, Mathus-Vliegen EM, Dekker W, Tytgat GN (1986) Therapeutic investigations in primary sclerosing cholangitis. Dig Dis Sci 31[8]:792–798

Ismail T, Angrisani L, Powell JE, Hubscher S, Buckels J, Neuberger J, Elias E, McMaster P (1991) Primary sclerosing cholangitis: surgical options, prognostic variables and outcome. Br J Surg 78:564–567

Johnson GK, Geenen JE, Venu RP, Schmalz MJ, Hogan WJ (1991) Endoscopic treatment of biliary strictures in sclerosing cholangitis: a larger series and recommendations for treatment. Gastrointest Endosc 37:38–43

Knollmann FD, Adler A, Mäurer J, Grünewald T, Hintze RE, Schedel H, Veltzke W (1995) Comparative imaging of HIV associated diseases of the hepatobiliary system in computerized tomography and cholangiography. Aktuelle Radiol 5:216–221

LaRusso NF, Wiesner RH, Ludwig J, MacCarty RL (1984) Current concepts: Primary sclerosing cholangitis. N Engl J Med 310 [14]:899–903

Lee JG, Schutz SM, England RE, Leung JW, Cotton PB (1995) Endoscopic therapy of sclerosing cholangitis. Hepatology 21[3]:661–667

May GR, Bender CE, LaRusso NF, Wiesner RH (1985) Nonoperative dilatation of dominant strictures in primary sclerosing cholangitis. Am J Roentgenol 145:1061–1064

Mueller PR, van Sonnenberg E, Ferrucci JT Jr, Weymann PJ, Butch RJ, Malt RA, Burhenne HJ (1986) Biliary stricture dilatation: multicenter review of clinical management in 73 patients. Radiology 160:17–22

Oberholzer K, Lohse AW, Mildenberger P, Grebe P, Schadeck T, Bantelmann M, Thelen M (1998) Diagnosis of primary sclerosing cholangitis: prospective comparison of MR cholangiography with endoscopic retrograde cholangiography. Rofo (Fortschr Geb Rontgenstr Neuen Bildgeb Verfahr) 169 [6]:622–666

Ponsioen CY, Lam K, van Milligen de Wit AW, Huibregtse K, Tytgat GN (1999) Four years experience with short term stenting in primary sclerosing cholangitis. Am J Gastroenterol 94 [9]:2403–2407

Sanchez-Urdazpal L, Gores GJ, Ward EM, Maus TP, Buckel EG, Steers JL, Wiesner RH, Krom RA (1993) Diagnostic features and clinical outcome of ischemic-type biliary complications after liver transplantation. Hepatology 17 [4]: 605–609

Skolkin MD, Alspaugh JP, Casarella WG, Chuang VP, Galambos JT (1989) Sclerosing cholangitis: palliation with percutaneous cholangioplasty. Radiology 170: 199–206

Stiehl A, Rudolph G, Sauer P, Benz C, Stremmel W, Walker S, Theilmann L (1997) Efficacy of ursodeoxycholic acid treatment and endoscopic dilation of major duct stenoses in primary sclerosing cholangitis. An 8-year prospective study. J Hepatol 26 [3]: 560–566

Stiehl A, Walker S, Stiehl L, Rudolph G, Hofmann WJ, Theilmann L (1994) Effect of ursodeoxycholic acid on liver and bile duct disease in primary sclerosing cholangitis. A 3-year pilot study with a placebo-controlled study period. J Hepatol 20 [1]: 57–64

Van Milligen de Wit AW, van Bracht J, Rauws EA, Jones EA, Tytgat GN, Huibregtse K (1996) Endoscopic stent therapy for dominant extrahepatic bile duct strictures in primary sclerosing cholangitis. Gastrointest. Endosc 44 [3]: 293–299

Verbeek PC, van Leeuwen DJ, de Wit LT, Reeders JW, Smits NJ, Bosma A, Huibregtse K, van der Heyde MN (1992) Benign fibrosing disease at the hepatic confluence mimicking Klatskin tumors. Surgery 112 [5]: 866–871

Wagner S, Gebel M, Meier P, Trautwein C, Bleck J, Nashan B, Manns MP (1996) Endoscopic managment of biliary strictures in primary sclerosing cholangitis. Endoscopy 28: 546–551

Wiesner RH, Porayko MK, Hay JE, LaRusso NF, Steers JL, Krom RA, Dickson ER (1996) Liver transplantation for primary sclerosing cholangitis: impact of risk factors on outcome. Liver Transpl. Surg 25 [Suppl 1]: 99–108

Teil IV
Welchen Stellenwert nimmt die Ernährung bei chronisch entzündlichen Darmerkrankungen ein?

Kapitel 19

Rolle der Ernährung in der Ätiopathogenese von chronisch entzündlichen Darmerkrankungen

S.C. Bischoff

Einleitung

Mangelernährung wird bei chronisch entzündlichen Darmerkrankungen (CED) häufig beobachtet: Etwa $^2/_3$ aller Patienten mit Morbus Crohn und $^1/_3$ aller Patienten mit Colitis ulcerosa weisen Zeichen der Unterernährung auf. Dies führt zu Gewichtsverlust und spezifischen Mangelerscheinungen wie Anämie, gestörten Immunfunktionen und Osteopenie. Bei Kindern kann es zu Minderwuchs kommen, der unbehandelt oft irreversibel ist. Deshalb sollten bei CED ernährungsmedizinische Maßnahmen einen Teil des Therapiekonzeptes darstellen. Es gibt außerdem Hinweise dafür, dass Ernährungsmaßnahmen, insbesondere die künstliche Ernährung, neben dem Ausgleich von Mangelsituationen auch primärtherapeutische Bedeutung haben könnten, wobei die zugrunde liegenden Mechanismen weitgehend unklar sind. Schließlich wird vermutet, dass Ernährungsgewohnheiten und einzelne Nahrungsmittel ätiologische bzw. pathogenetische Bedeutung für die Entstehung von CED bei Subgruppen haben könnten (Griffiths et al. 1995).

Es ist bekannt, dass neben genetischen Faktoren Umweltfaktoren einen Einfluss auf die Prävalenz von CED haben. Beispielsweise ist die Inzidenz von M. Crohn in Industrieländern und insbesondere in Stadtgebieten deutlich höher als in ländlichen Gegenden und Entwicklungsländern (Gilat et al. 1986). Neben vielen anderen denkbaren Faktoren könnten dabei auch Ernährungsgewohnheiten eine Rolle spielen (Guthy 1983; Lorenz-Meyer u. Brandes 1983). Die Mechanismen, die dabei involviert sein könnten, sind vollkommen unklar. Es wird spekuliert, dass bestimmte Diäten zu einer Modulation der Darmflora führen, die zunehmend als pathogenetischer Faktor bei der Ausbildung von CED erkannt wird. Andererseits können Nahrungsmittel als Immunogene oder auch Allergene fungieren und eine pathologische Immunantwort auslösen. In diesem Fall wären die Nahrungsmittel Triggersubstanzen für die Erkrankung, die zusätzlich eine genetisch bedingte oder erworbene Modifikation der Immunantwort voraussetzt und schließlich zu einer Art von „Hypersensitivität" führt. Schließlich könnten bestimmte Mangelerscheinungen, beispielsweise von Vitaminen (z.B. Vitamin A, E, C, Folsäure etc.), aber auch intestinale Stoffwechselstörungen die Entstehung von Entzündungen und Tumoren im Gastrointestinaltrakt begünstigen (Butzner et al. 1996; Fernandez-Banares et al. 1989; Rannem et al. 1998). Allerdings können nur wenige dieser interessanten Spekulationen durch Daten zweifelsfrei belegt werden. Beispielsweise konnte die frühere Vorstellung, dass eine ballaststoffarme, zuckerreiche Ernährung die Entstehung von CED begünstigt, nicht eindeutig bestätigt werden (Guthy 1983; Heaton et al. 1979; Riordan et al. 1998; Ritchie et al. 1987). Die klinische Erfahrung, dass künstliche Ernährung, die nicht nur zu einer „Ruhigstellung" des Darmes führt, sondern auch eine Allergenkarenz bewirkt und gleichzeitig mögliche Defizite substituiert, unterstützt die Hypothese, dass Ernährungsfaktoren auch eine ätiopathogenetische Rolle bei CED spielen könnten.

Stillen und Ernährungsgewohnheiten in der Kindheit

Zwei Studien addressierten die Frage, ob Ernährungsfaktoren und -gewohnheiten in der Kindheit bei Patienten mit CED und Kontrollen unterschiedlich sind. In der Studie von Gilat und Mitarbeitern (1987) wurden 499 Patienten mit CED (197 M. Crohn, 302 Colitis ulcerosa) und 998 Kontrollpersonen berücksichtigt. Mittels Fragebogen wurden neonatale Faktoren, Stressfaktoren, Impfstatus, Infektionsraten und Essgewohnheiten registriert. Ein Zusammenhang zwischen Inzidienz von CED und Geburtsgewicht, Frühgeburt, Stillen versus Flasche, Stress oder Impfstatus wurde ausgeschlossen. Dagegen fanden sich bei Patienten mit M. Crohn und deren Verwandte deutlich häufiger ekzematöse Erkrankungen und Infektionen sowie ein höherer Antibiotikabedarf. Des weiteren konnte in der 1:2-Case-Control-Studie nachgewiesen werden, dass der Verzehr an Obst, Gemüse und Ballaststoffen bei Patienten mit M. Crohn reduziert war. Schließlich zeigte sich, dass die Vitamin- und Mineralzufuhr bei schwangeren Müttern von Patienten mit M. Crohn geringer war. Ein zweite kontrollierte Studie wurde von Reif und Mitarbeitern (1997) veröffentlicht, in der die Ernährungsgewohnheiten von 87 Patienten mit CED vor Ausbruch der Erkrankung mit denjenigen einer allgemeinen Kontrollpopulation (n = 76) und einer Krankenhaus-Kontrollpopulation (n = 68) verglichen wurde. Es konnte gezeigt werden, dass eine hoher Verzehr von Saccharose mit einem erhöhten Risiko für M. Crohn und Colitis ulcerosa, ein hoher Verzehr von Fett, insbesondere tierischen Fetten, Cholesterin und Retinol, mit einem erhöhten Risiko für Colitis ulcerosa einherging. Dagegen zeigte sich keine Assoziation mit Laktose und eine negative Assoziation mit Fruktose und Früchten, Trinkmenge, Magnesium und Vitamin C. Dies galt gleichermaßen für M. Crohn und Colitis ulcerosa, während Kaliumeinnahme und Gemüseverzehr nur mit M. Crohn negativ korrelierte.

Der Einfluss der Ernährung im Säuglingsalter auf die Entstehung von M. Crohn und Colitis ulcerosa wird in der Literatur unterschiedlich beurteilt. Muttermilch enthält Substanzen, deren Aufnahme beim Säugling sowohl positive Auswirkungen auf die Entwicklung einer normalen Darmflora als auch auf das Immungeschehen hat (Weinand et al. 1997). Mehrere zu dieser Thematik angelegte Fall-Kontrollstudien gelangten zu ganz unterschiedlichen Ergebnissen. Bergstrand und Hellers (1983) konnten in ihrer an einem großem Patientenkollektiv durchgeführten Studie eine Assoziation zwischen der Entstehung von M. Crohn und einem Mangel an Muttermilch im Säuglingsalter feststellen. Diese Ergebnisse wurden von Rigas et al. (1993) 10 Jahre später bestätigt. Dagegen fanden Gilat et al. (1987) in einer international angelegten Studie mit Kolitis- und Crohnpatienten keine Korrelation zwischen Muttermilchmangel und Entstehung von CED. Koletzko et al. (1991) konnten bei ihren 93 untersuchten Patienten mit Colitis ulcerosa ebenfalls keine solche Parallelität aufzeigen. Aufgrund der Divergenz der Studienergebnisse ist eine eindeutige Aussage hinsichtlich des Stillens als möglicher Faktor in der Ätiologie von CED nicht möglich. Die Daten zeigen aber, dass das Risiko einer Entwicklung von CED mit Ernährungsgewohnheiten assoziiert ist, wobei unklar bleibt, ob der Effekt der diätetischen Faktoren ein primärer oder ein modulatorischer ist. Insbesondere konnte kein bestimmtes Nahrungsmittel identifiziert werden, das CED auszulösen vermag.

Immunologische Reaktionen gegen Nahrungsmittel

Die Frage, ob immunologische Reaktionen gegen Nahrungsmittel an der Ätiologie von CED beteiligt sein könnten, ist Gegenstand langjähriger Debatten (King et al. 1997). Es wird vermutet, dass den CED ein Ungleichgewicht von protektiven und proinflammatorischen Faktoren zugrunde liegt, was bedeutet, dass bei CED die orale bzw. intestinale Toleranz, deren Mechanismus bis heute weitgehend unklar ist, verdrängt wurde durch eine intestinale Hypersensitivität gegen luminale Antigene wie Bakterien oder Nahrungsproteine (Weiner 1997). Solche Prozesse könnten durch Malnutrition, wie sie typischerweise bei CED vorkommt, begünstigt werden (Cunningham-Rundles 1994). Seit Jahren ist bekannt, dass bei CED vermehrt Antikörper vom IgG- und IgA-Typ, die gegen Nahrungsproteine gerichtet sind (z. B. *Saccharomyces cerevisiae* aus Bäckerhefe, Laktoglobulin aus Milch, Gliadin aus Getreide, Ovalbumin aus Eiern etc.), im Serum nachweisbar sind (Giaffer et al. 1992; Knoflach et al. 1987; Lindberg et al. 1992). Die pathogenetische Rolle dieser Nahrungsmittelantikörper ist unklar. Die Zweifel beruhen unter anderem darauf, dass eine hefefreie Diät keinen Effekt auf die Krankheitsaktivität bei M. Crohn hat (Barclay et al. 1992). Dies mag aber auch daran liegen, dass neben Saccharomyces cerevisiae andere Narungsmittelantigene an der Pathogenese beteiligt sein könnten (Lochs et al. 1995). Weitere Untersuchungen, die für einen direkten Effekt von Nahrungsmittel auf die Pathogenese von CED sprechen, sind Studien zur Eliminationsdiät. In zwei Studien konnte gezeigt werden, dass die Exklusion bestimmter, vom Patienten als für ihn nicht verträglich eingestufter Nahrungsmittel, zu einer Erhöhung der Remissionsraten führte (Giaffer 1991; Jones et al. 1985; Riordan et al. 1993). Jones et al. (1985) verglichen je 10 Patienten mit M. Crohn in Remission, die entweder eine undefinierte ballaststoffhaltige oder eine Eliminationsdiät nach subjektiven Intoleranzen erhielten. Die Rezidivrate betrug nach 6 Monaten 100 % in der Gruppe, die eine unspezifische Diät erhielt, und 30 % in der Gruppe mit Eliminationsdiät. In einer dritten unkontrollierten Gruppe von Patienten, die eine Elinimationsdiät erhielten, betrug die Rezidivrate weniger als 10 % pro Jahr über einen Zeitraum von 4 Jahren. Riordan et al. (1993) verglichen zwei Gruppen von Patienten mit aktivem M. Crohn (Gruppe 1: Behandlung mit Kortikosteroiden bis zur Remission, dann Beobachtung für zwei Jahre; Gruppe 2: enterale Ernährung bis zur Remission, dann individuelle Eliminationsdiät nach subjektiven Intoleranzen bzw. Allergensuchkost für zwei Jahre) und fanden in der Gruppe 2 deutlich weniger Rezidive über die gesamte Untersuchungszeit. Der Mechanismus der Nahrungsmittelintoleranzen wurde in diesen

Studien nicht weiter untersucht. Lochs und Mitarbeiter (1995) haben deshalb spezifisches IgG, IgA und IgE gegen Nahrungsmittel im Serum von Patienten mit M. Crohn gemessen. Sie fanden durchweg normale IgE-Spiegel, aber erhöhte IgG-Spiegel gegen solche Antigene, die in der Studie von Jones als häufig nicht tolerierte Nahrungsmittel ermittelt wurden. Obwohl diese Befunde nicht als Beleg für eine immunologische Basis der Nahrungsmittelintoleranzen bei M. Crohn betrachtet werden dürfen, sollten sie Anlass sein für weitere Studien zum Pathomechanismus von Nahrungsmittelintoleranzen bei CED.

Nahrungsmittelallergie und CED

Neben den bisher genannten Untersuchungen gibt es zahlreiche andere Studien, die einen Zusammenhang zwischen Nahrungsmittelallergien und CED vermuten lassen (Ballegaard et al. 1997; Bischoff et al. 1996b; Farah et al. 1985; Pearson et al. 1993) Bei Kindern wurde postuliert, dass die infantile Kolitis bzw. Proktitis möglicherweise eine allergische Genese habe (Jenkins et al. 1984; Rosekrans et al. 1980). Besonders viele Assoziationen wurden zwischen Kuhmilchallergie bzw. immunologischer Auseinandersetzung mit Kuhmilchproteinen und gastroenterologischen Erkrankungen wie Colitis ulcerosa, M. Crohn, eosinophiler Enteritis und gastroösophagealem Reflux (letzteres bei Kindern) gefunden (Berstein et al. 1994; Iacono et al. 1996; Knoflach et al. 1987; Maluenda et al. 1984; Truelove 1961). Trotz dieser Arbeiten blieb die Frage nach dem Zusammenhang zwischen CED und allergischen Erkrankungen letztendlich offen, weil größere epidemiologische Studien, die eine solche Assoziation untersuchen, fehlen, weil die Methoden zur Identifikation von Patienten mit allergischer Enteropathie vielfach insuffizient sind und weil kaum Studien zu dem Zusammenhang zwischen beiden Erkrankungsentitäten auf zellulärer bzw. molekularer Ebene vorliegen.

Wir haben in Hannover versucht, uns dieser Fragestellung von verschiedenen Seiten zu nähern. Wir haben das Vorkommen der Mastzellen und Eosinophilen als wichtige Effektorzellen der allergischen Entzündung im Darmgewebe von Patienten mit CED quantifiziert und mit gesunden Kontrollpersonen verglichen (Bischoff et al. 1996d). Dabei fanden wir, dass die Eosinophilen in aktiv-entzündlichen Schleimhautarealen vermehrt vorkommen. Die Mastzellen dagegen waren zahlenmäßig unverändert, aber ihr Aktivierungsgrad war erhöht, wie unsere immunhistologischen Studien zeigten. Wir folgerten, dass im Rahmen einer aktiven CED Mastzellen vermehrt zur Degranulation stimuliert werden und Eosinophile lokal im Darmgewebe akkumulieren. Die Daten bestätigen frühere Arbeiten, die eine vermehrte Aktivierung von Mastzellen und Eosinophilen bei CED feststellten. Als Nächstes haben wir Mediatoren von Eosinophilen und Mastzellen in Stuhlproben von Patienten mit CED gemessen. Diese Untersuchungen zeigten, dass das eosinophile Protein X und das eosinophile kationische Protein (EPX und ECP) bei CED deutlich erhöht sind, d.h. dass eosinophile Granulozyten im Rahmen des entzündlichen Schubs aktiviert werden und ihre Mediatoren im Darm freisetzen (Bischoff et al. 1997a). Als Drittes haben wir die In-vitro-Freisetzung von Mediatoren aus isolierten humanen Mastzellen nach Stimulation mit Anti-IgE-Rezeptor-Antikörper untersucht und dabei Mastzellen von Patienten mit

CED verglichen mit denjenigen von Kontrollpersonen (Patienten ohne Hinweis auf entzündliche Erkrankung). Wir haben bezüglich Histamin und insbesondere Leukotrienen eine deutlich erhöhte Mediatorfreisetzung bei CED gefunden (Bischoff et al. 1996c). Schließlich untersuchten wir Patienten aus der Darmsprechstunde der Medizinischen Hochschule hinsichtlich einer Nahrungsmittelallergie. Diese Studie ergab, dass 14,4% der Patienten objektive Zeichen einer Nahrungsmittelallergie aufwiesen und dass bei 3,2% der Patienten die Diagnose mit Provokationsmethoden bzw. diätetischen Maßnahmen verifiziert werden konnte (Bischoff et al. 1996a). Bei einigen Patienten mit CED konnten wir mittels lokaler Provokation unter Verwendung des von uns entwickelten koloskopischen Allergenprovokationstests (COLAP-Test) die Diagnose Nahrungsmittelallergie bei Patienten mit CED bestätigen (Bischoff et al. 1997b). Diese Daten zeigen, dass allergische Enteropathien bei Patienten mit CED vorkommen, möglicherweise sogar vermehrt auftreten (Bischoff et al. 1996a, 1997b). Epidemiologische Studien an größeren Patientenkollektiven sind notwendig, um diese Ergebnisse zu bestätigen. Die Zusammenhänge zwischen Allergie und CED, die in weiteren Studien noch genauer charakterisiert werden müssen, treffen möglicherweise nur für bestimmte Patienten bzw. bestimmte Stadien der Erkrankung zu und könnten zukünftig dabei helfen, pathophysiologisch und klinisch relevante Subgruppen von Patienten mit CED zu definieren, die z.B. von Eliminationsdiäten und antiallergischen Therapieansätzen profitieren (Bischoff et al. 1996b).

Zusammenfassung

Obwohl zwischen Ernährungsgewohnheiten und Inzidenz von CED Assoziationen bestehen, kann die Ätiologie von CED nach der aktuellen Datenlage nicht hinreichend mittels Ernährungsfaktoren erklärt werden. Wie viele Untersuchungen klar zeigen, gehen die CED mit einer gesteigerten Immunreaktion gegen Nahrungsmittel einher, deren pathogenetische Bedeutung allerdings nicht belegt ist. Verschiedene Studien weisen darauf hin, dass bei einer Subgruppe von Patienten mit CED Nahrungsmittelallergien eine pathogenetische Rolle spielen könnten. Da solchen Patienten eine kausale Therapie ihrer Erkrankungen angeboten werden kann, sind weitere Bemühungen zur zweifelsfreien Identifikation solcher Patienten wünschenswert.

Literatur

Ballegaard M, Bjergstrom A, Bronndum S, Hylander E, Jensen L (1997) Self-reported food intolerance in chronic inflammatory bowel disease. Scand J Gastroenterology 32:569–571

Barclay GR, McKenzie H, Pennington J, Parratt D, Pennington CR (1992) The effect of dietary yeast on the activity of stable chronic Crohn's disease. Scand J Gastroenterology 27:196–200

Bergstrand O, Hellers G (1983) Breast feeding during infancy in patients who later develop Crohn's disease. Scand J Gastroenterology 18:903–906

Berstein CN, Ament M, Artinian L, Ridgeway J, Shanahan F (1994) Milk intolerance in adults with ulcerative colitis. Am J Gastroenterology 89:872–877

Bischoff SC, Grabowsky J, Manns MP (1997) Quantification of inflammatory mediators in stool samples of patients with inflammatory bowel disorders and controls. Dig Dis Sci 42:394–403

Bischoff SC, Herrmann A, Manns MP (1996) Prevalence of adverse reactions to food in patients with gastrointestinal disease. Allergy 51:811-818

Bischoff SC, Herrmann A, Mayer J, Manns MP (1996) Food allergy in patients with gastrointestinal disease. Monogr. Allergy 32:130-142

Bischoff SC, Mayer J, Wedemeyer J, Meier PN, Zeck-Kapp G, Wedi B, Kapp A, Cetin Y, Gebel M, Manns MP (1997) Colonoscopic allergen provocation (COLAP): a new diagnostic approach for gastrointestinal food allergy. Gut 40:745-753

Bischoff SC, Schwengberg S, Wordelmann K, Weimann A, Raab R, Manns MP (1996) Effect of c-kit ligand, stem cell factor, on mediator release by human intestinal mast cells isolated from patients with inflammatory bowel disease and controls. Gut 38:104-114

Bischoff SC, Wedemeyer J, Herrmann A, Meier PN, Trautwein C, Cetin Y, Maschek H, Stolte M, Gebel M, Manns MP (1996) Quantitative assessment of intestinal eosinophils and mast cells in inflammatory bowel disease. Histopathology 28:1-13

Butzner JD, Parmar R, Bell CJ, Dalal V (1996) Butyrate therapy stimulates mucosal repair in experimental colitis. Gut 38:568-573

Cunningham-Rundles S (1994) Malnutrition and gut immune function. Curr Opin Gastroenterology 10:664-670

Farah DA, Calder I, Benson L, Mackenzie JF (1985) Specific food intolerances: its place as a cause of gastrointestinal symptoms. Gut 26:164-168

Fernandez-Banares F, Abad-Lacruz A, Xiol X, Gine JJ, Dolz D, Cabre E, Esteve M, Gonzalez-Huix F, Gassuell MA (1989) Vitamin status in patients with inflammantory bowel disease. Am J Gastroenterology 84:744-748

Giaffer MH (1991) Long-term effects of elemental and exclusion diets for Crohn's disease. Aliment Pharmacol Therapy 5:115-125

Giaffer MH, Clark A, Holdsworth CD (1992) Antibodies to Saccharomyces cerevisiae in patients with Crohn's disease and their possible pathogenic importance. Gut 33:1071-1075

Gilat T, Hacohen D, Lilos P, Langman MJS (1987) Childhood factors in ulcerative colitis and Crohn's disease. An international cooperative study. Scand J Gastroenterology 22:1009-1024

Gilat T, Langman MJS, Rozen P (1986) Environmental factors in inflammatory bowel disease. Front Gastroenterol Res 11:158-176

Griffiths AM, Ohlsson A, Sherman PM, Sutherland LR (1995) Meta-analysis of enteral nutrition as a primary treatment of active Crohn's disease. Gastroenterology 108:1056-1067

Guthy E (1983) Ätiologie des Morbus Crohn – Was spricht für die Fette als mögliche Ursache? Dtsch Med Wschr 108:1729-1733

Heaton KW, Thorton JR, Emmett PM (1979) Treatment of Crohn's disease with an unrefined carbohydrate, fibre-rich diet. Br Med J 2:764-766

Iacono G, Carroccio A, Cavataio F, Montalto G, Kazmierska I, Lorello D, Soresi M, Notarbatolo A (1996) Gastroesophageal reflux and cow,s milk allergy in infants: A prospective study. J Allergy Clin Immunol 97:822-827

Jenkins HR, Pincott JR, Soothill JF, Milla PJ, Harries JT (1984) Food allergy: the major cause of infantile colitis. Arch Dis Child 59:326-329

Jones VA, Dickinson RJ, Workman E, Wilson AJ, Freeman AH, Hunter JO (1985) Crohn's disease: maintenance of remission by diet. Lancet ii:177-180

King TS, Woolner TJ, Hunter JO (1997) Review article: the dietary management of Crohn's disease. Aliment Pharmacol Ther 11:17-31

Knoflach P, Park BH, Cunningham R, Weiser MM, Albini B (1987) Serum antibodies to cow's milk proteins in ulcerative colitis and Crohn's disease. Gastroenterology 92:479-485

Koletzko S, Griffiths A, Corey M, Smith C, Sherman P (1991) Infant feeding practices and ulcerative colitis in childhood. Br Med J 302:1580-1581

Lindberg E, Magnusson KE, Tysk C, Järnerot G (1992) Antibody (IgG, IgA and IgM) to baker's yeast (Saccharomyces cerevisiae), yeast mannan, gliadin, ovalbumin and betalactoglobulin in monozygotic twins with inflammatory bowel disease. Gut 33:909-913

Lochs H, Genser D, Bühner S (1995) Role of nutrition in IBD. In: Tytgat GNJ, Bartels JFWM, van Deventer SJH (Hrsg) Inflammatory bowel diseases. Kluwer, Dordrecht, pp 497-502

Lorentz-Meyer H, Brandes JW (1983) Gibt es eine diätetische Behandlung des Morbus Crohn in der Remission? Dtsch Med Wochenschr 108:595-597

Maluenda C, Phillips AD, Briddon A, Walker-Smith JA (1984) Quantitative analysis of small intestinal mucosa in cow's milk-sensitive enteropathy. J Pediatr Gastroenterol Nutr 3: 349–356

Pearson M, Teahon K, Jonathan Levi A, Bjarnason I (1993) Food intolerance and Crohn's disease. Gut 34:783–787

Rannem T, Ladefoged K, Hylander E, Hegnhoi J, Staun M (1998) Selenium depletion in patients with gastroinetstinal diseases: Are there any predictive factors? Scand J Gastroenterol 33:1057–1061

Reif S, Klein I, Lubin F, Farbstein M, Hallak A, Gilat T (1997) Pre-illness dietary factors in inflammatory bowel disease. Gut 40:754–760

Rigas AB, Glassman M, Yen YY, Lan SJ, Petridou E, Hsieh CC, Trichopoulos D (1993) Breastfeeding and maternal smoking in etiology of Crohn's disease and ulcerative colitis in childhood. Ann Epidemiol 3:387–392

Riordan AM, Hunter JO, Cowan RE, Crampton JR, Davidson AR, Dickinson RJ, Dronfield MW (1993) Treatment of active Crohn's disease by exclusion diet: East Anglian multicentre controlled trial. Lancet 342:1131–1134

Riordan AM, Ruxton CH, Hunter JO (1998) A review of associations between Crohn's disease and consumption of sugars. Eur J Clin Nutr 52:229–238

Ritchie JK, Wadsworth J, Lennard-Jones JE, Rogers E (1987) Controlled multicentre therapeutic trial of an unrefined carbohydrate, fibre-rich diet in Crohn's disease. Br Med J 295:517–520

Rosekrans PCM, Meijer CJLM, van der Wal AM, Lindeman J (1980) Allergic proctitis, a clinical and immunopathological entity. Gut 21:1017–1023

Truelove SC (1961) Ulcerative colitis provoked by milk. Br Med J 21:154–160

Weinand I, Jordan A, Caspary WF, Stein J (1997) Ernährung in der Ätiopathogenese chronisch entzündlicher Darmerkrankungen. Z Gastroenterol 35:637–649

Weiner HL (1997) Oral tolerance: immune mechanisms and treatment of autoimmune diseases. Immunol Today 18:335–343

# Malnutrition und Malabsorption

F. Wolter · J. Stein

Einleitung

Chronisch entzündliche Darmerkrankungen (CED) gehen aufgrund einer *direkten* Beteiligung des Darmes und ihren *sekundären* Effekten auf die Nahrungsaufnahme häufig mit einer Nährstoffdepletion einher. Da die durch Malnutrition hervorgerufenen Komplikationen den Patienten oftmals mehr schwächen können, als der zugrunde liegende inflammatorische Prozess selbst, sind Prävention und Behandlung der Malnutrition obligatorische Bestandteile der Therapie chronisch entzündlicher Darmerkrankungen.

Für die Nährstoffdefizite ist nicht immer eine Malabsorption kausal, sondern häufig auch eine inadequate Zufuhr, verminderte Assimilation, erhöhte Verluste, gesteigerter Bedarf und Interaktionen zwischen Pharmazeutika und Nahrungsinhaltsstoffen (s. unten) verantwortlich. Colitis ulcerosa und M. Crohn sind chronische Erkrankungen, die in schweren Fällen zu Anorexie führen können. Diese wird mit einer erhöhten Zytokinproduktion in Zusammenhang gebracht. Mit Ausnahme der Fälle, bei denen das gesamte Kolon betroffen ist, weisen jedoch nur wenige Patienten mit Colitis ulcerosa eine signifikante Malabsorption auf. Im Gegensatz dazu entwickeln M.-Crohn-Patienten mit einer therapieresistenten Dünndarmbeteiligung und Indikation zur Resektion regelmäßig ein Kurzdarmsyndrom (KDS) mit nachfolgender Malabsorption. Letztlich besteht die Möglichkeit, dass Nahrungsmittel, bzw. spezielle Nahrungsmittelkomponenten aus der normalen Ernährung bei Colitis ulcerosa und M. Crohn eine ätiologische Rolle spielen. Insofern könnte eine Modifikation der Diät nicht nur den Ernährungsstatus verbessern, sondern eventuell auch die Krankheitsaktivität abmildern.

Entstehungsmechanismen

Primäre Ursachen, die häuptsächlich zur Entstehung eines Nährstoffdefizits bei Patienten mit CED beitragen, sind:

- Verminderte orale Aufnahme
  - Durch die Erkrankung induziert (abdominelle Schmerzen, Diarrhoe, Nausea, Anorexie, Erbrechen, Geschmacksstörungen)
  - Iatrogen (restriktive Diäten ohne Supplementation)
- Malabsorption
  - Verringerte absorptive Fläche durch die Erkrankung oder Resektionen
  - Gallensalzmangel nach Resektion des Ileums

- Bakterielle Fehlbesiedlung
- Medikamentenbedingte Malabsorption
• Erhöhte Sekretion und Nährstoffverlust
- Eiweißverlustenteropathie
- Elektrolyt- und Spurenelementverlust durch Diarrhoe/Fistel
- Gastrointestinale Blutverluste
• Medikamenten-Nahrungsinhaltstoff-Interaktionen
- Kortikoide und Kalziumabsorption/Proteinmetabolismus
- Sulphasalazin und Folatresorption
- Cholestyramin und Resorption fettlöslicher Vitamine
• Erhöhte Nutzung und erhöhter Bedarf
- Fieber, Infektion, Fisteln
- Erhöhte intestinale Zelldesquamation
- Hämolyse

Insbesondere bei M. Crohn wird eine, durch Diarrhoe, lokale Schmerzen und Übelkeit bedingte eingeschränkte Nahrungsaufnahme oftmals unterschätzt. Diese Symptome treten üblicherweise postprandial verstärkt auf. Häufig ist die Verminderung der Nahrungszufuhr nur gering, kann aber über einen längeren Zeitraum trotzdem in einer inadequaten Zufuhr an Gesamtkalorien und einzelnen Nährstoffen resultieren. Für eine unausgewogene oder unzureichende Nahrungszufuhr können allerdings auch therapeutische Diätvorschriften ursächlich sein.

Malabsorption

Im Zusammenhang mit der verminderten Energiezufuhr und -verfügbarkeit spielt eine *Kohlenhydratmalabsorption* nur eine untergeordnete Rolle. Die jejunale Funktion, durch D-Xylose-Absorption ermittelt, ist bei den meisten M.-Crohn-Patienten erhalten (Andersson et al. 1971; Balzer et al. 1995; Burnes et al. 1992; Dyer u. Dawson 1973; Gerson et al. 1973).

Der Grund für die Einführung einer *laktosefreien* Diät bei M. Crohn beruht in erster Linie auf früheren Studien, die eine hohe Prävalenz der Laktoseintoleranz bei Patienten mit CED zeigen konnten (Kirschner et al. 1981; Lukert et al. 1973; Pena u. Truelove 1973; Pironi et al. 1988).

Arvantitakis et al. (1979) beschrieben bei ca. 15% der Patienten mit M. Crohn einen Laktasemangel, die Arbeit enthält jedoch keinerlei Angaben über die Prävalenz des Laktasemangels der Normalbevölkerung bzw. über die ethnische bzw. geologische Herkunft des Patientenkollektivs. Dieser Wert entspricht der Inzidenz der Laktoseintoleranz für den nordeuropäischen Raum, die mit 5-15% angegeben wird (Tabelle 20.1). Gudman-Hoyer u. Jarnum (1970) und Park et al. (1990) fanden lediglich bei 3% bzw. 6% ihrer Patienten eine Laktoseintoleranz. Während eines akuten *Colitis-ulcerosa-Schubs* konnte bei einigen Patienten eine vorübergehende Reduktion der Laktaseaktivität beobachtet werden (Park et al. 1990). Allerdings konnten mehrere Arbeiten hierbei keinen direkten Zusammenhang aufzeigen (Busk et al. 1975). Die Aktivität zweier anderer Disaccharidasen, Saccharidase und Maltase, bleibt bei Colitis ulcerosa unbeeinflusst.

Tabelle 20.1.
Ethnische Prävalenz des Laktasemangels. (Nach Caspary 1999)

Bevölkerungsgruppen	Prävalenz [%]
Nordeuropäer	5-15
Mittelmeerregion	60-85
Schwarze Afrikaner	85-100
Schwarze Amerikaner	45-80
Weiße Amerikaner	10-25
Amerikanische Indianer	50-95
Mexikanische Amerikaner	40-75
Asiaten	90-100

Zusammengefasst bedeutet dies, dass es mit Ausnahme extensiver Dünndarmbeteiligungen bei M. Crohn derzeit *keine* Hinweise auf eine erhöhte Prävalenz der Laktosemalabsorption bei Patienten mit CED gibt. In der Praxis hat sich allerdings erwiesen, dass ein Drittel der M.-Crohn-Patienten und ein Viertel der Patienten mit Colitis ulcerosa nach Elimination milchhaltiger Lebensmittel aus der Nahrung eine Besserung der Diarrhoesymptomatik zeigen (Bernstein et al. 1994). Dies könnte auch damit zusammenhängen, dass im Blut von Patienten mit CED vermehrt spezifische Antikörper gegen Milchproteine nachgewiesen werden können, wobei die Entzündungsaktivität mit den Antikörpertitern korreliert (Knoflach et al. 1985).

Fettmalabsorption

Während es bisher keinen eindeutigen Hinweis auf Störungen der Kohlenhydratabsorption gibt, tritt bei ca. 30% der Patienten mit CED nachweislich eine Fettmalabsorption auf (Heatley 1986). Ein Fettmalabsorptionskoeffizient <94% wurde bei 31% der Patienten mit M. Crohn beschrieben (Beeken et al. 1972). Gerson et al. (1973) wiesen eine Korrelation zwischen Stuhlfettgehalt und der Länge des betroffenen und/oder resezierten Darmsegments nach. Für eine Steatorrhoe kann sowohl eine Erkrankung der jejunalen Mukosa, Resektion bei M. Crohn oder eine Abnahme der luminalen Gallensäurekonzentration nach Ileostomie ursächlich sein. Einerseits führt der Verlust der resorbierenden Oberfläche per se zum Auftreten einer *Malabsorption von Fetten* und *fettlöslichen Vitaminen* (s. unten), andererseits wirkt der mit einer Resektion des *Ileums* einhergehende *Gallensäureverlust* agravierend. Ab einer Restlänge von 50-100 cm beginnt der Gallensäureverlust die kompensatorisch erhöhte Lebersynthese zu übersteigen und führt zunehmend zu einer Abnahme des Gallensäurepools sowie der Konzentration von Gallensäuren im Duodenum. Es kommt zur Beeinträchtigung der Mizellenbildung mit eingeschränkter Emulgierung von Fett. Zudem wird das pH-Optimum für die Lipase verschoben. Im Weiteren kommt es zur Ausbildung einer lithogenen Galle mit Prädisposition zur *Cholelithiasis*. Die vermehrt in den Dickdarm gelangenden Gallensäuren führen über Komplexierung von Kalzium zudem zu einer vermehrten Oxalsäureresorption, was das gehäufte Auftreten von *Oxalatsteinen* bei Patienten mit KDS erklärt. Liegt eine Steatorrhoe vor, wird die

Resorption von Kalzium und Magnesium durch Seifenbildung (Kalkseifenbildung) im Lumen zusätzlich vermindert.

Auch wenn der Stuhlfettgehalt den sensitivsten Marker für eine Malabsorption darstellt, sollten zusätzlich Kohlenhydrat- (Stein et al. 1996), Stickstoff- (Lembcke et al. 1994) und der absolute Energiegehalt als weitere Parameter für die absorptive Funktion bestimmt werden. Die *fäkale Elektrolytausscheidung* und *Osmolalität* geben nicht nur Auskunft über die Darmfunktion, sondern helfen auch bei der Differenzierung osmotischer und sekretorischer Diarrhoen (Caspary 1999). Die Bestimmung der Stickstoffabsorption wird allerdings dadurch kompliziert, dass während des akuten Krankheitsschubs und beim Kurzdarmsyndrom keine genaue Bestimmung des Inputs möglich ist. Zusätzlich zum Protein in der Nahrung kommt es zu Verlusten endogener Proteine, wie Verdauungsenzyme und exsudative Proteine (z. B. Eiweißverlustsyndrom), die ebenfalls malabsorbiert werden können. Es ist daher üblich die Stickstoffbalanz des Körpers zu bestimmen (O'Keefe u. Rosser 1994).

Intestinaler Nährstoffverlust

Bei aktiver CED, insbesondere beim M. Crohn kann eine exsudative Eiweißverlust-Enteropathie zu einer exzessivem Abnahme von Plasmaproteinen durch die entzündete Mukosa führen. Im Gegensatz zu renalen Proteinverlusten bei Patienten mit nephrotischem Syndrom, wobei ausschließlich Plasmaproteine kleineren Molekulargewichts ausgeschieden werden, scheint der Eiweißverlust bei CED unabhängig von der Proteingröße zu sein (Stein u. Milovic 1999). Eine Hypoalbuminämie tritt bei Eiweißverlustsyndrom regelmäßig auf, da die hepatische Albuminsynthese bei diesen Patienten normal bzw. nur leicht erhöht ist. Typischerweise treten zusätzlich erniedrigte Serumspiegel der Gammaglobuline (IgM, IgG und IgA; aber normalerweise nicht IgE), des Transferrins, Caeruloplasmins, Fibrinogens und anderer Blutgerinnungsfaktoren auf (Stein u. Milovic 1999). Hypoalbuminämie manifestiert sich klinisch in Form von Ödemen, v. a. der unteren Extremitäten, die als Folge des verminderten kolloidal-osmotischen Drucks im Plasma auftreten. Der verminderte Serumspiegel der Nichtalbumin-Plasmaproteine führt dagegen selten zu Komplikationen. Das Ausmaß des enteralen Eiweißverlustsyndroms kann durch die Messung radioaktiv markierter Makromoleküle im Fäzes nach oraler Gabe bestimmt werden, (z. B. ^{51}Cr-Albumin, ^{51}Cr-Chlorid oder ^{131}I-Polyvinylpyrrolidinone [Gordon Test]) oder durch die Bestimmung der intestinalen α1-Antitrypsin-Clearance (Stein u. Milovic 1999). Zusätzlich zum intestinalen Proteinverlust verursacht ein chronischer Blutverlust weitere Komplikationen, wie Eisenspeicherdepletion und Anämie. Durch persistierende Diarrhoen kommt es zur Ausscheidung von Elektrolyten und Spurenelementen. Klinisch können diese exzessiven Verluste zur Hypokaliämie, Hypomagnesiämie und Zinkspeicherdepletion führen (s. unten). Bei Vorliegen einer Steatorrhoe kommt es zudem zu extensiven Kalzium- und Magnesiumverlusten, die durch Seifenbildung der Kationen mit den freien Fettsäuren hervorgerufen werden.

Interaktionen zwischen Medikamenten und Nahrungsinhaltsstoffen

Eine Reihe von Pharmaka, die üblicherweise zur Behandlung von CED eingesetzt werden, haben einen negativen Effekt auf den Ernährungsstatus. Kortikosteroide können, besonders wenn sie in hohen Dosen eingesetzt werden, einen additiven katabolen Effekt ausüben, da sie in den Proteinmetabolismus eingreifen. Zusätzlich hemmen Kortikosteroide die Kalziumabsorption und führen zu *Magnesiurie*. Andere Beispiele potentieller Interaktionen zwischen Medikamenten und Nahrungsinhaltsstoffen beinhalten die kompetitive Hemmung der Folataufnahme durch Sulphasalazin, reduzierte Absorption von Fetten und fettlöslichen Vitaminen durch Cholestyramin und veränderten Vitamin-K-Status durch Antibiotika.

Energie- und Proteinausnutzung

Eine weitere Ursache der Nährstoffdepletion bei CED könnte ein *erhöhter Nährstoffbedarf* sein (Balzer et al. 1995). Dieser kann durch Fieber, Infektionen und erhöhte Zelldesquamation der Mukosa gesteigert sein. Powell-Tuck et al. (1984) maßen bei 19 Patienten mit CED den Umsatz des Gesamtkörperproteins nach intravenöser Applikation des Tracers ^{15}N-Glycin, dessen Endmetabolit Ammonium im Urin nachgewiesen werden kann. Die Autoren konnten eine signifikante Korrelation zwischen Proteinturnoverrate und BSG nachweisen. Bei akut Kranken waren diese Werte ca. zweimal so hoch wie die der Patienten mit milderer Krankheitsaktivität.

Prävalenz von Nährstoffdefiziten

Nährstoffdefizite sind bei CED zwar häufig, führen aber selten zum Tode. Weterman et al. (1990) publizierten erstmals eine Studie, bei der die Mortalität von Patienten mit M. Crohn zwischen 1934 und 1984 untersucht wurde. Sie fanden nur drei Todesfälle, bei denen Malnutrition die direkte Todesursache war, und zwei Fälle, bei denen eine Flüssigkeits- und Elektrolytimbalanz zugrunde lag. Allerdings bleibt unbestritten, dass Nährstoffdefizite für den Verlauf der Krankheit und die Enstehung von Komplikationen von großer Bedeutung sind. Tabelle 20.2 stellt Nährstoffdefizite bei Patienten mit CED und eine Schätzung ihrer Prävalenz dar. Es sollte dabei nicht unerwähnt bleiben, dass die zugrunde liegenden Daten sich auf ein hospitalisiertes, hochselektioniertes Patientengut beziehen, bei denen die Ernährungs- und Stoffwechselstörungen weitaus ausgeprägtere Ausmaße als beim ambulanten Patienten annehmen und somit nicht repräsentativ sind.

Tabelle 20.2. Prävalenz der Nährstoffdefizite bei hospitalisierten Patienten mit CED (Rosenberg et al. 1985)

Nachweis von	Prävalenz (%)
Makronährstoffdefizit	
Gewichtsverlust	65–75
Wachstumsretardierung	40
Hypoalbuminaemie	25–80
Mikronährstoffdefizit	
Anämie	60–80
Eisenmangel	40
Hypomagnesiämie	14–33
Hypokaliämie	6–20
Verminderte Vitamin A-Serumspiegel	21
Verminderte 25-hydroxyvitamin D-Serumspiegel	25–65
Verminderte Vitamin E-Serumspiegel	Unbekannt
Verminderte Vitamin K-Serumspiegel	Unbekannt
Verminderte Vitamin B_{12}-Serumspiegel	48
Verminderte Folat-Serumspiegel	54–64
Verminderte Vitamin C-Serumspiegel	12
Verminderte Niacin-Serumspiegel	Unbekannt
Verminderte Zink-Serumspiegel	40–50
Verminderte Kupfer-Serumspiegel	Unbekannt

Protein-Energie-Malnutrition (PEM)

In einer Studie evaluierten Rosenberg et al. (1985) die Prävalenz verminderter anthropometrischer Parameter bei 133 hospitalisierten Patienten mit CED, die an eine Ernährungsberatung weitergeleitet wurden. Bei dieser Gruppe schwerstkranker CED-Patienten bestätigten die anthropometrischen Messungen eine hohe Prävalenz von PEM (s. Tabelle 20.3).

Schätzungen zufolge liegt bei zwei Dritteln der Patienten mit CED eine negative Stickstoffbilanz vor (Beeken et al. 1972). Exzessive Proteinverluste über die entzündete Darmmukosa – durch fäkale α1-Antitrypsin- oder ^{51}Cr-Albumin-Ausscheidung bestimmt – scheinen dabei hauptverantwortlich zu sein. Eine Proteinmalabsorption könnte zusätzlich dazu beitragen. Eine negative Stickstoffbilanz kann darüber hinaus auf dem katabolen Effekt von Medikamenten, wie Antibiotika und Steroiden beruhen.

Tabelle 20.3. Prävalenz verminderter anthropometrischer Messparameter bei hospitalisierten Patienten mit CED (Rosenberg et al. 1985)

Messparameter	Anzahl der Patienten, die <80% des Standards lag (%)	
	M. Chron (%)	Colitis ulcerosa (%)
Idealgewicht	31	30
Muskelmasse	61	56
Körperfett	64	60

Der Ruheenergieverbrauch (REE – „*Resting energy expenditure*") von M.-Crohn-Patienten, durch Gasaustauschmethoden gemessen, korreliert direkt mit dem nach der Harris-Benedict-Gleichung berechneten Energieverbrauch (PEE – „*predicted energy expenditure*"); (Barot et al. 1982; Chan et al. 1986). Zwar konnten Stokes u. Hill (1993) unter Verwendung einer kombinierten Körperscanmethode (DEXA – „*dual-energy x-ray absorptiometry*"), In-vivo-Neutronen-Aktivierungsanalyse und ^3H_2O-Dilutionstechnik) zeigen, dass der REE von der Entzündungsaktivität bei M.-Crohn-Patienten abhängt (Stokes u. Hill 1993. Da jedoch die körperliche Aktivität bei einem akuten Krankheitsschub stark eingeschränkt ist, wird vermutlich der erhöhte GU kompensiert, sodass der Gesamtumsatz beim akuten M. Crohn nicht höher ist als beim benignen Verlauf. Die Autoren kommen letztendlich zu dem Schluss, dass Patienten mit M. Crohn keinen erhöhten Umsatz haben und dass 25–30 kcal/kg für die Deckung des Energiebedarfs ausreichend sein sollten (Lashner 1993; Sjögren et al. 1988; Fagher et al.; Lehr et al. 1982; Hessov et al. 1983; Kimberg et al. 1971).

Diese Schlussfolgerung ist kritisch zu beurteilen, da der GU von Patienten mit aktivem M. Crohn in Relation zur fettfreien Körpermasse erhöhte Werte aufweist. Zudem besteht bei diesen Werten eine Korrelation zur Entzündungsaktivität (Rigaud et al. 1993).

Elektrolyt- und Mineralienmangel (s. Tabelle 20.4)

Kalium

Durchfallerkrankungen sind in der Regel mit variierenden Verlusten von Wasser und Elektrolyten verbunden. So fand sich bei 57 M. Crohn-Patienten ein gegenüber Kontrollpersonen und hungernden Patienten in Relation zum Körpergewicht signifikant reduziertes Ganzkörperkalium (Lashner 1993). Die Autoren zeigten zudem eine inverse Korrelation zwischen dem Gesamtkörperkalium und dem Crohn-Aktivitätsindex (CDAI), wobei ein Aktivitätsindex über 225 mit einem Gesamtkörperkaliumwert unter 70% korrespondierte. In anderen Studien konnte eine signifikante

Tabelle 20.4. Häufigkeit von Elektrolytstörungen bei Patienten mit CED (Literatur von 1971 bis 2000)

	M. Crohn	Colitis ulcerosa	Erkrankungsaktivität, Studie	Literatur
Kalium	↓		Aktiv, prospektiv	Lashner 1993
Magnesium	↓ ↓		Aktiv, prospektiv Remission, prospektiv	Sjögren et al. 1988; Hessov et al. 1983; Geerling et al. 1998
Kalzium	↓31%	↓24%	Aktiv, retrospektiv	Rath et al. 1998; Lukert et al. 1973; Kimberg et al. 1971
Phosphat	↓		Aktiv, 2 Fallberichte	Maier-Dobersberger u. Lochs 1994

Korrelation zwischen dem Kaliumgehalt im Serum und dem im Skelettmuskel demonstriert werden (Sjögren et al. 1988). Dieser Zusammenhang hat allerdings nur in Verbindung mit einem normalen Magnesiumstatus Gültigkeit (Lashner 1993). Wahrscheinlich ändert ein Magnesiummangel das Verhältnis zwischen der intra- und extrazellulären Kaliumkonzentration, da er die Aktivität der Na^+/K^+-ATPase, die Aldosteronsekretion und die Integrität der Zellmembranen beeinflusst (Fagher et al. 1987). Auch wenn Symptome für einen Kaliummangel, wie Muskelschwäche, nur in einem Fall beobachtet werden konnten, sollte vor chirurgischen Eingriffen eine intensive supportive Ernährungstherapie durchgeführt werden, besonders im Hinblick auf die Gefahr eines postoperativen paralytischen Ileus (Lehr et al. 1982).

Magnesium

Niedrige Magnesiumspeicher sind bei M.-Crohn-Patienten regelmäßig zu verzeichnen, auch dann, wenn keine klinischen Symptome vorhanden sind (Sjögren et al 1988; Hessov et al. 1983). Dies ist insbesondere bei Patienten mit extensiven Dünndarmresektionen und chronischer Diarrhoe zu beobachten, wo Hypererregbarkeit, Parästhesien, Muskelschwäche, Tetanie, Herzarrythmien bis hin zu Krämpfen und Koma auftreten können. Bei Steatorrhoe ist eine erhöhte Ausscheidung von mit Magnesium verseiften Fettsäuren über den Fäzes zu beobachten. Zwischen dem Plasmagehalt, dem Magnesiumgehalt von Erythrozyten oder weiteren korpuskulären Blutbestandteilen und dem intrazellulären Magnesiumgehalt besteht neueren Untersuchungen zufolge nur eine schwache Korrelation (Hessov et al. 1983). Demgegenüber scheint eine verringerte renale Ausscheidungsrate nach intravenöser Magnesiumgabe ein sensitiver Index für einen Mangel bei CED zu sein (Hessov et al. 1983).

Kalzium

Die bei Patienten mit CED häufig zu beobachtende Hypokalziämie (31% bei M. Crohn; 24% bei Colitis ulcerosa), kann eine Hypoalbuminämie widerspiegeln, da Kalzium zu 40% an Serumproteine gebunden vorliegt (Rath et al. 1998). Ein erhöhtes Risiko für eine Kalziumspeicherdepletion entsteht durch verminderte Nahrungsaufnahme, Verlust absorptiver Oberfläche und Steatorrhoe, bei der die Kalziumausscheidung durch Komplexbildung mit freien Fettsäuren erhöht ist. Die orale Kalziumaufnahme ist oft zu niedrig, bedingt durch Laktosemangel und Anorexie. Zusätzlich kann die Kalziumabsorption durch Kortokoidbehandlung (Lukert et al. 1973; Kimberg et al. 1971) und Vitamin-D-Mangel vermindert sein. Dagegen konnten andere Studien mit Hilfe von radioaktiv markiertem $^{47}CaCl_2$ zeigen, dass bei Erwachsenen mit M. Crohn der intestinale Proteinverlust einen weitaus größeren Beitrag zum Kalziummangel liefert, als die Fettmalabsorption und der Kalziumverlust in den Darm (Krawitt et al. 1976).

Phosphat

Eine Hypophosphatämie kann als Folge einer unzureichenden Zufuhr und/oder Absorption auftreten. Die Mangelsymptomatik kann Muskelschwäche, Tremor,

Parästhesien, Konvulsionen oder Koma umfassen. Zusätzlich sind Phosphat, Magnesium und Kalium für eine positive Stickstoffbilanz essentiell. Der intrazelluläre Bedarf für diese Elemente ist während einer anabolen Phase erhöht. Eine langfristig durchgeführte total parenterale Ernährung birgt das Risiko einer Phosphatunterversorgung. Maier-Dobersberger et al. (1994) berichten über zwei M.-Crohn-Fälle, die trotz enteraler Ernährung eine PEM und Hypophosphatämie entwickelten. Zusätzlich zur CED litten die Patienten an Vitamin-D-Mangel und Alkoholabusus. Dies könnte ein Hinweis darauf sein, dass CED-Patienten eventuell einen höheren Phosphatbedarf haben könnten, der durch enterale Diäten nicht immer ausreichend gedeckt wird.

Fettlösliche Vitamine

Ein Mangel fettlöslicher Vitamine (A, D, E und K; Tabelle 20.5) tritt meist im Zusammenhang mit Steatorrhoe auf. Diese entsteht durch inadequate Resorption als Folge ausgeprägter Entzündungen und Resektionen und/oder durch eine unzureichende Mizellenbildung aufgrund einer reduzierten intestinalen Gallensalzkonzentration (s. oben). Der Gallensäuremangel kann durch eine bakterielle Überbesiedelung des Dünndarms oder durch Unterbrechung des enterohepatischen Gallensäurekreislaufs als Folge einer Resektion des terminalen Ileums hervorgerufen werden.

Tabelle 20.5. Mangel fettlöslicher Vitamine bei Patienten mit CED (Literatur von 1971 bis 2000)

	M. Crohn	Colitis ulcerosa	Erkrankungsaktivität, Studie	Literatur
Vitamin A	→ ↓21% ↓41%	↓17%	Remission, prospektiv unselektiert, prospektiv aktiv, prospektiv	Geerling et al. 1998; Rosenberg et al. 1985; Janczewska et al. 1991
Vitamin D	↓65%		Unselektiert, prospektiv	Driscoll et al. 1982
Vitamin E	↓ ↓		Fallberichte Remission, prospektiv	Howard et al. 1982; McCarron et al. 1982; Geerling et al. 1998
Vitamin K	↓	↓	Aktiv, prospektiv	Krasinski et al. 1985

Vitamin A

Erste präklinische Anzeichen eines diätetischen Vitamin-A-Mangels (hauptsächlich als Retinol und Dehydroretinol vorkommend) wie Nachtblindheit, Appetitlosigkeit, Gewichtsverlust, Reduktion der Becherzellzahl und die reduzierte Synthese einiger Glykoproteine treten bereits frühzeitig auf, während ein fortgeschrittener Vitamin-A-Mangel alle Gewebe des Körpers betrifft. Geerling et al. (1998) zeigten, dass das Verhältnis der β-Karotinkonzentration zum Serumlipidspiegel bei Patienten mit M. Crohn signifikant verringert ist. Eine Studie berichtet über subklinischen Vitamin-A-Mangel bei nahezu allen Patienten mit CED. Auch wenn nur ein Patient über Nachtblindheit klagte, konnte bei allen 13 untersuchten Patienten durch einen Dunkelheits-Adaptionstest ein funktionelles Defizit festgestellt werden (Rosenberg et al. 1985). Bei einer Studie bei 52 M.-Crohn-Patienten wiesen 21% der Untersuchten einen reduzierten Plasmaretinolspiegel auf (Main et al. 1983). Signifikant verminderte Serumspiegel und erniedrigtes RBP fanden sich bei 15 Patienten mit aktiver Colitis ulcerosa, 14 Patienten mit aktivem M. Crohn und 3 Patienten mit rezidivierendem M. Crohn, die sich einer Operation unterzogen hatten. Die Vitamin-A-Konzentration war nicht von der Lokalisation der CED, vorhergehenden Resektionen des Ileums, Dauer der Erkrankung, Alter oder Geschlecht der Patienten abhängig. Während einer erfolgreichen Therapie der aktiven CED normalisierten sich die Serumretinolspiegel ohne Substitution von Vitamin A. Daraus schlussfolgerten die Autoren, dass die reduzierten Serumretinolspiegel bei aktiver CED als Folge der verminderten Serum-RBP-Konzentration auftreten und vom erhöhten Proteinkatabolismus der Patienten abhängig sind (Stein et al. 1999). Bousvaros et al. (1998) zeigten zudem eine Korrelation zwischen Vitamin-E- und Vitamin-A-Mangel bei pädiatrischen M.-Crohn-Patienten, was auf eine gestörte Resorption fettlöslicher Vitamine hinweist.

Vitamin D

Der Vitamin-D-Status ist von ausreichender Sonnenbestrahlung und einer adäquaten diätetischen Zufuhr abhängig. Einem Vitamin-D-Mangel bei M. Crohn-Patienten kann eine Malabsorption zugrunde liegen. Als Parameter für den Vitamin-D-Status wurde bei 82 M.-Crohn-Patienten der 25-Hydroxyvitamin D-Spiegel bestimmt (Driscoll et al. 1982). Reduzierte Konzentrationen wurden bei 65% des Patientenkollektivs gemessen, wobei ein Viertel dieser Werte im defizitären Bereich lag. Obwohl ein Vitamin-D-Mangel bekanntermaßen einen Risikofaktor für die Entwicklung von Knochenstoffwechselstörungen (Osteopenie, Osteomalazie) darstellt, finden sich nur bei 1–5% der Patienten mit M. Crohn derartige Veränderungen (Vogelsang et al. 1989). Bei neun der Patienten wurden Knochenbiopsien entnommen, von denen sechs einen erhöhten Anteil an Osteoid aufwiesen, was ein diagnostischer Marker für Osteomalazie ist und vier zeigten zusätzlich eine verminderte Dichte der trabekulären Knochenstrukturen (Osteopenie). Nahezu alle Patienten wiesen einen niedrigen 25-Hydroxyvitamin D-Spiegel auf. Eine supplementäre Vitamin D-Therapie führte zu einer Besserung der Osteomalazie (Driscoll et al. 1982). Diese Ergebnisse wurden von Vogelsang et al. (1997) bestätigt, die bei 45% der M.-Crohn-Patienten mit niedriger 25-Hydroxyvitamin D-Konzentration im Serum eine Knochenstoffwechselstörung (durch Osteodensitometrie erfasst) fanden. In einer neueren Studie konnten sie zudem zeigen, dass die verringerten Vitamin D-Serumspiegel nur bei ca. 10% der betroffenen Patienten durch eine gestörte 25-Hydroxyvitamin-D Absorption im Darm bedingt ist und nicht vom Befallsmuster des Darms abhängig ist (Vogelsang et al. 1997).

Vitamin E

Der Terminus „Vitamin E" beschreibt mindestens acht verschiedene Substanzen, die zur Klasse der so genannten Tocopherole mit Vitamin E-Aktivität gezählt werden. Unter diesen weist das α-Tocopherol die höchste biologische Wirksamkeit auf. Das am häufigsten zu beobachtende Vitamin-E-Mangel-Symptom ist die *nekrotisierende Myopathie*. Diese tritt in fast allen Skelettmuskeln des Körpers auf, kann aber auch das Myokard sowie glatte Muskelzellen betreffen. Die neurologischen Störungen umfassen Areflexie, Gangstörungen und verminderte propriozeptive und vibratorische Empfindungen. Extrem erniedrigte Serum-Vitamin-E-Spiegel gehen häufig mit einer hämolytischen Anämie einher. Bei M.-Crohn-Patienten besteht eine Korrelation zwischen dem Vitamin-E-Gehalt und dem Cholesterin- bzw. Gesamtlipidspiegel im Blut (Geerling et al. 1998).

Ein Fall dokumentierte reversible neurologische Störungen durch Vitamin-E-Mangel bei einem Patienten, der bereits seit 25 Jahren unter M. Crohn litt und mehrere Darmresektionen hinter sich hatte (Howard et al. 1982). Der Patient hatte bilaterale Gesichtsfeld-Skotoma, eine generalisierte motorische Schwäche, einen breitbeinigen Gang mit deutlicher Ataxie, lebhaften Reflexen und beidseitigem Babinski-Respons. Die Serumtocopherolkonzentration betrug 0,03 mg/dl (normal 0,8 – 1,2 mg/dl) und die *in vitro* durchgeführte oxidative Hämolyse betrug 100 % (normal < 10 %). Eine aggressiv durchgeführte Vitamin-E-Supplementation bewirkte eine Besserung, musste jedoch mehr als zwei Jahre lang beibehalten werden (Rosenberg et al. 1985).

Ein weiterer Fall berichtet über einen Patienten, der ca. 1 Jahr nach einer ausgedehnten Jejunumresektion über Parästhesien der unteren Gliedmaßen klagte. Bereits 12 Monate später waren alle sensorischen Fähigkeiten eingeschränkt. Es kam zu den bereits oben genannten Symptomen, eingeschränkter Sicht, Krämpfen, und Temperatur- und Schmerzempfinden waren von den Füßen bis zu den Knien vermindert. Der Vitamin-E-Serumspiegel blieb trotz Supplementation von 10 mg/d suboptimal. Erst eine Erhöhung der täglichen Dosis auf 3-mal 10 mg/d und zusätzliche intramuskuläre Injektionen von initial 3-mal wöchentlich 10 mg Vitamin E, später 1-mal wöchentlich, führte zu einer Normalisierung der Vitamin-E-Spiegel im Serum. Die neurologischen Störungen wurden trotzdem nur wenig besser, was die Autoren darauf zurückführen, dass der Vitamin-E-Mangel ca. 10 Jahre andauerte und somit eventuell bleibende Schäden verursachte (McCarron et al. 1999).

Kuroki et al. (1953) konnten bei 24 M.-Crohn-Patienten im Vergleich zur Kontrollgruppe deutlich reduzierte Serum-Vitamin E-Spiegel nachweisen. Die Tocopherolkonzentrationen waren jedoch nicht von der Lokalisation der CED, Ileusresektionen, Dauer und Aktivität der Erkrankung oder dem Alter der Patienten abhängig. Da der Serumtocopherolspiegel eng mit der Serumlipidkonzentration korreliert, können Patienten mit Hypolipidämie dadurch eine erniedrigte Vitamin-E-Konzentration im Serum aufweisen, ohne an einem intrinsischen Mangel zu leiden. Weitere Studien bezüglich der Gewebekonzentration, wie z.B. Vitamin E in Erythrozyten, sind nötig, um die Ursache für den Tocopherolmangel bei M.-Crohn-Patienten aufzuklären.

Vitamin K

Prinzipiell kann sich bei Patienten mit CED auch eine Vitamin-K-Malabsorption entwickeln. Ein Absinken der Plasmaspiegel Vitamin-K-abhängiger Gerinnungsfaktoren könnte z.B. als Konsequenz einer Fettmalabsorption auftreten. Eine weitere mögliche Ursache stellt die Verwendung von Breitspektrumantibiotika dar, die zu einer verminderten endogenen Vitamin-K-Synthese durch die intestinale Flora führen kann. Da der Vitamin-K-Bedarf des Erwachsenen relativ gering ist und die Nahrung allgemein reich an Vitamin K ist, erscheint ein rein diätetisch verursachter Vitamin-K-Mangel eher unwahrscheinlich. Der Vitamin-K-Status wird am genauesten über die Prothrombinzeit bestimmt. Beim M. Crohn ist Vitamin-K-Mangel vor allem bei Beteiligung des Ileums zu verzeichnen, während bei den Colitis-ulcerosa-Patienten, vor allem diejenigen, die mit Sulfasalazin oder Antibiotika behandelt werden, beim Prothrombinassay abnormale Werte aufweisen (Krasinski et al. 1985).

Wasserlösliche Vitamine (Tabelle 20.6)

Folsäure

Die Beeinträchtigung der Folsäureresorption durch Sulphasalazin wurde bereits vor 20 Jahren beschrieben. Neuere Studien zeigten, dass Sulphasalazin nicht nur auf folatabhängige Enzyme wirkt, sondern auch das intestinale Folattransportsystem hemmt (Selhub et al. 1978). Die Inzidenz erniedrigter Folatserumspiegel wurde variierend mit 15% (Beeken 1975), 25–44% (Hellberg et al. 1982) und 63% (Franklin u. Rosenberg 1973) beschrieben. Bei ca. 10% der Patienten mit CED wird eine Makrozytose angenommen. Lashner beschrieb einen Zusammenhang zwischen dem niedrigen Folatgehalt in Erythrozyten und der Entwicklung von

Tabelle 20.6. Mangel wasserlöslicher Vitamine bei Patienten mit CED (Literatur von 1971 bis 2000)

	M. Crohn	Colitis ulcerosa	Erkrankungsaktivität, Studie	Literatur
Folsäure	↓15 ↓25–44%		Unselektiert, prospektiv aktiv, prospektiv	Beeken 1975; Hellberg et al. 1982
Vitamin B$_{12}$	↓48% ↓26%	↓4%	Aktiv, prospektiv aktiv, retrospektiv	Filipsson et al. 1978; Rath et al. 1998
Ascorbinsäure	↓M: 11% F: 37% ↓M: 26% F: 49% → ↓		Unselektiert, prospektiv Remission, prospektiv Remission, prospektiv Remission, prospektiv	Gerson u. Fabry 1974; Imes et al 1986; Kuroki et al. 1993; Geerling et al. 1998
Nikotinsäure	↓ →		Fallbericht Remission, prospektiv	Pollack et al. 1982; Kuroki et al. 1993
Biotin	→		Remission, prospektiv	Kuroki et al. 1993
Pantothensäure	→		Remission, prospektiv	Kuroki et al. 1993

Dysplasien und Karzinomen bei Colitis ulcerosa. Zudem konnte bei diesen Patienten eine verminderte Inzidenz von Karzinomen verzeichnet werden, wenn sie mit Folat supplementiert wurden (Lashner 1993). Neben der Bestimmung der Folatkonzentration in Erythrozyten gilt neueren Daten zufolge insbesondere die Homocysteinbestimmung im Serum als sensitivster Parameter zur Beurteilung des Folatstatus (Tominaga et al. 1989; Lashner et al. 1997).

Vitamin B_{12}

Zwischen der Vitamin B_{12}-Absorption und dem Ausmaß der Erkrankung und/oder Resektion des terminalen Ileums besteht eine signifikante Korrelation (Gerson et al. 1973). Insgesamt wird bei 48% der M.-Crohn-Patienten ein abnormaler Schilling-Test beobachtet, wobei die Korrelation zur Schwere der Erkrankung bei einer inflammatorischen Läsion >60 cm niedrig war (Filipsson et al. 1978). Bei einer Ileumresektatlänge >90 cm fällt der Schilling-Test in jedem Fall pathologisch aus (Gerson et al. 1973). Bakterielle Überbesiedelung (Dekonjugation des Cobalamin-Intrinsic-Faktor-Komplexes) und Fisteln sind zwei weitere Faktoren, die bei M.-Crohn-Patienten zu verringerten Vitamin B_{12}-Serumspiegeln führen können. Liegt der letzte akute Schub weniger als drei Jahre zurück, werden bei gleichzeitig ausreichender Folatversorgung gelegentlich erhöhte Spiegel an Homocystein gefunden, was ein Hinweis auf unzureichende Aktivität der Vitamin-B_{12}-abhängigen Enzyme sein könnte. Die hier oft normalen Cobalaminserumkonzentrationen können demnach nicht den intrazellulären Speicher widerspiegeln (Lambert et al. 1996).

Ascorbinsäure

Obwohl von mehreren Untersuchungen berichtet wurde, dass der Vitamin-C-Spiegel bei M.-Crohn-Patienten vermindert ist (Gerson u. Fabry 1974; Imes et al. 1986), konnten Kuroki et al. (1993) in einer neueren Studie keinen statistisch signifikanten Unterschied zwischen Patienten und gesunden Kontrollpersonen zeigen. Die Autoren waren zudem nicht in der Lage, eine Korrelation zwischen der Entzündungsaktivität und dem Vitamin-C-Status zu bestätigen, über den erstmals Cox et al. 1958 berichteten. Da die Vitamin-C-Spiegel erst in einem stark fortgeschrittenen Stadium der Krankheit zu sinken beginnen, kann diese Diskrepanz durch einen unterschiedlichen Schweregrad der untersuchten Patientenkollektive erklärt werden. Einer adäquaten Vitamin-C-Versorgung kommt eine protektive Wirkung bei der Fistelbildung zu. Gerson et al. (1974) untersuchten die Ascorbinsäurekonzentration in entzündeten Darmsegmenten von Patienten mit bzw. ohne Fisteln. Diese war im Gewebe von Patienten mit Fisteln gegenüber der Kontrollgruppe deutlich reduziert. Dies ist insbesondere deshalb von Bedeutung, da es durch Vitamin-C-Mangel zu gestörter Kollagensynthese kommt, die nachfolgend das Risiko einer intestinalen Perforation erhöht. Wie bei Folsäure und einigen Spurenelementen lässt ein normaler Serumspiegel nicht unbedingt den Rückschluss auf eine Gewebsdepletion zu. Hoffenberg et al. (1997) untersuchten 24 Kinder mit CED und fanden dort erniedrigte Serumspiegel, bei gleichzeitig erhöhten Werten für Glutathion, Glutathionperoxidaseaktivität und α-Tocophe-

Kapitel 20 Malnutrition und Malabsorption

rol. Hierbei waren eine Veränderung der Parameter vor allem bei Kindern mit M. Crohn zu verzeichnen. Dies könnte auf erhöhten oxidativen Stress im entzündeten Gewebe hinweisen. Für weitere Studien sollte eine Bestimmung der Vitamin-C-Konzentration in Leukozyten angestrebt werden, die ähnlich wie die Determinierung des Folatspiegels über Bestimmung der Folatkonzentration in Erythrozyten einen adäquateren Messparameter für die Gewebskonzentration der Ascorbinsäure liefert (Valentin et al. 1975).

Nikotinsäure

Obwohl bei M.-Crohn-Patienten einige Pellagrafälle (Nikotinsäuremangel) beschrieben sind (Pollack et al. 1982), konnten Kuroki et al. (1993) keinen Unterschied zwischen dem Nikotinsäureserumspiegel von Patienten und gesunden Kontrollpersonen nachweisen. Trotzdem zeigt die Konzentration dieses Vitamins eine signifikante Korrelation zum Crohn-Aktivitäts-Index (CDAI). Ausgehend von diesen Ergebnissen vermuten die Autoren einen engen Zusammenhang zwischen der Nikotinsäurekonzentration und der Krankheitsaktivität.

Biotin und Pantothensäure

Da diese Vitamine sowohl ubiquitär in der Nahrung vorhanden sind und zusätzlich von der intestinalen Flora synthetisiert werden (Bonjour u. Biotin 1984), ist ein Mangel an diesen Vitaminen, auch bei M.-Crohn-Patienten selten. Dies wurde durch die Arbeit von Kuroki et al. (1993) bestätigt, die den Status beider Vitamine bei M.-Crohn-Patienten untersuchten.

Spurenelementmangel (Tabelle 20.7)

Eisen

Sowohl durch intestinalen Blutverlust als auch durch Malabsorption besteht bei CED stets die Gefahr einer Eisenspeicherdepletion. Rath et al. (1998) fanden bei

Tabelle 20.7. Spurenelementmangel bei Patienten mit CED (Literatur von 1971 bis 2000)

	M. Crohn	Colitis ulcerosa	Erkrankungsaktivität, Studie	Literatur
Eisen	↓ 69%	↓ 54%	Aktiv, retrospektiv	Rath et al. 1998
Selen	↓		Unselektiert, prospektiv	Rannem et al. 1992;
	↓ 40%	→	unselektiert, prospektiv	Penny et al. 1983;
	↓		Remission, prospektiv	Geerling et al. 1998
Kupfer	→	→	Unselektiert, prospektiv	Penny et al. 1983
Zink	↓		Unselektiert, prospektiv	Penny et al. 1983;
	↓		Remission, prospektiv	Geerling et al. 1998
Mangan	?	?		

69% der M.-Crohn-Patienten und bei 54% der Patienten mit C. ulcerosa erniedrigte Eisenwerte. Trotz der hohen Prävalenz besteht Unklarheit über die zugrunde liegende Pathogenese bei CED (de Vizia et al. 1992; Harries et al. 1984; Hodges et al. 1984; Imes et al. 1987: Kennedy et al. 1982; Teillet et al. 1979). Eine eindeutige Diagnose wird bereits dadurch erschwert, dass die Blutparameter für Eisen durch die Entzündung per se verändert sind. Niedrige Eisen- und Hämoglobinwerte konnten bei 80% der Patienten mit vorwiegender Beteiligung des Kolons und bei 30–60% der Patienten mit Befall des Ileums gemessen werden (Hellberg et al. 1982; Bauer et al. 1979). Charakteristisch für die Anämie bei CED sind niedrige Serumeisenspiegel in Verbindung mit adäquaten retikuloendothelialen Speichern (Means u. Krantz 1992). Frühe Arbeiten zeigten eine Hemmung der Eisenfreisetzung aus dem retikuloendothelialen System und vermuteten daher einen funktionellen Eisenmangel. Andere Studien hielten die Hypoferrämie in Kombination mit normalen Speichern im retikuloendothelialen System für die Folge einer verminderten Erythropoiese (Zarrabi et al. 1977).

Neuere Studien über die Rolle von Zytokinen bei der CED-assoziierten Anämie halten die Möglichkeit eines gestörten Eisenmetabolismus zusätzlich zur Erythropoiesehemmung für wahrscheinlich (Brock u. Alvarez-Hernandez 1989). Moldawer et al. (1989) und Alvarez et al. (1989) injizierten erst Ratten und dann Mäusen rekombinanten Tumornekrosefaktor (TNF) und induzierten Anämie und Eisenmangel. Die Hypoferrämie war mit einer Störung des Eisentransports aus dem retikuloendothelialen System in Erythrozyten verbunden. Rogers et al. (1991) berichteten, dass Interleukin-1 (IL-1) die Ferritinproduktion erhöht, wodurch mehr Eisen gebunden wird und nicht mehr für die Erythropoiese zur Verfügung steht. Obwohl bei CED Störungen des Eisenstoffwechsels ebenso wie der Erythropoiese beobachtet werden, ist unklar, inwieweit diese zur Anämie beitragen. In einer multizentrischen Studie über die Erythropoietinsubstitution von anämischen Patienten mit rheumatoider Arthitis führte die orale Gabe von Eisen zu einer Erhöhung des Ferritinspiegels im Blut, jedoch nicht zu einer signifikanten Erhöhung des Hämatokrits. Dagegen konnte Erythropoietin den Hämatokrit bei 11 von 12 Patienten normalisieren, die gleichzeitig mit Eisen supplementiert wurden (Pincus et al. 1990). In einer vorhergehenden Studie über die Behandlung der schweren CED-assoziierten Anämie mit Erythropoietin schien der therapeutische Effekt durch den Eisenmangel limitiert zu sein (Schreiber et al. 1996). Gasche et al. (1994, 1997) untersuchten die Effizienz von intravenösen Eisengaben alleine oder in Kombination mit Erythropoietin zur Behandlung der Anämie von M.-Crohn-Patienten. In dieser Studie konnte nicht nur gezeigt werden, dass 75% der Patienten deutlich auf die Therapie ansprachen (Anstieg der Hämoglobinkonzentration um 3,3 g/dl in 8 Wochen), sondern auch, dass die intravenöse Applikation von Eisen alleine zweimal so effektiv ist, wie die Kombination von Erythropoietin und oralem Eisen. Die Autoren schlussfolgerten daraus, dass Erythropoietin bei der Behandlung der Eisenmangelanämie von M.-Crohn-Patienten nur eine sekundäre therapeutische Rolle spielt. In einer weiteren Studie wurden 20 anämische Patienten mit Colitis ulcerosa für acht Wochen mit intravenöser Eisensupplementation behandelt. Nur vier Patienten profitierten nicht von der Therapie, zeigten aber nach anschließender Erythropoietingabe eine Erhöhung der Hämoglobinspiegel (Gasche et al. 1999).

Der Serumeisenspiegel, die Eisenbindungskapazität und Ferritin sind sinnvolle Parameter, um einen Eisenmangel festzustellen, da Veränderungen dieser Messgrößen normalerweise einer Veränderung der Erythrozytenmorphologie vorausgehen. Es sollte hierbei nicht außer Acht gelassen werden, dass diese Werte durch die Entzündungsaktivität und das Vorliegen anderer Erkrankungen beeinflusst werden können. So ist z. B. die Eisensättigung während der Entzündung erniedrigt, während der Ferritinwert bei Patienten mit Lebererkrankungen erhöht ist. Der Serumspiegel der Transferrinrezeptoren ist besser geeignet, um zwischen einer Anämie durch chronische Erkrankungen und einer Eisenmangelanämie zu unterscheiden (O'Keefe 1994).

Selen

Als integraler Bestandteil der Glutathionperoxidase spielt Selen eine kritische Rolle bei der Regulation des Sauerstoffmetabolismus, insbesondere beim Abbau von H_2O_2. 1979 wurde von einer chinesischen Gruppe erstmals beschrieben, dass Selen für die Prävention und Therapie einer Kardiomyopathie mit möglicherweise fatalem Ausgang (Keshankrankheit) notwendig ist, die vorwiegend in Gebieten mit niedrigem Selengehalt im Boden auftritt (Fleming et al. 1982). Außerdem konnte gezeigt werden, dass Selen einer Knorpelnekrose, -dystrophie, -schwäche und dem Knorpelschmerz entgegenwirken kann.

Penny et al. zeigten bereits 1983, dass der Selengehalt im Vollblut von Patienten mit M.-Crohn-, aber nicht von Colitis-ulcerosa-Patienten erniedrigt ist. Diese Daten konnten von Loeschke et al. 1987 bestätigt werden. Zusätzlich fanden Rannem et al. 1992 einen verminderten Selenspiegel in Plasma und Erythrozyten bei 40 % unselektierter M.-Crohn-Patienten. Die Autoren konnten zudem eine Korrelation zwischen schwerem Selenmangel und einer Dünndarmresektion >200 cm feststellen. Reimund et al. (2000) wiesen eine negative Korrelation der Glutathionperoxidaseaktivität und der Konzentration zirkulierenden TNF-α nach. Zudem korrelierte die Plasmaselenkonzentration negativ mit der Blutsenkungsgeschwindigkeit, löslichem Interleukin-2-Rezeptor, Interleukin-6 und TNF-α. Dies weist darauf hin, dass die Entzündung einen direkten Effekt auf den Selenstatus ausübt, was durch erhöhten Antioxidantienverbrauch oder veränderte Selenverteilung in den Zellen verursacht werden könnte.

Der zugrunde liegende Pathomechanismus für erniedrigte Selenspiegel konnte bisher nicht eindeutig identifiziert werden. Loeschke et al. (1987) konnten keinen Zusammenhang zwischen einem Abfallen des Selenspiegels und der Länge des Dünndarmresektats, Alter, Geschlecht oder dem Aktivitätsindex der Entzündung zeigen. Sie fanden jedoch einen markanteren Mangel bei Patienten mit perianalen Beschwerden.

Reduzierte Selenkonzentrationen wurden im Vollblut, Plasma, Leukozyten und Erythrozyten gefunden, unabhängig davon, ob es sich um ambulante oder stationäre Patienten handelte. Einige Studien vermuten, dass Selen gegenüber kolorektalen Adenomen und Adenokarzinomen protektive Effekte ausübt (Reimund et al. 2000). Als möglichen Mechanismus dieses Effekts könnte der Schutz zellulärer Membranen vor oxidativen Schädigungen sein, Reduktion der Mutagenität karzinogener Chemikalien oder Veränderung des Stoffwechsels potentieller Karzinogene (Russo et al. 1996; Ringstad et al. 1993).

Kupfer

Kupfer ist integraler Bestandteil zahlreicher Metalloenzyme. Da >90% des Plasmakupfers an Caeruloplasmin gebunden ist, spielt es eine zentrale Rolle bei der Oxygenierung, dem Transport sowie der Absorption von Eisen. Das offensichtlichste Symptom eines Kupfermangels ist eine mikrozytäre, hypochrome Anämie, die nur durch Eisensubstitution heilbar ist.

Penny et al. (1983) fanden keinen signifikanten Unterschied der Kupferkonzentration von M.-Crohn-Patienten und Colitis-ulcerosa-Patienten im Vergleich mit der Kontrollgruppe. Dagegen demonstrierten Ringstad et al. (1993), dass Patienten mit aktiver Colitis ulcerosa oder mit Steroideinnahme einen erhöhten Kupferspiegel aufweisen, während M.-Crohn-Patienten normale Kupferkonzentrationen zeigten. Die Autoren vermuten, dass der erhöhte Kupferspiegel im Zusammenhang mit einem erhöhten Caeruloplasminspiegel steht. Es sollte beachtet werden, dass ein erhöhter Kupferspiegel zu einer vermehrten Katalyse freier Radikale führen kann, die wiederum in einer Erhöhung oder Erhaltung des oxidativen Stresses in der akut entzündeten Mukosa von Patienten mit CED resultiert.

Zink

Zinkmangel führt zu nicht unerheblichen Komplikationen bei Patienten mit CED, wie z.B. Wachstumsretardierung, Hypogonadismus, schlechter Wundheilung, Immunsuppression und Netzhautdysfunktion. In Tabelle 20.8 sind die klinischen Manifestationen eines Zinkmangels aufgeführt.

Myung et al. (1998) berichteten zudem über einen Fall, bei dem es infolge total parenteraler Ernährung durch Zinkmangel zu eingeschränkter Sehfähigkeit kam. Diese ist bei etwa 5% der M.-Crohn-Patienten zu verzeichnen. Ursächlich könnte hierfür eine verringerte Aktivität der zinkabhängigen Alkoholdehydrogenase

Tabelle 20.8. Zinkmangelerkrankungen und -symptome (nach Ringstad et al. 1993)

Organ/Funktion	Symptome
Haut	Erythematöse, pustulös-papulöse Veränderungen, verminderte Wundheilung, graue Pigmentierung
Haare	Verlust des Kopf-, Brauen- und Wimpernhaares
Schleimhaut	Atrophische Veränderungen, Diarrhö, Anorexie
Wachstum	Wachstumsstillstand, Kachexexie
ZNS	Depressionen, Lethargie, Phobie, Ataxie, Aggressivität
Fertilität	Hypogonadismus, Oligospermie
Augen	Nachtblindheit
Immunsystem	Hemmung der zellulären Abwehr

sein, die für die Umwandlung von Retinol in Retinal verantwortlich zeichnet (Matsui 1998).
99% des Gesamtkörperzinks ist an Metallothionin gebunden und intrazellulär lokalisiert. Das Serumzink ist zu 70% an Albumin und andere Proteine gebunden, stellt die Quelle für den Zinkbedarf der Zellen dar und nimmt bei verringerter Zufuhr/Absorption ab. Nakamura et al. (1988) zeigten, dass bei Patienten mit M. Crohn die Absorption nicht beeinträchtigt ist und eine niedrige Zinkkonzentration vermutlich durch einen vermehrten Umsatz im Körper hervorgerufen wird. Eine andere Ursache für eine Zinkspeicherdepletion könnte eine vermehrte Ausscheidung über den Urin (z.B. nephrotisches Syndrom, Hypoalbuminämie, hyperkatabole Stoffwechsellage nach Verbrennungen, Trauma oder chirurgischen Eingriffen) oder vermehrte Verluste über den Fäzes durch chronische Diarrhoe sein. Der Plasmazinkspiegel nimmt auch bei Infektionen, malignen Tumoren und bei einigen anderen Erkrankungen ab.
Die tatsächliche Zinkmangelinzidenz bei Patienten mit CED ist nicht bekannt. Zumindestens zwei Studien haben bei 35-45% der Patienten mit CED reduzierte Spiegel zirkulierenden Zinks (Hendricks u. Walker 1988) und eine Korrelation zur Aktivität und dem Ausmaß der Krankheit gezeigt (Penny et al. 1983). Trotzdem bleibt die genaue Inzidenz des Zinkmangels unbekannt, da die derzeitig verwendeten Methoden zur Bestimmung des Zinkstatus als unzureichend gelten. Bisher finden folgende Methoden Anwendung:

- Die *direkte Messung* der Zinkkonzentration in Plasma, Urin oder Leukozyten (Penny et al. 1983; Pironi et al. 1987).
- *Indirekte Messungen* von Metalloenzymen, wie der alkalischen Phosphatase.
- *Geschmacksstörungen, oraler Zinktoleranztest* oder *fäkale Ausscheidung eines Zinkisotops* (Hendricks u. Walker 1988).

Naber et al. (1998) verglichen verschiedene Zinkbestimmungsmethoden bezüglich ihrer Aussagefähigkeit bei Patienten mit M. Crohn. Sie fanden eine Korrelation des Serumzinkgehalts mit der Serumalbuminkonzentration, Darmresektionen und dem van-Hees-Index. Die alkalische Phosphataseaktivität korreliert mit der Resektionslänge, dem van-Hees-Index und dem Ausmaß der Inflammation. Enttäuschende Ergebnisse zeigte die Untersuchung der Zinkkonzentration in korpuskulären Blutbestandteilen. Hier konnte lediglich eine Korrelation zwischen der Körpergewichtsveränderung und der Frequenz von Diarrhoen mit dem Zinkgehalt in Polymorphkernigen Zellen gefunden werden (Naber et al. 1998). Verminderte zirkulierende Plasmazinkkonzentrationen sind bei Patienten mit CED zwar häufig, aber es ist nicht gesichert, ob dies eine eingeschränkte Zinkzufuhr impliziert. Niedrige Plasmaalbuminspiegel können zur Reduktion der Zinkspiegel führen oder eine Interleukin-1-Freisetzung in Folge eines vermehrten Bedarfs für die Proteinsynthese kann die Zinkaufnahme durch die Leber erhöhen.
Bei relativ stabilen Patienten mit nur geringer Entzündung und normalem Albuminspiegel im Blut stellt ein verminderter Zinkserumgehalt einen echten Zinkmangel dar, sofern keine Leberfunktionsstörung vorliegt. Bei akuter Entzündung und Hypoalbuminämie sind weitere Untersuchungen notwendig, um den Zinkstatus zu bestimmen. Messung von immunologischen Parametern zinkab-

hängiger Proteine (z. B. retinolbindendes Protein) und zinkabhängiger Enzyme (wie alkalische Phosphatase) und die Auswertung der Effekte einer Zinksupplementation auf diese Parameter sind notwendig um bei CED die Diagnose Zinkmangel zu stellen (Stein 2000).

Obwohl Zinkmangel bei M.-Crohn-Patienten häufig auftritt, fehlen genauere Daten über den Zinkstatus bei Colitis-ulcerosa-Patienten. Während einige Studien keine Änderung der Zinkkonzentration im Plasma von Patienten mit Colitis ulcerosa beobachten konnten (Ainly et al. 1988), zeigten andere Arbeiten, dass der Zinkspiegel sogar anstieg (Ringstad et al. 1993). Zu beachten ist, dass Zink beinahe zu 100% an Plasmaproteine gebunden vorliegt und eine positive Korrelation zwischen Albumin- und Zinkspiegel besteht (Geerling et al. 1998).

Mangan

Mangan dient sowohl als Aktivator von Enzymen, als auch als Bestandteil von Metalloenzymen. Im Serum liegt Mangan an Transmanganin gebunden vor und wird häuptsächlich über das Pankreassekret und die Galle ausgeschieden. 1972 wurde der erste Manganmangel beim Menschen beschrieben (Doisy 1972). Dieser Patient litt unter verzögerter Blutgerinnung, Hypercholesterinämie und Veränderung der Barthaarfarbe. Zusätzlich sind bei Hypomanganesämie Veränderungen des Skeletts, des zentralen Nervensystems und der Gonaden beobachtet worden. Die verzögerte Blutgerinnung ist hauptsächlich auf eine erhöhte Prothrombinzeit zurückzuführen, die in diesem Fall nicht auf eine Vitamin-K-Substitution anspricht.

In einer neueren Studie wurde der positive Effekt einer 5-Acetylsalicylsäure-Therapie vor allem auf eine Induktion der MnSOD (manganhaltige Superoxiddismutase) zurückgeführt und die daraus resultierende Zytoprotektion gegenüber oxidativem Stress und zytotoxischen Effekten von Zytokinen (Valentin et al. 1975).

Literatur

Ainly CC, Cason J, Carlsson LK, Slavin BM, Thompson RP (1988) Zincstatus in inflammatory bowel disease. Clin Sci 75:277–283

Alvarez-Hernandez X, Liceaga J, McKay IC, Brock JH (1989) Induction of hypoferremia and modulation of macrophage iron metabolism by tumor necrosis factor. Lab Invest 61:319–322

Andersson H. Dotevall G, Gillberg G, Jagenburg R, Kock NG (1971) Absorption studies with Crohn's disease and in patients with ulcerative colitis. Acta Med Scand 190:407–410

Arvanitakis C (1979) Abnormalities of jejunal mucosal enzymes in ulcerative colitis and Crohns disease. Digestion 19:259–266

Balzer K, Schmitt G, Reiners C, Goebell H (1995) [Results of the [75]selenium homotaurocholic acid retention test (SeHCAT test) in diagnosis of diarrhea]. Med Klin 90:27–32

Barot LR, Rombeau JL, Feurer ID, Mullen JL (1982) Caloric requirements in patients with inflammatory bowel disease. Ann Surg 195:214–218

Bauer K, Neumann E, Burger E et al. (1979) [Serum ferritin and its diagnostic significance in iron metabolism disorders]. Acta Med Austriaca (Suppl. 6):363–366

Beeken WL (1975) Remediable defects in Crohn disease: a prospective study of 63 patients. Arch Intern Med 135:686–690

KAPITEL 20 **Malnutrition und Malabsorption**

Beeken WL, Busch HJ, Sylwester DL (1972) Intestinal protein loss in Crohn's disease. Gastroenterology 62:207-215
Bernstein CN, Ament M, Artinian L, Ridgeway J, Shanahan F (1994) Milk tolerance in adults with ulcerative colitis. Amer J Gastroenterol 89:872-877
Bonjour JP. Biotin (1984) In: Machlin LJ (Hrsg) Handbook of vitamins. Marcel Dekker, New York, S 403-436
Bousvaros A, Zurakowski D, Duggan C et al. (1998) Vitamins A and E serum levels in children and young adults with inflammatory bowel disease: effect of disease activity. J Pediatr Gastroenterol Nutr 26:129-135
Brock JH, Alvarez-Hernandez X (1989) Modulation of macrophage iron metabolism by tumour necrosis factor and interleukin 1. FEMS Microbiol Immunol 1:309
Burnes JU, O'Keefe SJ, Fleming CR et al. (1992) Home parenteral nutrition - a 3-year analysis of clinical and laboratory monitoring. J Parent Ent Nutr 16:327-332
Busk HE, Dahlerup B, Lytzen T, Binder V, Gudmand-Hoyer E (1975) The incidence of lactose malabsorption in ulcerative colitis. Scand J Gastroenterol 0:263-265
Caspary WF (1999) Angeborene Dünndarmkrankheiten und Kohelnhydratintoleranzen. In: Caspary WF, Stein J (Hrsg) Darmkrankheiten. Springer, Berlin, Heidelberg, New York, S 275-282
Caspary WF (1999) Diarrhö. In: Caspary WF, Stein J (Hrsg) Darmkrankheiten. Springer, Berlin Heidelberg New York, 87-106
Chan AT, Fleming CR, O'Fallon WM, Huizenga KA (1986) Estimated versus measured basal energy requirements in patients with Crohn's disease. Gastroenterology 91:75-78
de Vizia B, Poggi V, Conenna R, Fiorillo A, Scippa L (1992) Iron absorption and iron deficiency in infants and children with gastrointestinal diseases. J Pediatr Gastroenterol Nutr 14:21-26
Doisy EA (1972) Micronutrient controls on biosynthesis of clotting proteins and cholesterol. In: Hemphill DD (Hrsg) Trace substances in environmental health, Vol. VI. University of Missouri Press, Columbia, S 193-199
Driscoll RH Jr, Meredith SC, Sitrin M, Rosenberg IH (1982) Vitamin D deficiency and bone disease in patients with Crohn's disease. Gastroenterology 83:1252-1258
Dyer NH, Dawson AM (1973) Malnutrition and malabsorption in Crohn's disease with reference to the effect of surgery. Br J Surg 60:134-140
Fagher B, Sjögren A, Monti M (1987) A microcalorimetric study of the sodium-potassium-pump and thermogenesis in human skeletal muscle. Acta Physiol Scand 131:355-360
Filipsson S, Hulten L, Lindstedt G (1978) Malabsorption of fat and vitamin B12 before and after intestinal resection for Crohn's disease. Scand J Gastroenterol 13:529-536
Fleming CR, Lie JT, McCall JT et al. (1982) Selenium deficiency and fatal cardiomyopathy in a patient on home parenteral nutrition. Gastroenterology 83:689-693
Franklin JL, Rosenberg HH (1973) Impaired folic acid absorption in inflammatory bowel disease: effects of salicylazosulfapyridine (Azulfidine). Gastroenterology 64:517-525
Gasche C, Dejaco C, Reinisch W et al. (1999) Sequential treatment of anemia in ulcerative colitis with intravenous iron and erythropoietin. Digestion 60:262-267
Gasche C, Dejaco C, Waldhoer T et al. (1997) Intravenous iron and erythropoietin for anemia associated with Crohn's disease. A randomized, controlled trial. Ann Intern Med 126:782-787
Gasche C, Reinisch W, Lochs H et al. (1994) Anemia in Crohn's disease. Importance of inadequate erythropoeitin production and iron deficiency. Dig Dis Sci 39:1930-1934
Geerling BJ, Badart-Smook A, Stockbrügger RW, Brummer R-J (1998) Comprehensive nutritional status in patients with long-standing Crohn disease currently in remission. Am J Clin Nutr 67:919-926
Gerson CD, Cohen N, Janowitz HD (1973) Small intestinal absorptive function in regional enteritis. Gastroenterology 64:907-912
Gerson CD, Fabry EM (1974) Ascorbic acid and fistula formation in regional enteritis. Gastroenterology 67:428-433
Gerson CD, Fabry EM (1974) Ascorbic acid deficiency and fistula formation in regional enteritis. Gastroenterology 67:428-433

Gudmand-Hoyer E, Jarnum S (1970) Incidence and clinical significance of lactose malabsorption in ulcerative colitis and Crohn's disease. Gut 11:338–343

Harries AD, Fitzsimons E, Dew MJ, Heatley RV, Rhodes J (1984) Association between iron deficiency anaemia and mid-arm circumference in Crohn's disease. Hum Nutr Clin Nutr 38:47–53

Heatley RV (1986) Assessing nutritional state in inflammatory bowel disease. Gut 27(Suppl. 1): 61–66

Hellberg R, Hulten L, Bjorn-Rasmussen E (1982) The nutritional and haematological status before and after primary and subsequent resectional procedures for classical Crohn's disease and Crohn's colitis. Acta Chir Scand 148:453–460

Hendricks KM, Walker WA (1988) Zinc deficiency in inflammatory bowel disease. Nutr Rev 46:401–408

Hessov I, Hasselblad C, Fasth S, Hulten L (1983) Magnesium deficiency after ileal resections for Crohn's disease. Scand J Gastroenterol 18:643–649

Hodges P, Gee M, Grace M, Thomson AB (1984) Vitamin and iron intake in patients with Crohn's disease. J Am Diet Assoc 84:52–58

Hoffenberg EJ, Deutsch J, Smith S, Sokol RJ (1997) Circulating antioxidant concentrations in children with inflammatory bowel disease. Am J Clin Nutr 65:1482–1488

Howard L, Ovesen L, Satya-Murti S, Chu R (1982) Reversible neurological symptoms caused by vitamin E deficiency in a patient with short bowel syndrome. Am J Clin Nutr 36: 1243–1249

Imes S, Dinwoodie A, Walker K, Pinchbeck B, Thomson AB (1986) Vitamin C status in 137 outpatients with Crohn's disease. Effect of diet counseling. J Clin Gastroenterol 8:443–436

Imes S, Pinchbeck BR, Dinwoodie A, Walker K, Thomson AB (1987) Iron, folate, vitamin B_{12}, zinc, and copper status in outpatients with Crohn's disease: effect of diet counseling. J Am Diet Assoc 87:928–930

Janczewska I, Bartnik W, Butruk E et al. (1991) Metabolism of vitamin A in inflammatory bowel disease. Hepatogastroenterology 38:391–395

Kennedy HJ, Callender ST, Truelove SC, Wamer OT (1982) Haematological aspects of life with an ileostomy. Br J Haematol 52:445–454

Kimberg DV, Baerg RD, Gershon E, Graudusius RT (1971) Effect of cortisone treatment on the active transport of calcium by the small intestine. J Clin Invest 50:1309–1321

Kirschner BS, DeFavaro MV, Jensen W (1981) Lactose malabsorption in children and adolescents with inflammatory bowel disease. Gastroenterology 81:829–832

Knoflach P, Park BH, Cunningham R et al. (1985) Serum antibodies to cow's milk proteins in ulcerative colitis and Crohn's disease. Gastroenterology 92:479–485

Krasinski SD, Russell RM, Furie BC et al. (1985) The prevalence of vitamin K deficiency in chronic gastrointestinal disorders. Am J Clin Nutr 41:639–643

Krawitt EL, Beeken WL, Janney CD (1976) Calcium absorption in Crohn's disease. Gastroenterology 71:251–254

Kuroki F, Iida M, Tominaga M et al. (1993) Multiple vitamin status in Crohn's disease. Correlation with disease activity. Dig Dis Sci 38:1614–1618

Lambert D, Benhayoun S, Adjalla C et al. (1996) Crohn's disease and vitamin B_{12} metabolism. Dig Dis Sci 41:1417–1422

Lashner BA (1993) Red blood cell folate is associated with development of dysplasia and cancer in ulcerative colitis. J Cancer Res Clin Oncol 119:549–554

Lashner BA, Provencher KS, Seidner DL, Knesebeck A, Brzezinski A (1997) The effect of folic acid supplementation on the risk for cancer or dysplasia in ulcerative colitis. Gastroenterology 112:29–32

Lehr K, Schober O, Hundeshagen H, Pichlmayr R (1982) Total body potassium depletion and the need for preoperative nutritional support in Crohn's disease. Ann Surg 196:709–714

Lembcke B. Braden B, Stein J (1994) [Diagnosis of steatorrhea]. Z Gastroenterol 32:256–261

Loeschke K, Konig A, Trebert Haeberlin S, Lux F (1987) Low blood selenium concentration in Crohn's disease. Ann Intern Med 106:908

Lukert BP, Stanbury SW, Mawer EB (1973) Vitamin D and intestinal transport of calcium: effects of prednisolone. Endocrinology 93:718–722

Maier-Dobersberger T, Lochs H (1994) Enteral supplementation of phosphate does not prevent hypophosphatemia during refeeding of cachectic patients. JPEN 18:182-184
Main AN, Mills PR, Russell RI et al. (1983) Vitamin A deficiency in Crohn's disease. Gut 24:1169-1175
Matsui T (1998) Zinc deficiency in Crohn's disease. J Gastroenterol 33:924-925
McCarron MJ, Russell JC, Metcalfe RA, Deysilva R (1999) Chronic vitamin E deficiency causing spinocerebellar degeneration, peripheral neuropathy, and centro-cecal scotoma. Nutrition 15:217-219
Means RT, Jr, Krantz SB (1992) Progress in understanding the pathogenesis of the anemia of chronic disease. Blood 80:1639-1647
Moldawer LL, Marano MA, Wei H et al. (1989) Cachectin/tumour necrosis factor-alpha alters red blood cell kinetics and induces anemia in vivo. FASEB J 3:1637-1643
Myung SJ, Yang S-K, Jung H-Y et al. (1998) Zinc deficiency manifested by dermatitis and visual dysfunction in a patient with Crohn's disease. J Gastroenterol 33:876-879
Naber THJ, van den Hamer CJA, Baadenhuysen H, Jansen JBMJ (1998) The value of methods to determine zinc deficiency in patients with Crohn's disease. Scand J Gastroenterol 33:514-523
Nakamura T, Higashi A, Takano S, Akagi M, Matsuda I (1988) Zinc clearance correlates with clinical severity of Crohn's disease. Dig Dis Sci 33:1520-1524
O'Keefe SJD, Rosser BG (1994) Nutrition and inflammatory bowel disease. In: Targan SR, Shanahan F (eds) Inflammatory bowel disease: from bench to bedside. Williams & Wilkins, Baltimore, S 461-477
Park RH, Duncan A, Russell RI (1990) Hypolactasia and Crohn's disease: a myth. Am J Gastroenterol 85:708-710
Pena AS, Truelove SC (1973) Hypolactasia and ulcerative colitis. Gastroenterology 64:400-404
Penny WJ, Mayberry JF, Gilbert JO, Newcombe RG, Rhodes J (1983) Relationship between trace elements, sugar consumption, and taste in Crohn's disease. Gut 24:288-292
Pincus T, Olsen NJ, Russell IJ et al. (1990) Multicenter study of recombinant human erythropoietin in correction of anemia in rheumatoid arthritis. Am J Med 89:161-168
Pironi L, Callegari C, Cornia GL et al. (1988) Lactose malabsorption in adult patients with Crohn's disease. Am J Gastroenterol 83:1267-1271
Pironi L, Miglioli M, Cornia GL et al. (1987) Urinary zinc excretion in Crohn's disease. Dig Dis Sci 32:358-362
Pollack S, Enat R, Haim S, Zinder O, Barzilai D (1982) Pellagra as the presenting manifestation of Crohn's disease. Gastroenterology 82:948-952
Powell-Tuck J, Garlick PJ, Lennard-Jones JE, Waterlow JC (1984) Rates of whole body protein synthesis and breakdown increase with the severity of inflammatory bowel disease. Gut 25:460-464
Prasad AS (1983) The role of zinc in gastrointestinal and liver disease. Clin Gastroenterol 12:713-741
Rannem T, Ladefoged K, Hylander E, Hegnhoj J, Jarnum S (1992) Selenium status in patients with Crohn's disease. Am J Clin Nutr 56:933-937
Rath H, Caesar I, Roth M, Schölmerich J (1998) Mangelzustände und Komplikationen bei chronisch entzündlichen Darmerkrankungen. Med Klin 93:6-10
Reimund J-M, Hirth C, Koehl C, Baumann R, Duclos B (2000) Antioxidant and immune status in active Crohn's disease. A possible relationship. Clin Nutr 19:43-48
Rigaud D, Cerf M, Angel-Alberto L et al. (1993) Increase of resting energy expenditure during flare-ups in Crohn disease. Gastroenterol clin Biol 17:932-937
Ringstad J, Kildebo S, Thomassen Y (1993) Serum selenium, copper, and zinc concentrations in Crohn's disease and ulcerative colitis. Scand J Gastroenterol 28:605-608
Ringstad J, Knutsen SF, Nilssen OR, Thomassen Y (1993) A comparative study of serum selenium and vitamin E levels in a population of male risk drinkers and abstainers. A population-based matched-pair study. Biol Trace Elem Res 36:65-71
Rogers J, Durmowicz G, Kasschau K, Lacroix L, Bridges K (1991) A motif within the 5' non-coding regions of acute phase mRNAs mediates ferritin translation by IL-1b and may contribute to the anemia of chronic disease. Blood 367a (Suppl 1): Abstract
Rosenberg IH, Bengoa JM, Sitrin MD (1985) Nutritional aspects of inflammatory bowel disease. Annu Rev Nutr 5:463-484

Russo MW, Murray SC, Wurzelmann JI, Woosley JT, Sandler RS (1996) Plasma selenium levels and the risk of colorectal adenomas. Gastroenterology 110: Abstr 5P5

Schreiber S, Howaldt S, Schnoor M et al. (1996) Recombinant erythropoietin for the treatment of anemia in inflammatory bowel disease. N Engl J Med 334:619-623

Selhub J, Dhar GJ, Rosenberg IH (1978) Inhibition of folate enzymes by sulfasalazine. J Clin Invest 61:221-224

Sjögren A, Florén CH, Nilsson A (1988) Evaluation of magnesium status in Crohn's disease as assessed by intracellular analysis and intravenous magnesium infusion. Scand J Gastroenterol 23:555-561

Stein J (im Druck) Leber und Ernährung. In: Caspary WF, Leuschner U, Zeuzem S (Hrsg) Therapie von Leber- und Gallekrankheiten. Springer, Berlin

Stein J, Milovic V (1999) Enterales Eiweißverlustsyndrom. In: Caspary WF, Stein J (Hrsg) Darmkrankheiten. Springer, Berlin, Heidelberg, New York, S 125-130

Stein J, Purschian B, Zeuzem S, Lembcke B, Caspary WF (1996) Quantification of fecal carbohydrates by near-infrared reflectance analysis. Clin Chem 42:309-312

Stein RB, Lichtenstein GR, Rombeau JL (1999) Nutrition in inflammatory bowel disease. Curr Opin Clin Nutr Metab Care 2:367-371

Stokes MA, Hill GL (1993) Total energy expenditure in patients with Crohn's disease: measurement by the combined body scan technique. J Parent Ent Nutr 17:3-7

Teillet F, Preel IL, Hardouin JP, Debray C (1979) [Haematologic disorders in Crohn's disease (author's transl.)]. Sem Hop 55:560-563

Tominaga M, Iida M, Aoyagi K et al. (1989) Red cell folate concentrations in patients with Crohn's disease on parenteral nutrition. Postgrad Med J 65:818-820

Valentin N, Nielson OV, Olesen KH (1975) Muscle cell electrolytes in ulcerative colitis and Crohn's disease. Digestion 13:284-290

Vogelsang H, Ferenci P, Woloszczuk W et al. (1989) Bone disease in vitamin D-deficient patients with Crohn's disease. Dig Dis Sci 34:1094-1099

Vogelsang H, Schöfl R, Tillinger W, Ferenci P, Gangl A (1997) 25-Hydroxyvitamin D absorption in patients with Crohn's didease and with pancreatic insufficiency. Wien Klin Wochenschr 17:678-682

Weterman IT, Biemond I, Pena AS (1990) Mortality and causes of death in Crohn's disease. Review of 50 years, experience in Leiden University Hospital. Gut 31:1387-1390

Zarrabi MH, Lysik R, DiStefano J, Zucker S (1977) The anaemia of chronic disorders: studies of iron reutilization in the anaemia of experimental malignancy and chronic inflammation. Br J Haematol 35:647-658

KAPITEL 21

Ernährung bei CED – Was sind die Standards, was bringen neue Substrate?

M. REINSHAGEN

Einleitung

Die Ernährung bei Patienten mit chronisch entzündlichen Darmerkrankungen verfolgt das Ziel, einen ausgeglichenen Ernährungszustand zu erzeugen und im Besonderen krankheitsspezifische Mängel auszugleichen.

Darüber hinaus kann durch enterale Ernährung mit Elementar- bzw. Oligopeptid- oder Polymerdiäten der akute Schub der chronisch entzündlichen Darmerkrankung behandelt werden.

Ein Ernährungsdefizit vor allem bei Patienten mit M. Crohn ist multifaktoriell bedingt. Aus Angst vor abdominellen Schmerzen wird die Nahrungsaufnahme allgemein oder auf bestimmte Nahrungsmittel reduziert. Diese „angstbedingte" Anorexie kann erhebliche Ausmaße annehmen.

Ein weiterer Faktor ist die Malabsorption bzw. Maldigestion von aufgenommenen Nährstoffen. Dies wird durch eine reduzierte Resorptionsfläche, durch ausgedehnten Befall des Dünndarms oder durch extensive Dünndarmresektion und bakterielle Fehlbesiedelung hervorgerufen.

Weiterhin ist ein wichtiger Faktor zur Entstehung eines Ernährungsdefizites der vermehrte intestinale Verlust von Nährstoffen durch Blutverlust, Eiweißverlustenteropathie, Gallensalzverluste und Verlust von Elektrolyten, Mineralstoffen und Spurenelementen. Diese Nährstoffverluste können auch durch die medikamentöse Therapie verstärkt werden (Steroide → Kalziumverlust, Sulfasalazin → Folsäureverlust, Cholestyramin → Verlust von Fett und fettlöslichen Vitaminen) (Geerling et al. 1999).

Zusätzlich wird ein Ernährungsdefizit durch den vermehrten Energiebedarf über die Krankheitsaktivität, bei Fisteln und durch den erhöhten Zellumsatz begünstigt.

Ein signifikanter Gewichtsverlust wird in der Literatur bei 80% der M.-Crohn-Patienten (Zurita et al. 1995) und bei 18–62% der Colitis-ulcerosa-Patienten beschrieben (Kelly u. Fleming 1995). Diese Zahl erscheint relativ hoch und ist sicher durch die speziellen Patientenkollektive großer Zentren bedingt. Trotzdem machen diese Zahlen deutlich, dass dieser Aspekt in der klinischen Praxis eher unterbewertet wird.

Welche Ernährung sollen Patienten mit CED erhalten?

Grundsätzlich ist zu sagen, dass es keine M.-Crohn- oder Colitis-ulcerosa-Diät gibt. Die Patienten sollten essen, was ihnen bekommt. Lebensmittel, die in größeren Mengen auch bei Gesunden zu starken Blähungen führen können (Hülsenfrüchte etc.) sollten nur in verträglichen Mengen gegessen werden. Unverträgliche Lebensmittel werden von den meisten Patienten automatisch weggelassen. Bei Patienten in Remission sollte eine ausgewogene, ballaststoffreiche Kost verzehrt werden. Bei M.-Crohn-Patienten mit entzündungsbedingten oder narbigen Stenosen sind Ballaststoffe und nichtverdauliche Quellstoffe zu meiden. Sowohl Patienten mit M. Crohn als auch mit Colitis ulcerosa weisen vor allem bei Schüben und in Phasen chronischer Aktivität eine Laktoseintoleranz auf. Daher muss der Genuss von Milch und Milchprodukten individuell „titriert" werden (Huppe et al. 1992; Mishkin et al. 1997).

Eine systematische Ausschlussdiät, wobei eine Kartoffel-Reis-Diät kontinuierlich nur mit verträglichen Lebensmitteln ergänzt wird, hat sich in der Praxis und in kontrollierten Studien (Mishkin 1997) nicht bewährt und wird kaum noch durchgeführt.

Die Modulation der Entzündungsaktivität der chronisch entzündlichen Darmerkrankung durch Reduktion des Kohlehydratanteils in der Nahrung zu erreichen, wurde in einer großen Studie bei Patienten mit M. Crohn überprüft, ohne einen signifikanten Vorteil auf die Remissionserhaltung zu erbringen (Lorenz Meyer et al. 1996). Es zeigte sich auch, dass die Einhaltung einer derartig kohlehydratreduzierten Diät (84 g/die) den meisten Patienten nicht möglich war.

Die Reduktion des Fettanteils in der Nahrung ist ein weiterer ernährungstherapeutischer Ansatz, die Entzündung im Darm zu behandeln. Die Verstoffwechselung von langkettigen Fettsäuren führt im Tiermodell zu einer Stimulation von T-Lymphozyten (Miura et al. 1998) und Hochregulation von Adhäsionsmolekülen im Darm, die eine vermehrte Migration von T-Lymphozyten bewirken (Tsuzuki et al. 1997). Lipidausschlussdiäten sind bisher nur als Fallberichte publiziert (Roediger et al. 1993). Eine kontrollierte Studie zu diesem Thema liegt nicht vor.

Viel Beachtung hat die Therapie des M. Crohn mit ω-3-Fettsäuren (Fischöl) gefunden. Die Rationale dieser Therapie ist die verminderte Bildung von Leukotrien B4 durch die Verdrängung von Arachnoidonsäure in den Membranphospholipiden. Eine Studie konnte einen signifikanten Effekt auf die Remissionserhaltung des M. Crohn zeigen (Belluzzi et al. 1996), während eine andere Studie keinen signifikanten Effekt gegenüber Plazebo erzielte (Lorenz Meyer et al. 1996).

Eine Reihe von experimentellen Studien hat gezeigt, dass die Gabe von Glutamin einen deutlichen trophischen Effekt auf die Dünndarmmukosa ausübt (Nordgren et al. 1994) und dass durch Glutamin unspezifisch Entzündung im Dünndarm herabreguliert wird (Burke et al. 1989).

Eine Studie bei Kindern mit M. Crohn konnte keinen positiven Effekt von Glutamin auf die Dünndarmpermeabilität zeigen (Den-Hond et al. 1999), und eine glutaminreiche Polymerdiät ergab keinen Vorteil gegenüber einer konventionellen Polymerdiät in der Therapie des aktiven M. Crohn (Akobeng et al. 2000).

Somit können weder Lipid-Exklusionsdiäten, die Gabe von ω-3-Fettsäuren oder eine glutaminreiche Diät bei M.-Crohn-Patienten allgemein empfohlen werden.

Hinsichtlich der Überprüfung von Ernährungsdefiziten bezüglich Eisenmangel, Kalziummangel, Zinkmangel sowie Defizienz an fettlöslichen Vitaminen (A, D, E, K) wird auf das vorhergehende Kapitel verwiesen.

Enterale Ernährungstherapie bei akutem M. Crohn

Die Standardtherapie des akuten Schubs des M. Crohn ist die Gabe von Prednisolon in einer Dosierung von 0,75–1 mg/kg KG (Malchow et al. 1984; Summers et al. 1979). Die Wirksamkeit dieser Therapie ist durch große Studien eindeutig belegt.

Eine mögliche Alternative zur Prednisolongabe zur Behandlung des akuten Schubes ist die alleinige enterale Ernährungstherapie. Diese enterale Ernährung wird mit verschiedenen definierten Ernährungslösungen durchgeführt. Während bei Elementardiäten das Eiweiß in Form von freien Aminosäuren vorliegt, wird bei Oligopeptiddiäten enzymatisch hydrolysiertes Eiweiß verwendet. Polymerdiäten sind nährstoffdefinierte, hochmolekulare Lösungen, die zur enteralen Ernährung bei katabolen Patienten entwickelt wurden und die meist Kasein als Proteinquelle beinhalten (Tabelle 21.1). Die Rationale einer Elementar- oder Oligopeptiddiät besteht darin, die Antigenbelastung im Darm zu reduzieren, die intestinale Permeabilität zu normalisieren und den enterohepatischen Kreislauf von Gallesalzen zu verbessern (Bernstein u. Shanahan 1996).

Der Lipidanteil beträgt bei Elementardiäten meist 1–3%, bei Oligopeptiddiäten etwa 10% und bei Elementardiäten 25–40%.

In einer zusammenfassenden Beurteilung der publizierten Studien wurde berechnet, dass unter der Therapie des akuten Schubs bei M. Crohn mit Elementardiäten eine Remissionsrate von 63% der Patienten erreicht wurde. Bei Oligopeptiddiäten beträgt die Remissionsrate 55% und bei Elementardiäten 66% der Patienten. Ein grundsätzliches Problem bei der enteralen Ernährungstherapie ist die Patiententoleranz. Außer bei Polymerdiäten ist weitgehend aufgrund des unangenehmen Geschmacks der Nährlösungen die Applikation über eine dünne Ernährungssonde notwendig. Die Akzeptanz der Ernährung über eine Sonde wird in den Studien von 55–100% angegeben. Werden nur die Patienten berücksichtigt, die die Studien ohne Toleranzprobleme abgeschlossen haben (per Protokoll-Analyse) ergeben sich Remissionsraten von 74% für Elementardiäten, 70% für Oligopeptiddiäten und 67% für Polymerdiäten in der Therapie des akuten Schubs bei M. Crohn (Schwab et al. 1998).

Somit gibt es zwischen den verschiedenen Formen der enteralen Ernährung keine signifikanten Wirksamkeitsunterschiede. Aufgrund der hohen Kosten einer Elementardiät wird diese in der Praxis kaum noch durchgeführt.

Tabelle 21.1. Enterale Ernährungstherapie bei akutem M. Crohn

Diät	Eiweiß	Kohlehydrat (Energieanteil)	Fett (Energieanteil)
Elementardiät	Aminosäuren	80–90%	10–20%
Oligopeptiddiät z. B. Peptisorb	Hydrolysiertes Protein	55–75%	5–30%
Polymerdiät z. B. Biosorb	Meist Kasein	46–55%	27–38%

Eine Metaanalyse aller publizierten Studien hat die Wirksamkeit der enteralen Ernährungstherapie bestätigt, aber eine signifikant bessere Wirksamkeit von Steroiden ermittelt (Griffiths et al. 1995).

Nach Induktion der Remission durch eine enterale Ernährungstherapie kommt es bei etwa 44% (34–70%) der Patienten zu einem Rezidiv in den ersten 12 Monaten. Diese Zahl unterscheidet sich nicht signifikant von den 12-monatigen Rezidivraten nach einer Prednisolontherapie des akuten Schubs (Schwab et al. 1998).

Ein weiterer wichtiger Aspekt bei der Bewertung der enteralen Ernährungstherapie sind die Behandlungskosten. Während die übliche Prednisolonschubtherapie über 3 Monate etwa DM 100,- kostet, müssen für eine 4-wöchige enterale Ernährung mit einer Oligopeptiddiät etwa DM 1600–2000,- DM aufgewendet werden (Schwab et al. 1998).

Zusammenfassend ist die enterale Ernährungstherapie eine sinnvolle Alternative für Patienten, die keine Steroidtherapie wünschen und eine enterale Sondenernährung über 4 Wochen tolerieren.

Auch Patienten mit schweren Steroidnebenwirkungen (Cushing-Fazies, Psychose, Osteoporose) oder Steroidintoleranz sollten über die Möglichkeit einer enteralen Ernährungstherapie informiert werden. Bei Kindern mit chronisch entzündlichen Darmerkrankungen ist die enterale Ernährungstherapie zu einer wichtigen Säule der Therapie des akuten Schubs und der Remissionserhaltung geworden (Beattie et al. 1998; Walker 1997).

Literatur

Akobeng AK, Miller V, Stanton J, Elbadri AM, Thomas AG (2000) Double-blind randomized controlled trial of glutamine-enriched polymeric diet in the treatment of active Crohn's disease. J Pediatr Gastroenterol Nutr 30:78–84

Beattie RM, Bentsen BS, MacDonald TT (1998) Childhood Crohn's disease and the efficacy of enteral diets. Nutrition 14:345–350

Belluzzi A, Brignola C, Campieri M, Pera A, Boschi S, Miglioli M (1996) Effect of an enteric-coated fish-oil preparation on relapses in Crohn's disease [see comments]. N Engl J Med 334:1557–1560

Bernstein CN, Shanahan F (1996) Critical appraisal of enteral nutrition as primary therapy in adults with Crohn's disease [see comments]. Am J Gastroenterol 91:2075–2079

Burke DJ, Alverdy JC, Aoys E, Moss GS (1989) Glutamine-supplemented total parenteral nutrition improves gut immune function. Arch Surg 124:1396–1399

Den-Hond E, Hiele M, Peeters M, Ghoos Y, Rutgeerts P (1999) Effect of long-term oral glutamine supplements on small intestinal permeability in patients with Crohn's disease. JPEN 23:7–11

Geerling BJ, Stockbrugger RW, Brummer RJ (1999) Nutrition and inflammatory bowel disease: an update. Scand J Gastroenterol [Suppl] 230:95–105

Griffiths AM, Ohlsson A, ShermanPM, Sutherland LR (1995) Meta-analysis of enteral nutrition as a primary treatment of active Crohn's disease. Gastroenterology 108:1056–1067

Huppe D, Tromm A, Langhorst H, May B (1992) Lactose intolerance in chronic inflammatory bowel diseases. Dtsch Med Wochenschr 117:1550–1555

Kelly DG, Fleming CR (1995) Nutritional considerations in inflammatory bowel diseases. Gastroenterol Clin North Am 24:597–611

Lorenz Meyer H, Bauer P, Nicolay C et al. (1996) Omega-3 fatty acids and low carbohydrate diet for maintenance of remission in Crohn's disease. A randomized controlled multicenter trial. Study Group Members (German Crohn's Disease Study Group). Scand J Gastroenterol 31:778–785

Malchow H, Ewe K, Brandes JW (1984) European cooperative Crohn's disease study (ECCDS): Results of drug treatment. Gastroenterol 86:249–266

Mishkin B, Yalovsky M, Mishkin S (1997) Increased prevalence of lactose malabsorption in Crohn's disease patients at low risk for lactose malabsorption based on ethnic origin. Am J Gastroenterol 92:1148–1153

Mishkin S (1997) Dairy sensitivity, lactose malabsorption, and elimination diets in inflammatory bowel disease. Am J Clin Nutr 65:564–567

Miura S, Tsuzuki Y, Hokari R, Ishii H (1998) Modulation of intestinal immune system by dietary fat intake: relevance to Crohn's disease. J Gastroenterol Hepatol 13:1183–1190

Nordgren SR, Fasth SB, Oresland TO, Hulten LA (1994) Long-term follow-up in Crohn's disease. Mortality, morbidity, and functional status. Scand J Gastroenterol 29:1122–1128

Roediger WE, Giles A, Kaczmar A, Ali S (1993) Does exclusion of enteral lipid assist remission in Crohn's disease? [see comments]. J Clin Gastroenterol 17:38–41

Schwab D, Raithel M, Hahn EG (1998) Enterale Ernährungstherapie bei akutem M. Crohn. Z Gastroenterol 36:983–995

Summers RW, Switz DM, Sessions JT Jr., Becktel JM, Best WR, Kern F Jr., Singleton JW (1979) National cooperative Crohn's disease study: results of drug treatment. Gastroenterol 77:847–869

Tsuzuki Y, Miura S, Kurose I et al. (1997) Enhanced lymphocyte interaction in postcapillary venules of Peyer's patches during fat absorption in rats. Gastroenterology 112:813–825

Walker SJ (1997) Therapy of Crohn's disease in childhood. Baillieres Clin Gastroenterol 11:593–610

Zurita VF, Rawls DE, Dyck WP (1995) Nutritional support in inflammatory bowel disease. Dig Dis 13:92–107

Sachverzeichnis

A
A. mesenterica inferior 149
A. mesenterica superior 149
Acetyl-5-ASA 123
Achsenskelettarthropathie 33, 34
Acne fulminans 16
Acrodermatitis enteropathica 3
Acrodermatitis-enteropathica-Syndrom 12
Adaptionsmechanismen 50
Adaptionsphase 53
Adenome 157
Adhäsionsmoleküle 114, 116
AMA 40
Amyloidose 37
Amyloidose, sekundäre 3
ANA 40
Analkanal 10
ANCA 40
Ankylose 34
Antibiotika 94, 97
Anti-IL-2-Rezeptorantikörper 115
Antikörper 116
Antikörper, antinukleäre (ANA) 39
– gegen glatte Muskulatur (SMA) 39
Antisense-Oligonukleotide 117
Anti-TNF-α-Antikörper 116
Anti-T-Zellstrategien 115
Aphthen 3
Appendix vermiformis 4
Arterien 11
Arthritis, periphere 31
5-ASA 123, -125
Asacol 126
Ascorbinsäure 190
Autoantikörper 91
Autofluoreszenz 157
Autoimmunhepatitis 37

B
Bakterientherapie 96
Ballaststoffe 202
Ballondilatation 162
Balsalazid 125
Barrett-Ösophagus 158

Basalmembran 10
Bewegungsapparat 28
Bifidobakterien 96
Biotin 191
Bioverfügbarkeit 125
Bisphosphonate 24
Bougierung 163

C
Candidiasis 3, 14
Cheilitis angularis 3
Cheilitis granulomatosa 6
Cholangiokarzinome 168
Cholangitis, primär sklerosierende (PSC) 37, 39, 161
– primär biliäre 37, 38
Cholelithiasis 180
Cholezystolithiasis 37
Chromoendoskopie 154
Ciprofloxacin 97
Computertomographie (CT) 135
Cyclosporin A 111

D
Deltaaminolävulinsäure 157
Dermatitis-Arthritis-Syndrom 3
Dermatose, pustuläre 16
DEXA 184
Diarrhoe, chologene 51
Dickdarm (Kolon) 4, 7
Dipentum 124
Diversionskolitis 66
D-Laktatazidose 52
Dopplersonographie 144, 146
Dual energy X-ray absorptiometry (DEXA) 21, 184
Dünndarm 3
Dünndarmresektion, proximale 50
Duodenum 3
D-Xylose-Absorption 179
Dysplasien 40, 65, 154

E
Eisen 191
Eisenresorption 50

Eisenresorptionsstörung 52
Eiweißverlustsyndrom 181
Elastosis perforans serpiginosa 17
Elektrolytstörungen 183
Elementardiät 203
Eliminationsdiät 173
Endoskopie, virtuelle 140
Endosonographie 139, 145
Endotoxämie 42
Energieausnutzung 182
Enterales Nervensystem 11
Eosinophile 174
Epidermolysis bullosa acquisita 2, 3, 15
Erhaltungsphase 54
Ernährungstherapie, enterale 203
Eruptionen, vesikulopustulöse 3, 10
Erythema elevatum 16
Erythema multiforme 3, 16
Erythema nodosum 3, 7, 8
Exanthem, allergisches 3
Exzitations-Emissions-Matrizen (EEM) 155

F

Faktor XIII 101, 102,103
Fazialisparese 6
Fehlbesiedelung, bakterielle 179
Fertilität 81
Fettleber 37
Fettmalabsorption 180
Fettresorption 47
Fettresorptionskoeffizient 180
ω-3-Fettsäuren 202
Fibrinogenspaltprodukte 101
Fibroblast-Growth-Factor (bFGF) 105
Fischöl 202
Fissuren 3,4
Fistel, Immunsuppresiva 73
Fistel, Metronidazol 76
Fistel, parenterale Ernährung 77
Fistel, chirurgische Therapieansätze 77
Fistelerkrankung 71
Fisteln 3, 4
FK506 110
FKBP-12 110
Fluoreszenzendoskopie 155, 158
Fluoride 25
Folsäure 189

G

Galenik 123
Gallengangsteine 89
Gallensäurenmalabsorption, kompensierte 55
– nichtkompensierte 55
Gallensäurenresorption 47
Gallensteindiathese 52

Gammaglutamyltranspeptidase 39
GAVE-Syndrom 41
Gd-DTPA 138
Gerinnungssystem 101
Glossitis 3
Glutamin 202
Glycin 182

H

Haar- und Nägelwachstum, abnormales 3
Hämochromatose 37
Harnsteindiathese 52
Harris-Benedict-Gleichung 184
Hautmanifestationen 1
Hautveränderungen, perianal 5
Heparansulphat-Proteoglykane 105
Heparin 104
Hidradenitis suppurativa 16
Histamin 175
HLA-B27 30
Hyaluronsäuren 104
Hydro-CT 135
Hyperazidität, gastrale 50
Hyperplasie, nodulär regenerative 37
Hypersensitivität 171, 173
Hypoalbuminämie 181
Hypokalziämie 51

I

ICAM-1 116
IgA-Dermatose, lineare 3
IL-10 117
IL-11 117
IL-2-Fusionstoxine 115
Ileozäkalklappe 3, 48
Ileum 4
Immunmodulation 114
Immunsuppressiva 109
Inflammation-mediated osteoporosis 23
Infliximab 116
Inosinmonophosphatdehydrogenase (IMPDH) 109
α_4-Integrins 119
ISIS-2302 119

J

Jag-wire 163
Jejunostomie 48, 54
Jejunum 4

K

Kalium 184, 185
Kalzium 24
Kalziumresorption 50
Kartoffel-Reis-Diät 202
Karzinome 154

Sachverzeichnis

Karzinomrisiko 65
Kastenwirbel 35
Knochendichte 20
Knochenstoffwechselparameter 21
Kohlenhydratmalabsorption 179
Kokarde 144
Kolektomie 48
Kollagensynthese 72
Konglomerattumor 144
Kupfer 194
Kurzdarmsyndrom 46

L
Laktasemangel 179
Laktobazillen 95
Laktoglobulin 173
Leberabszess 37
Lebergranulome 37
Leflunomid 111
Lingua plicata 6
L-Selektin 104
Lupus erythematodes 31

M
M. Bechterew 33
M. Crohn, fibrosierender Typ 71
M.-Niemann-Pick-Typ III 17
α_4-MAdCAM 116
Magenentleerung 129
Magnesium 185
Magnesiumresorption 50
Magnesiurie 182
Magnetresonanztomographie (MRT) 137
Malabsorption 12, 178, 179
Malnutrition 178
Mangan 195
Mariskenknoten 4
Mastzellen 105
Melkersson-Rosenthal-Syndrom 6
Mesalazinpräparate 124
Mesalazinsuppositorien 123
Mesenterialvenenthrombosen 46
Mikrogranula 128, 129
MRCP 167
Mucosa-associated lymphoid tissue (MALT) 10
Muttermilchmangel 172
Mycophenolat Mofetil (MMF) 109

N
Nährstoffdefizite 178
Nährstoffverlust 181
Nahrungsmittelallergie 174
Nekrobiose, kutane 11
Nikotinsäure 191
Nissle 96

O
Oligopeptiddiät 203
Olsalazin 124
Ösophagusvarizen 41
Osteocalcin 21
Osteo-CT 21
Osteopenie 20
Osteoporose 20
Oxalsäureresorption 180

P
Palmarerythem 3
p-ANCA 39, 60
Pankolitis 154
Pankreasenzyme 50, 88
Pankreasfunktion 90
Pankreasgangveränderungen 91
Pankreatitis, akute 89
Pankreatitis, Medikamenten-induzierte 89
Pantothensäure 191
Pellagra 3, 14
Pentasa 128, 129
Pericholangitis 37
Perivaskulitis, granulomatöse 11
Phosphat 185
Polyarteritis nodosa 2, 3
– cutanea benigna 11
Polymerdiät 203
Pouchitis 59
Pouchitis Disease Activity Index (PDAI) 61, 62
Pouchitis, sekundär 61
Pouchitis, Therapie 64
Pouchographie 63
Pouch-Op 59
Pouchoskopie 61
PPIX
Probiotika 94, 95
Prodrugs 131
Protein X 174
Proteinausnutzung 182
Protein-Energie-Malnutrition 183
Protoporphyrin IX 157
Psoriasis 2, 3, 16
Pulsatilitätsindex 146
Purpura 3, 14
Pylorus 3
Pyoderma gangraenosum 2, 3, 8
Pyostomatitis vegetans 3, 9

R
Rapamycin 111
3D-Rekonstruktionen 140
Rektum 5
Resorptionskapazität 129
Restenosierung 168

Rezeptorfusionsproteine 118
Rifampicin 97
Rosazea 14
Ruheenergieverbrauch (REE) 184

S
Saccharomyces cerevisiae 173
Sakroiliitis 32, 33
SASP 124
Schwangerschaft 82
medikamentöse Therapie 85
Selektine 104
Selen 193
Sirolimus, s. Rapamycin
SMA 40
Sonden, nasobiliäre 162
Sonographie, konventionelle 144
Sonomorphologische Kriterien 145
Sphinkterotomie 162
Spondylarthropathie 33
Spondylitis ankylosans 30, 32
– kolitische 29
Spurenelementmangel 191
Stammskelettarthritiden 32
Stauungsenteropathie 41
Steatohepatitis, nichtalkoholische (NASH) 37
Steatorrhoe 51
Steroidakne 3, 14
Stickstoffbalanz 183
Stillen 172
Stomatitis 3
Streptococcus salivarius 96
Sweet-Syndrom 10
Syndecan-1 105
Synovitis, enterophatische 29

T
Tacrolimus 110
Target lesion 144
TH1-Typ 113

TH2-Typ 113
TNBS-Kolitis 23
Transit 130
Trommelschlägelfinger 2, 3, 16
T-Zell-Apherese 115

U
Überwucherung, bakterielle 52
Ulkus 5
Ursodeoxycholsäure 162
Urtikaria 3

V
Vaskulitis 2
Vaskulitis, nekrotisierende 3, 11
Vaskulitismarker 102
Vergrößerungsendoskopie 155
Vitamin A 186
Vitamin B_{12} 190
Vitamin D 24, 187
Vitamin E 188
Vitamin K 189
Vitamin-B_{12}-Mangel 52
Vitamine, fettlösliche 186
Vitamine, wasserlösliche 189
Vitiligo 3, 16

W
Widerstandsindex 146

X
Xerodermie 3
Z- oder T-Score 21

Z
Zäkum 4
Zebra-wire 163
Zink 194
– -mangel 195
– -konzentration 195
Zirrhose, unbekannte Ätiologie 37

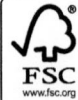

MIX
Papier aus verantwortungsvollen Quellen
Paper from responsible sources
FSC® C105338

If you have any concerns about our products,
you can contact us on
ProductSafety@springernature.com

In case Publisher is established outside the EU,
the EU authorized representative is:
**Springer Nature Customer Service Center GmbH
Europaplatz 3, 69115 Heidelberg, Germany**

Printed by Libri Plureos GmbH
in Hamburg, Germany